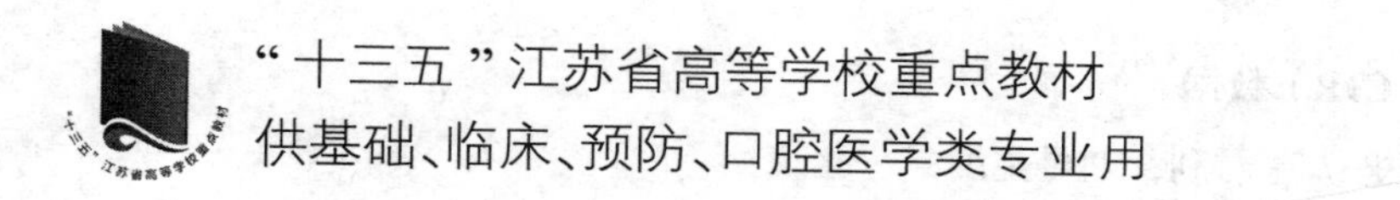

"十三五"江苏省高等学校重点教材

供基础、临床、预防、口腔医学类专业用

医用科技发展简史

主　编　曹君利　刘　昱

编　委（以姓氏笔画为序）

王中山　刘　昱　张咏梅

陈　默　武玉清　郭庆臣

曹君利

人民卫生出版社

图书在版编目（CIP）数据

医用科技发展简史 / 曹君利，刘昱主编．—北京：人民卫生出版社，2019

ISBN 978-7-117-29209-2

Ⅰ.①医… Ⅱ.①曹…②刘… Ⅲ.①医学－技术发展－研究－世界 Ⅳ.①R-11

中国版本图书馆 CIP 数据核字（2019）第 250605 号

医用科技发展简史

主　　编： 曹君利　刘　昱
出版发行： 人民卫生出版社（中继线 010-59780011）
地　　址： 北京市朝阳区潘家园南里 19 号
邮　　编： 100021
E - mail： pmph @ pmph.com
购书热线： 010-59787592　010-59787584　010-65264830
印　　刷： 中农印务有限公司
经　　销： 新华书店
开　　本： 787 × 1092　1/16　　**印张：** 11
字　　数： 268 千字
版　　次： 2019 年 12 月第 1 版　2019 年 12 月第 1 版第 1 次印刷
标准书号： ISBN 978-7-117-29209-2
定　　价： 45.00 元
打击盗版举报电话：010-59787491　E-mail：WQ @ pmph.com
质量问题联系电话：010-59787234　E-mail：zhiliang @ pmph.com

前 言

从懵懂的医学生，到执着的临床医生，再到严谨的科研工作者，在这转瞬即逝的三十年里，我体味了求学、教学、临床、科研中的迷茫与艰辛，也感受了稍有收获的喜悦与欣慰。我很想把这些获得和感悟以一种更为科学的方式传授给同学们，经过不断的思忖和讨论，我和刘昱博士开设了一门“科学发展简史”课程。与其他专业学生相比，医学生去图书馆尽情汲取书籍墨香的时间较少，所以我们希望通过“科学发展简史”这门课程让同学们能够从横跨两千年的东西方经济与科技的对比上，看到科技的日新月异及其带给人类社会的变革，激发和培养同学们的创新精神。几经辗转，这门“科学发展简史”课程凝结成这本《医用科技发展简史》教材。

回望历史，在19世纪90年代之前的近两千年岁月里，中国都是无比强盛的。在经济研究已追溯的近2000年中，中国古代的国内生产总值几乎一直处于世界第一，仅偶尔被古印度超过。中国古代有着我们耳熟能详的、为之骄傲的京杭大运河、丝绸之路、万里长城等奇迹工程；我们祖先在数学、文学、哲学、工程等领域都远超世界其他国家，而同时期的欧洲，还深陷于小城邦的征伐之中。

然而在19世纪中期之后，清朝国力逐渐衰落，并遭受西方列强的欺凌。究竟是什么发生了改变？是什么样的力量导致了这样的反转？这是一个开放的问题，对于将本书作为教材的师生们，当结束这门课程的时候，你们将清晰地看到，我们的祖国过去经历了什么，未来正面临着怎样的机遇和挑战，以及历史所赋予你们肩上的沉甸甸的责任。

目前医学高校开设的科技史相关课程仍不多，医学史教材类图书如上海中医药大学出版社出版的《中国医学史》、山东科学技术出版社的《大众医学史》等，主要以中医或西医的发展历程为主线，缺乏医学与其他自然科学的知识结合。本书整体上分为两个部分，第一部分为宏观科技史，主要呈现科技发展的宏伟画卷，并融入科技对医学发展的影响；第二部分则从微观层面叙说影响医学发展的重大事件和重要人物，让同学们体会到医学中的仁爱之美、智慧之美，明白“夫医学之要，莫先于明理，其次则在辨证，其次则在用药”的道理。

在本书的编撰过程中，我和刘昱博士要特别感谢张咏梅教授，没有她的不懈坚持和无私付出，这本书可能要推迟很久才能和读者见面。我们要感谢陈默博士和包承仪同学，他们对本书做了很多次修改和校对工作。我们还要感谢武玉清、王中山、郭庆臣等老师的辛勤付出。

然而，受我们的学识所限，书中难免有不当、疏漏之处，尊敬的读者如有发现，请联系我或者刘昱博士，邮箱分别为 caojl03100@yahoo.com 和 liuyu@xzhmu.edu.cn。这些批评和指正将帮助我们完善这本教材，在此先行表示感谢！

感谢“十三五”江苏省高等学校重点教材项目（编号：2017-2-133）以及江苏高校品牌建设工程一期 A 类项目（编号：PPZY2015A066）的支持。

曹君利

2019 年 5 月

目 录

第一章

科技与经济——以公元1400年分界的东西方经济比较

第一节　引　　言

“九州生气恃风雷，万马齐喑究可哀。我劝天公重抖擞，不拘一格降人才。”——《己亥杂诗》，由龚自珍作于清道光十九年，即1839年。时年作者48岁，看着祖国的大好河山，他用激昂的文字，表达了国家社稷对人才的迫切需求。

1904年，《奏定大学堂章程》议定，京师大学堂设立经学科、政法科、文学科、商科、格致科、农科、工科、医科，构建从数学（算学）到机器学、医学、经济学的全新自然科学学科体系。第二年，清廷下发上谕，“自丙午科为始，所有乡会试一律停止，各省岁、科考试，亦即停止”。中国沿袭1300余年的科举制度退出了历史舞台，从此九州大地上拉开了自然科学的帷幕，无数名垂青史的人才崭露头角。

在之后的100多年里，浩瀚中华的学子们所孜孜不倦追求的主旨，开始由《中庸》的“天命之谓性，率性之谓道，修道之谓教……中也者，天下之大本也。和也者，天下之达道也。致中和，天地位焉，万物育焉……”，急速向着自然科学的各个分支扩展，范围涵盖天文学、物理学、化学、地球科学、生物学和地理学等。书生文人们口里的“天下、君主、道、义、理”被取代为“电、地球、引力、脱氧核糖核酸……”，在约100年的时间里，九州大地的知识教育体系，几乎被彻底颠覆重写，知识正以过往百倍千倍的速度增长！

作为医学生，当我们满怀希望地开始大学的征程时，当我们徜徉于花园般的校园时，究竟哪些知识是成为合格、乃至于优异的医生所必备的？当我们在图书馆中，面对着浩瀚的知识之海时，哪些书籍是我们该仔细阅读的？当我们面对网络上数以百万计的书籍时，该选取哪些来细细品味？

人体是一个浩瀚如烟海、复杂如宇宙的系统，“牵一发而动全身”这句话远远不能描述人体的复杂性和联动性。医学除去专业学科，还广泛地涉及数学、物理学、化学、心理学、生物学等等多个学科。大学五年，将成为你医疗事业的起点，也将成为你一生事业的基石。在这瞬息万变、知识爆炸的世界，医学生到底该学习哪些知识，而我们所学的一切在未来又将引导我们去向何方？

对于这样宏大的问题，本书并不能直接给出最优的答案。但让我们借鉴一下儒勒·亨利·庞加莱（Jules Henri Poincaré）的名言，“若想预见数学的将来，正确的方法是研究它的历史和现状”，并将之扩展为“若想预见科学的将来，正确的方法是研究它的历史和现状”。本书将以人类世代追寻的四个基本问题为脉络，追溯科技的绮丽历史，以期对各位预判未来提供一些借鉴。随后将着重探讨医学发展过程中的重要事件、关键药物及卓越人物，在这里你将发现，医学中的重要突破，也许仅仅起源于科学家和医生们的一句“为什么”，但他们会孜孜不倦地钻研数十年，而这些研究成果，往往泽被后世数百年，甚至上千年，拯救数以百万计的病患。科学的魅力在于此，医生的荣耀在于此。

首先，让我们开始科学之旅……

第二节　繁荣的古代中国与李约瑟难题

文明古国，是指文明的发源地，乃至创造点，而非专指文明最早出现的地方。文明古国一般包括美索不达米亚、古埃及、古印度、古希腊、中国等人类文明最大且最早的国家或地区，有时也包括古玛雅等。在诸多的古代文明之中，中国一直遥遥领先，独占鳌头。从公元6世纪到17世纪初，在世界重大科技成果中，中国所占的比例一直在54%以上，而到了19世纪，剧降为只占0.4%。美国学者罗伯特·凯尔·格伦维尔·坦普尔（Robert Kyle Grenville Temple）在《中国，发明的国度》一书中曾写道：“如果诺贝尔奖在中国的古代已经设立，各项奖金的得主，就会毫无争议地全都属于中国人。”

是什么样的力量，将中国从睥睨群雄的位置拉下，乃至被西方列强侵略？仅仅是因为明朝、清朝的一个或者几个君主的昏庸和残暴统治吗？

无可否认，现代科学起源于西欧。在学习本教材之初，让我们首先提出一个问题——为什么高速促进生产力发展的自然科学体系首先建立于西方世界，而非当时在世界上处于遥遥领先地位的中国？

在自然科学史的领域，英国学者诺埃尔·约瑟夫·特伦斯·蒙哥马利·李约瑟（Noel Joseph Terence Montgomery Needham）在其编著的15卷《中国科学技术史》中正式提出此问题，并系统进行了讨论。该问题在1976年被命名为李约瑟难题。

李约瑟难题的准确表述，具体包括两个问题：一是“为什么在公元前1—15世纪期间，中国文明在获取自然知识并将其应用于人类的实际需要方面比西方文明有效得多？”二是“为什么近代科学只在欧洲，而没有在中国文明（或印度文明）中产生？”

20世纪80年代起，学术界就掀起了对“李约瑟难题”研究的热潮，但尚未达成共识。对于这样一个开放的，尤其是对于中华民族有着巨大意义的问题，我们会在本教材的第一部分，多次进行探讨。本书第一部分——科学之旅，以第一章为总述，在随后的四章分别对科学的四个基本问题进行阐述，四个基本问题是本书的四条主要脉络，而对李约瑟难题的探讨，则如或隐或现的丝线，贯穿本书。第二部分，第六章和第七章——医学发展简史与未来医学，我们将与那些传奇的医生们会面，将去看看真正的“灵丹妙药”。

那么首先，古代中国究竟繁荣昌盛到何种程度呢？

第三节 公元1400年前世界各国GDP的分布

古代中国是无比繁荣和强盛的。在一些回顾性的经济学研究中,古代中国的经济发展与科技水平,均遥遥领先于世界平均水平。

首先,让我们以国内生产总值(gross domestic product,GDP)为度量方式,来定量化地感受一下这个国家的繁荣。GDP指一个国家或者地区所有常驻单位在一定时期内生产的所有最终产品和劳务的市场价值。如果用不太准确的语言来表述,GDP可以理解为一个国家内部所有的人,在辛苦工作一段时间(通常为一年)之内,所生产的产品价值(也包括服务行业)的总和。

可追溯的资料表明,在公元1年(即西汉),中国GDP占世界GDP的25.45%,即西汉王朝大约为世界贡献了四分之一的产值。而到了公元1820年,这一比例升至32.96%,即当时清王朝的产值大约占世界总产值的三分之一。

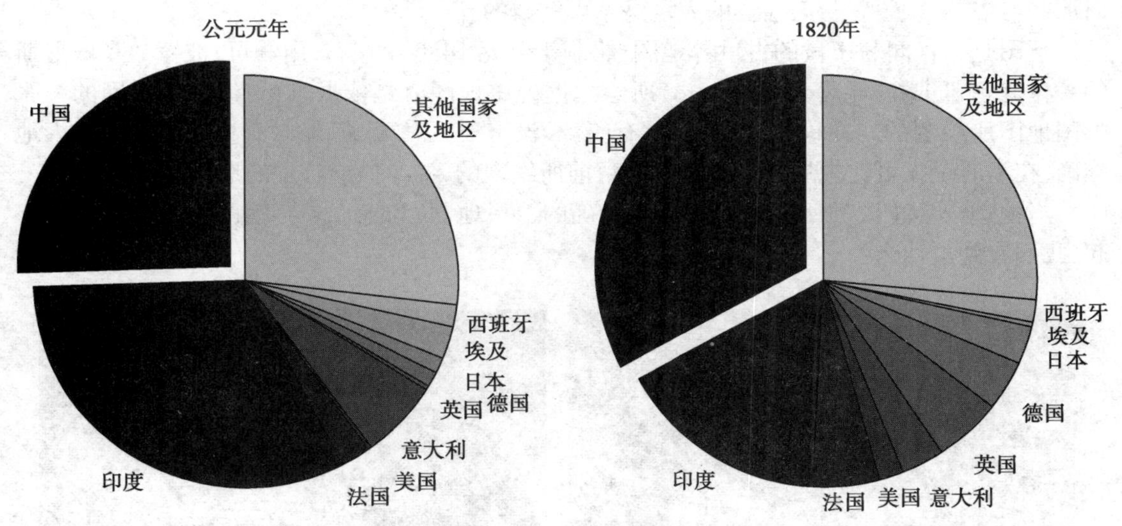

图1-1 公元元年和公元1820年世界主要国家GDP占世界GDP总和的比重

国界按照当前国家体系划分,在国家建立前的数据(如美国),则按照当前该国家的国界计算。左上角黑色部分为中国的GDP比重,左下角深灰色部分为印度的GDP比重

此处,让我们短暂地追寻马可·波罗(Marco Polo)的足迹,来领略一下一个伟大而神奇的国度——元朝的中国。

马可·波罗对于元朝庆祝新年的元旦日,以及当天呈送礼物的数目是这样描述的:"大汗拥有的五千头象,在这一日全都披上用金银线绣成鸟兽图案的富丽堂皇的象衣,排成队伍。每头象的肩上都放着两个匣子,里面装满宫廷所用的金属器具和其他器具。象队后面则为骆驼队,同样载有各种各样必需的用具。当整个队伍排好之后,在大汗陛下的面前经过,形成了一道令人叹为观止的奇观。"

姑且不考虑骆驼队,五千头象的队伍是什么概念呢?以亚洲象为例,亚洲象身长5~6m,身高2.1~3.6m,体重达3~5吨。按照6m的身长计算,5 000头象即便头尾相接排成一列,也至少有30km,而“淡妆浓抹总相宜”的西湖绕湖一周才近15km。我们掩卷遐想,这个巨型的象队是怎样地气势磅礴。可以简单推理,这个检阅队应该是方队,至少绝不是纵队……

而雄伟富丽的京师城,即今天的杭州,在马可·波罗眼中是这样的:“第三日晚上便到达了雄伟富丽的京师(即杭州)城,这个名称就是‘天城’的意思。这座城的庄严和秀丽,的确是世界其他城市所无法比拟的,而且城内处处景色秀丽,让人疑为人间天堂。”“高楼的底层是商店,经营各种商品,出售各种货物,香料、药材、小装饰品和珍珠等应有尽有。”

对于京师城中满足味蕾的美味,是这样描述的:“一年四季,市场上总有各种各样的香料和果子。特别是梨,硕大出奇,每个约重十磅,肉呈白色,和浆糊一样,滋味芳香。还有桃子,分黄白二种,味道十分可口。这里不产葡萄,不过,其他地方有葡萄干贩来,味道甘美。”“酒也有从别处送来的,但本地人却不喜欢,因为他们吃惯了自己的谷物和香料所酿的酒。城市距海十五英里,每天都有大批海鱼从河道运到城中。湖中也产大量的淡水鱼,有专门的渔人终年从事捕鱼工作。鱼的种类随季节的不同而有差异。当你看到运来的鱼,数量如此多,可能会不信它们都能卖出去,但在几个小时之内,就已销售一空。因为居民的人数实在太多,而那些习惯美食、餐餐鱼肉并食的人也是不可胜数的。”

下图是一张闻名于世的古世界地图,绘制于公元1450年左右,由马可·波罗故乡威尼斯的一位修道士弗拉·毛罗(Fra Mauro)所绘。据说该地图就是依据马可·波罗所带回的一张中国地图所绘制的。在这张地图上,没有美洲,没有澳大利亚,但是对亚洲的记录却惊人地准确,在当时是无可比拟地详尽。这也是目前所发现的,最早描绘日本的地图。

当把迄今为止人类所能采集的最为精确的卫星地图,和五百多年前的毛罗地图放在一起,我们看到了什么?

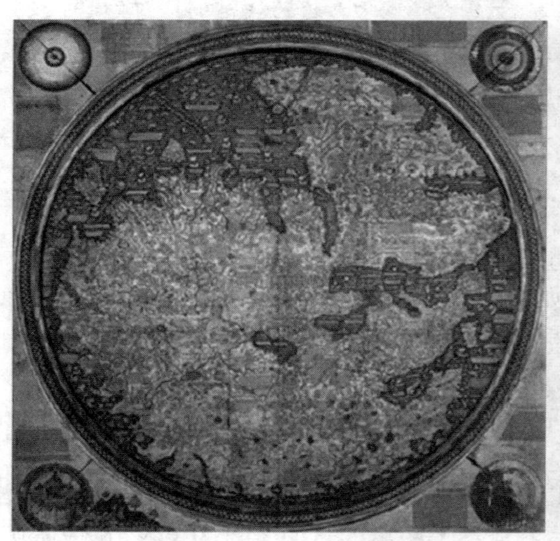
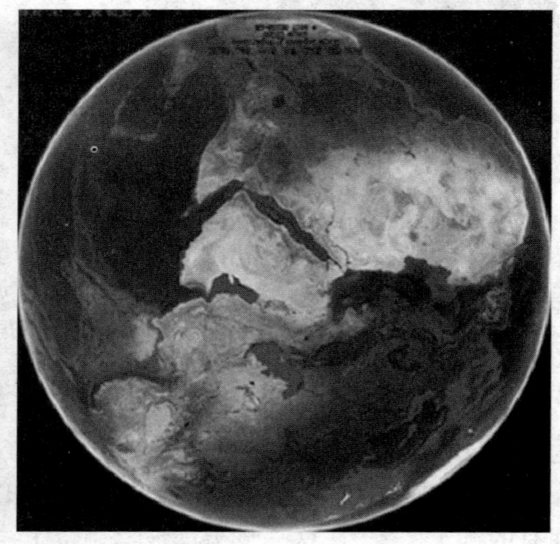

图1-2 弗拉·毛罗地图

绘于公元1450年左右。与惯例不同,该地图南面朝上。下面是用作对照的卫星地图

古代中国在靠马匹进行陆上交通、靠风力进行海上交通的情况下,对世界的了解,是怎样达到了这样的精度?在毛罗地图上,南是朝上的,与现在的上北下南惯例不同。我们不敢妄自更改,因此只能将作为比对的卫星地图也翻转为南朝上。

古代中国的繁荣和进步令人震惊,但在公元1400年,有两股力量,在悄然改变中国的霸主地位,虽然这种改变,当时的人们并不知晓,甚至直到500年后,人们才隐约察觉。

第四节　公元1400年之后的500年

在公元1400年后,欧洲的帝国相继崛起,而东方占世界GDP的比重逐渐下降。以1820年为例,当时美国占世界GDP的比重为1.8%,中国为32.96%,即中国的年产出约为美国的18倍。然而到了1890年左右,中国和美国的产值首次出现持平。至此,美利坚合众国崛起,开始取代中国的霸主地位,且时至今日仍是世界上最为富裕的国家。1890年之后,仅仅用了40年时间,即在1930年,美国的GDP就已远远领先于中国,达到中国的2.8倍。

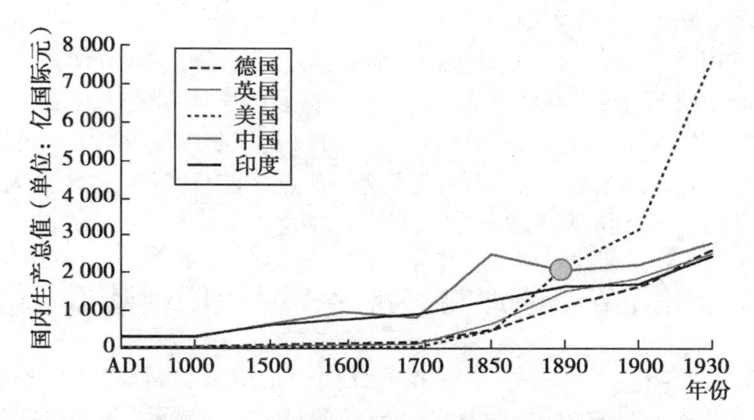

图1-3　从公元元年至1930年,世界各国GDP的变迁(单位:亿国际元)

在图中圆点处,中美产值交叉,美利坚崛起

如果说上一张图还不能很好地说明问题,曲线也有点混乱。让我们来看一看下一张图。这一张图更加清晰明了,并且,上一节提到的两股力量,已经开始涌现了……

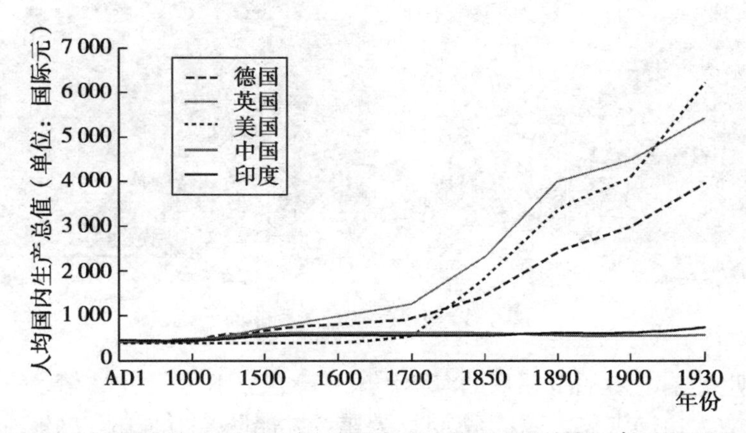

图1-4　从公元元年至1930年,世界各国人均GDP的变迁(单位:国际元)

这张图的曲线可以代表两类国家：第一类，人均GDP在横跨近2 000年的岁月里几乎持平的国家，包括中国和印度；第二类，在公元1400年左右开始迅速上升的国家，包括英国、德国和美国。此处美国的上升较晚，原因众所周知，美国是在1776年建国的。

英国作为老牌的资本主义国家，从大约公元1500年开始，人均GDP就一直遥遥领先，德国紧随其后。美国建国很晚，然而在建国后，人均GDP迅速攀升，在100多年后就超过了英国。

近两千年的持平啊！中国和印度的人均GDP，从公元元年的450国际元增长到了1900年的545国际元，在2 000年的时间里，平均每年增长0.01%。而在从1400年到1900年的500年时间里，英国、德国、美国的人均GDP增长了近15倍。中国人均GDP增长的这个15倍(286美元到2 553美元，数据来源于国家统计局)，是在从1978年到2008年这30年的时间里才刚刚完成的。那么这一切是如何发生的呢？公元1400年之后，到底为什么出现了这样的转折？问题又重新回到李约瑟难题了。

无论在东方还是西方的科技史教材中，都会经常读到公元1400年左右东方的固步自封，以及西方的开放竞争，而具体的事件，又常常会涉及中国明朝的禁海及西方的文艺复兴。有些学者会把东西方经济的变迁归因于这两个事件，甚至归因于文化精神的差异。在本教材里，我们会表达一些不同的观点，但在陈述这些观点之前，让我们先来追溯一下中国明朝的禁海，以及起源于意大利的那场文艺复兴。

第五节　地理与经济之一——明朝禁海

古代中国的航海能力无可匹敌，甚至没有任何一个国家能够望其项背。公元1405年，永乐帝朱棣命郑和率领240多艘海船及27 400名船员远航，访问了30多个国家和地区。郑和航海的宝船，是当时世界上最大的海船，折合现今长度为151.18m，宽61.6m。而约100年后，即1492年，很快就会声名远扬的克里斯托弗·哥伦布(Christopher Columbus)出海了，有帆船3艘，船员87人。

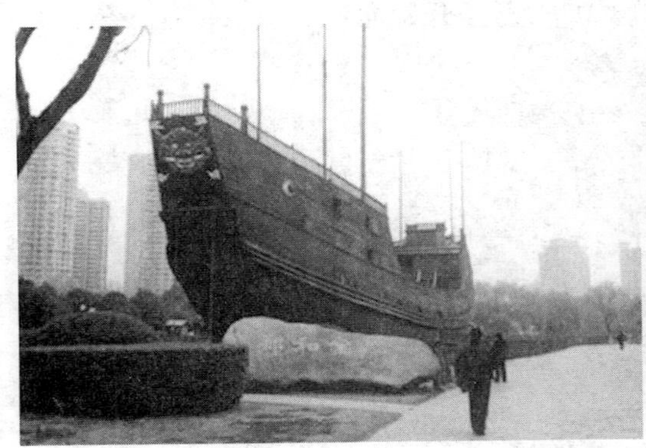
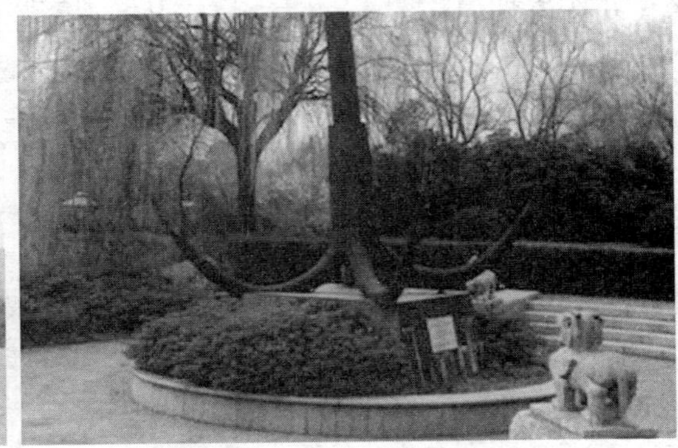

图1-5　郑和宝船及所用的锚

然而在明朝，也有着令后世诟病的海禁。朱元璋曾立下“不许寸板下海”的祖训。永乐帝死后，朝中无数大臣向继位的明仁宗进谏，要求废除船队。当时郑和掷地有声地陈述了这样一段话：“欲国家富强，不可置海洋于不顾。财富取之于海，危险亦来自于海……一旦他国之君夺得南洋,华夏危矣。我国船队战无不胜,可用之扩大经商,制伏异域,使其不敢觊觎南洋也。"

让我们暂时摒除对郑和战略思想的赞叹和对明清海禁的慨叹,首先探讨一下海运对于明朝经济的贡献。永乐帝朱棣命郑和率领240多艘海船下西洋,一说是为了弘扬国势,宣扬大明威德,一说是为了抓捕逃亡海外的建文帝。具体原因尚不可考,但郑和航海所带来的商业价值的确值得商榷。

首先我们粗略估算一下郑和航海的成本。在明朝,建造一艘海船的费用为7 000~8 000两白银。在永乐年间,为了郑和下西洋总共新建和改建海船约2 000艘,总耗资在1 400万两白银以上。明代一年的全部财政收入折合白银不过3 700万两,造船费用超过财政收入的三分之一,给国家和民众带来了极其巨大的负担。这些还不包括贡使的招待费用和赏赐的成本。明朝在朝贡贸易中奉行厚往薄来的外交政策,国库亏空,无法给官员发放薪俸,甚至用胡椒、苏木充抵官员的薪水。依靠郑和远洋,明成祖朱棣建立了一个空前庞大的朝贡贸易体系,仅仅满足了皇帝个人"万国来朝"的虚荣心。除此之外,郑和带回的奢侈品,以及朝贡中东南亚各国进贡的已经大为贬值胡椒和苏木,并不能弥补巨额的航海费用。

虽然明朝建立了最为庞大的海运体系,但巨额的亏损证明这个体系的不合理性。在宣德时期,虽然第七次派出了郑和出使西洋,但已是强弩之末。

郑和有着远超其时代的、极其前瞻的海洋战略思想,然而在1424年继位的明仁宗怎么能想到,400年后,即1807年,会有个叫罗伯特·富尔顿(Robert Fulton)的美国人竟然用蒸汽机来驱动轮船?明仁宗看到的是支持航海船队巨大的财政负担、微薄的海运收入,以及海运沿途猖獗的倭寇。富足的中国根本不需要海运的支撑,没有利益的探险只会消耗国家的实力。

与此同时,在遥远的地中海沿岸,海运却意味着黄金、权力和强盛。

第六节　地理与经济之二——大航海时代

在东方大陆的海上运输止步于辽阔的太平洋与印度洋的同时,在地球的另一面,有一些国家同样因为地理的局限,与海洋进行着艰苦卓绝的抗争。在辽阔的亚洲平原,陆运更为简单,有持续的补给,少有不可抗的飓风、雷暴。而在地中海的半岛区域,高耸入云的山脉却隔绝了陆运的可能。

让我们打开手中的地图册,或者转动地球仪,将中原地区广阔的平原,与地中海沿岸各种奇形怪状的半岛对比一下。没错,就是这些奇形怪状的半岛,滋养了无数憧憬大海的年轻人,而这些年轻人就在既不太大、也不太小的地中海上热情洋溢地锻炼自己的航海能力,并不停地眺望着大洋远方。地中海就是培养航海家的沃土,是船员们的天堂!

让我们再来看一看地中海沿岸三个具有代表的国家吧,意大利、西班牙和葡萄牙。如果暂时将西班牙和葡萄牙看作一个整体,那么它们和意大利有什么共同之处?没错,它们都处于大陆的延伸,即半岛上,三面环海。而且令无数贸易的驼队无奈、甚至沮丧的是,它们和大陆连接的位置,都有一个高耸入云、连绵起伏的山脉!西班牙和葡萄牙的东北方是比利牛斯山,长435km,宽80~140km,一般海拔在2 000m以上,有现代冰川覆盖。而意大利就更郁闷了,广袤的阿尔卑斯山就横亘在意大利的北部,长1 200km,宽130~260km,平均海拔约3 000m。

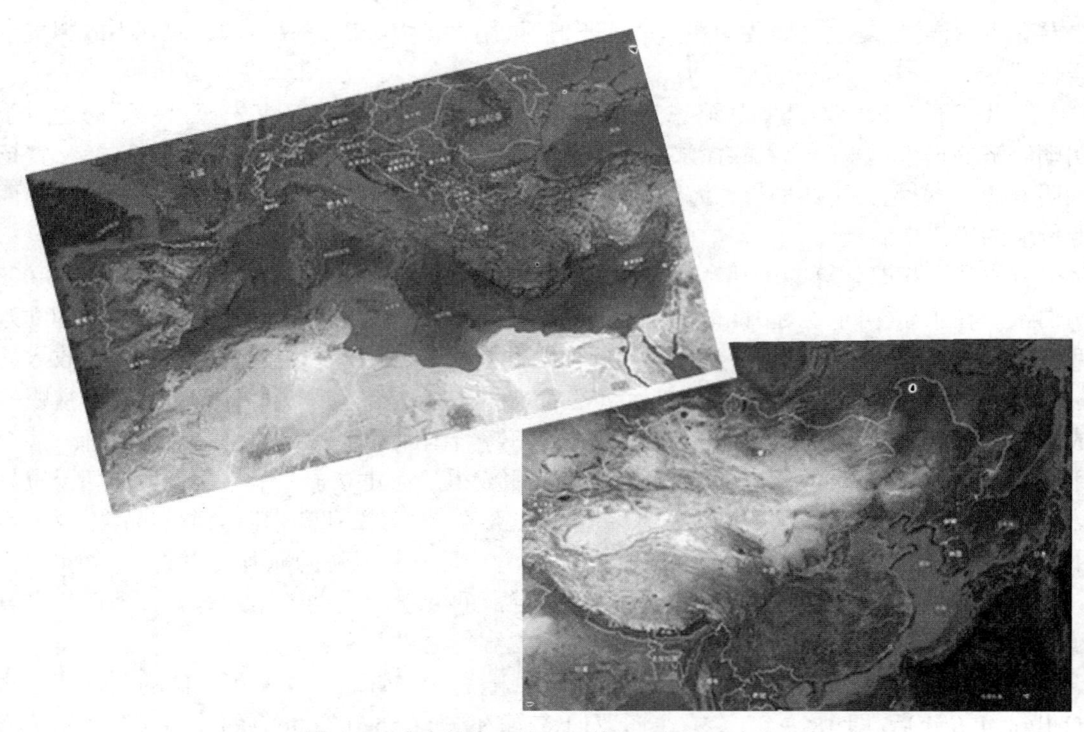

图 1-6　广袤的中原地区和蓝宝石般的地中海

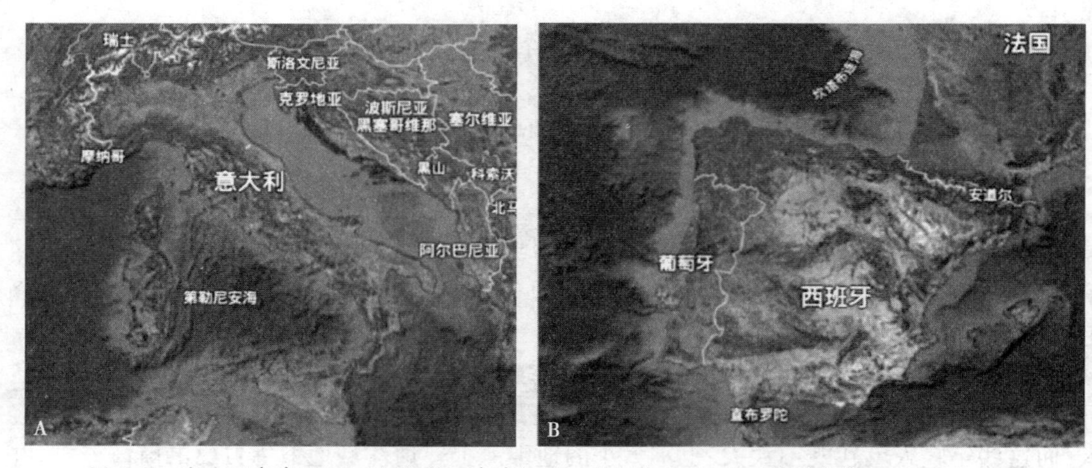

图 1-7　意大利（A）、西班牙和葡萄牙（B）都处于半岛之上，与大陆连接的位置，分别耸立着阿尔卑斯山和比利牛斯山

19 世纪法国伟大的军事家、政治家，法兰西第一帝国的缔造者，拿破仑·波拿巴(Napoléon Bonaparte)，以前无古人的姿态，率领 4 万大军，跨越险峻的阿尔卑斯山，才获得了马伦哥战役的胜利。《跨越阿尔卑斯山圣伯纳隘道的拿破仑》这幅画，再现了拿破仑登上阿尔卑斯山圣伯纳隘道时激昂的气势。人类历史上每一次对地理的克服，都伴随着一个传奇！

处在这三个国家的地理位置上，一面面临着几乎不可跨越的山脉，另外三面临着海，那么国家的发展是什么？航海，航海，航海！民众支持航海，国王、女王支持航海，王子参加航海[亨利王子(Prince Henry the Navigator)，著名航海家]。欧洲中世纪最著名的航海家，几乎清一色出自这三个国家：巴尔托洛梅乌·缪·迪亚士(Bartolomeu Dias)，葡萄牙著名的航海家；哥伦布，意大利航海家；达·伽马(Vasco da Gama)，葡萄牙航海家；斐迪南德·麦哲伦(Ferdinand Magellan)，葡萄牙航海家……

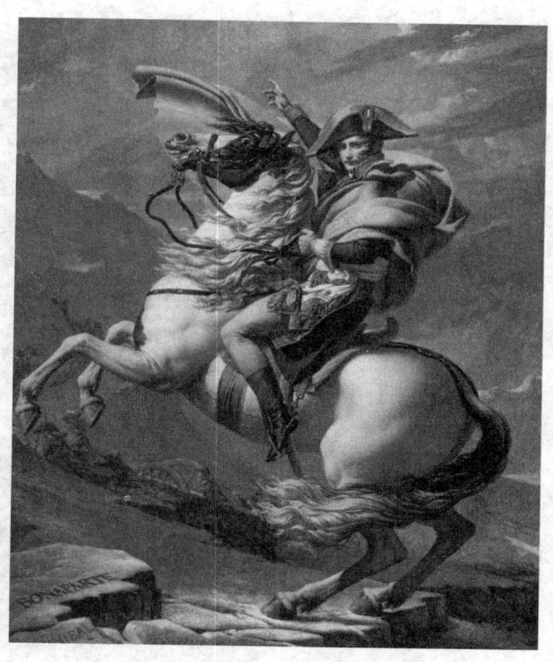

图1-8 油画《跨越阿尔卑斯山圣伯纳隘道的拿破仑》

对于这些国家来说，航海就是黄金，航海就是利益。1498年，达·伽马到达印度，带了一船的胡椒和肉桂回国后，他获得了远征队费用60倍的利润。超额的利润刺激着欧洲各个国家争先恐后地投入航海中。

漫步回古代的威尼斯。一个孩子猫着腰轻巧地穿过小酒馆的厨房，来到酒馆的前厅。那儿已经聚集了好多人，人们或站或坐地围绕着一个高大的、半醉的水手。孩子使尽力气挤了进去，水手正讲到富饶的东方，那里汇聚着最为珍贵的奇珍异宝，珍珠和玛瑙随处可见。又讲到有一种大蛇，体长十步，接近头的地方有两个短腿，每只腿上有两个爪子。这种蛇的胆汁无比珍贵，如果被疯狗咬伤，只需要一便士重的胆汁掺入酒中服下，就能痊愈；孕妇如果临盆，还可当做催生剂；这种蛇的肉质也是珍品，极其鲜美……没错，这就是马可·波罗所描绘的东方。

当整个地中海沿岸都狂热地向往着海洋，向往着富饶的东方的时候，有一位年轻人，在1831年12月踏上了贝格尔号，进行环球旅行。他就是伟大的生物学家、进化论的创始人查尔斯·罗伯特·达尔文(Charles Robert Darwin)。达尔文沿途考察地质、植物和动物，采集了无数标本运回英国，还未回国就已在科学界出了名。然而这五年的经历，也彻底改变了达尔文，让他从一个正统的基督徒变成了无神论者：世界并不是在一周之内创造出来的，所有的动植物都改变过，并且还在继续变化之中。1859年，《物种起源》一书问世。

航海带来了财富，带来了繁荣的贸易，带来了远方的奇珍异宝，但这些都不是关键。更为重要的是，航海促进了知识的流通，推动了技术的进步，而其中最最重要的，是对玻璃——偶然的，或者说是必然的——使用。随后我们会谈到玻璃。

在中世纪的地中海区域，航海大多限于内海，远洋海运仍旧有着不可逾越的屏障，这些内海航运成就了意大利贸易中心的地位。而意大利所收取的重税，深深地刺痛了同在一片蓝天下的西班牙与葡萄牙。与中国明朝不同，打通远洋运输通路成了这两个半岛国家发展的唯一出路。

第七节 航海对科技的推动

与陆路运输相比，海洋运输的成本较低、承载货物量大，但在古代海洋运输面临三个制约的瓶颈：①动力。陆地上有马拉车，海洋运输怎么办，鲸鱼不会是动力来源吧？②定位。大海中只有天、水，以及零星的岛屿，怎么知道航线偏了多少？③补给。长途的海洋运输，食物与淡水很重要。

定位准确与否，往往是生死一线间的重要决定因素。定位需要对远处水域的眺望，以及对星空的眺望。读到这里，你一定想到了，没错，望远镜。《加勒比海盗》里的杰克·斯帕罗船长，除了藏在怀里的黑珍珠号，另一个就是在需要的时候，永远都能变戏法般拿出的望远镜。

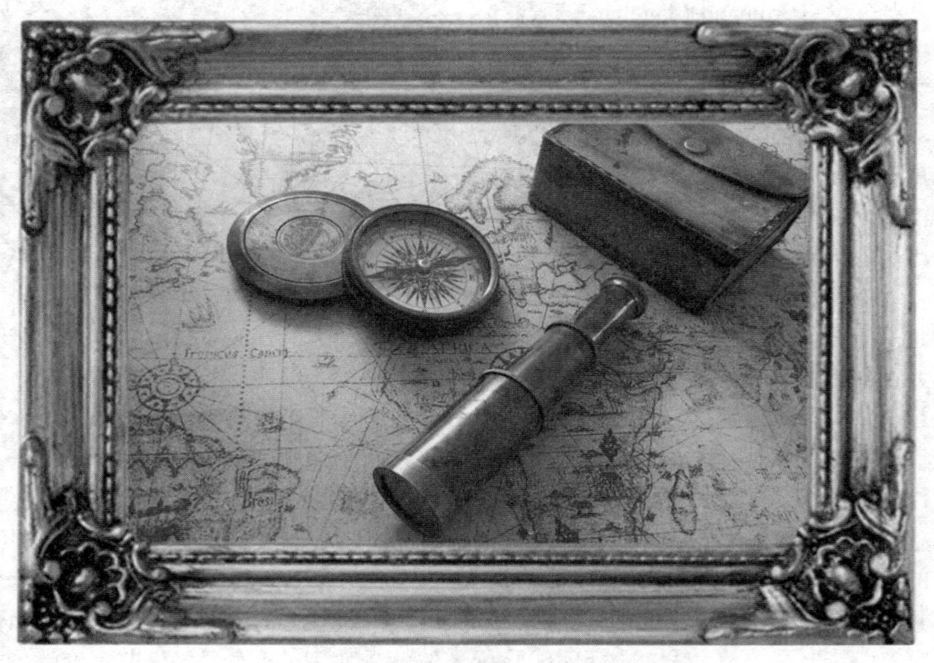

图1-9 航海三宝（海图、望远镜、指南针）

望远镜的故事仍旧发生在马可·波罗的故乡——威尼斯。1609年，伽利略·伽利雷(Galileo Galilei)，这位有着三个私生子的数学家在急迫地寻找发财的机会。他听说有一种东西，能把远方的东西拉近，于是他想到，如果他能做出来并献给君主，他就能得到一笔奖赏。经过几周的反复尝试，伽利略做出了当时世界上最棒的聚光镜，并装配成了一个望远镜。当他用望远镜望向大海的时候，伽利略惊喜地看到了放大十倍的帆船。毫无悬念地，威尼斯的君主对此十分满意，并将伽利略的薪水提高了一倍。

伽利略的望远镜原理十分简单，一端是一个凹透镜，另一端是另外一个凸透镜。这么一个仅仅耗费几周时间的技术上的小改进，却是人类历史上的伟大的进步——人类具有了神话中的千里眼。

故事的后半段，是恢弘的，也是悲伤的。当伽利略将他的望远镜，从大海转向天空时，就再也挪不开他的眼睛了。他在人类历史上第一次看到了月球表面的地形，看到了木星周围的小行星，并且与克里斯托夫·沙伊纳(Christoph Scheiner)几乎同时观测到了太阳黑子。不同的是，沙伊纳在观察太阳时装上了特殊的遮光玻璃，而伽利略则没有加此保护装置，结果伤了眼睛，年老的时候几乎失明。所以不能用肉眼观察任何日偏食、日全食，以及任何偏食阶段的太阳！

望远镜迅速风靡全球。所有人都知道，望远镜越先进，就能更早地看到远处的飓风、海盗船、海岛、暗礁。为了保障各自船队的安全，统治者们纷纷出钱赞助制造商，制作更为精良的望远镜。在伽利略磨出他的第一个望远镜镜片的400年后，哈勃望远镜诞生了。1924年，埃德温·鲍威尔·哈勃(Edwin Powell Hubble)在利用望远镜观察仙女座星云时，利用其中的变星测定出仙女座位于70万光年之外，这已远远超出了银河系的范围。人类第一次知道，银河系并不是宇宙中唯一的星系。

在航海过程中，仅仅吃饱、有淡水喝是远远不够的。航海中不合理的饮食结构，往往是致命的，坏血病是其中最重要的致死疾病。1497年，达·伽马在寻找通向印度的海上航路的过程中，他的160多个海员中，有超过100名海员死于坏血病。据推测，在大航海时代，有约一半的海员死于坏血病。

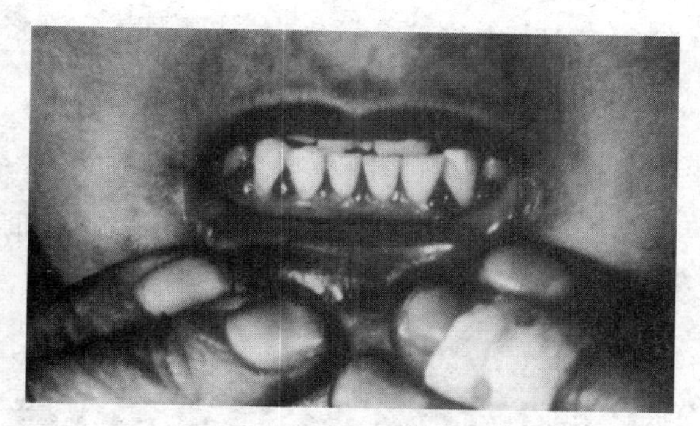

图1-10　坏血病患者的牙龈。请注意牙齿之间的三角形区域，表现出红肿、淤血

坏血病，是一种急性或慢性疾病，特征为出血、类骨质及牙本质形成异常，主要原因为维生素C缺乏，因而也被直接称为维生素C缺乏症。

詹姆斯·林德(James Lind)，皇家海军外科医生，在驻军服务的过程中，意识到坏血病的广泛危害，并致力于研究和治疗该病。林德也是名统计学家，他首次通过将试验组与对照组的数据进行比较分析，研究治疗坏血病的方法。林德将已患有坏血病的十二名海员分为六组，每组两人。所有人保持一致的饮食，除此之外，组一给予苹果汁，组二给予硫酸盐滴液，组三给予醋，组四给予海水，组五给予橙子和柠檬，最后一组给予辛辣酱和大麦水。虽然在第六日，由于缺乏水果，停止了对第五组的治疗，但其中一名海员已经可以正常执勤，而另一名也基本康复。除此之外，只有第一组的治疗方式表现出一定的效果。随后林德在论文中介绍了他的饮食疗法，但由于新鲜水果在当时的技术条件下难以保存，林德的疗法并没有得到重视。

1779年，苏格兰医生吉尔伯特·布莱恩(Sir Gilbert Blane of Blanefield)，作为舰队医师在随船的工作中，切身感受到坏血病对航员健康的巨大威胁，并开始倡导使用柑橘汁作为预防和治疗坏血病的方法，但仍未受到海军部的重视。直到1795年，布莱恩终于被任命为海军部病人和受伤委员会的专员后，才说服英国海军为海员提供柠檬汁。这大幅度降低了英国海军中的坏血病发病率，甚至在一定程度上促成了日不落帝国的缔造。

除了坏血病，在海上的食物保鲜也是重要难题。在医学史部分我们将讲到，当路易斯·巴斯德(Louis Pasteur)发明巴斯德灭菌法后，不仅法国皇帝拿破仑三世(Napoleon Ⅲ)亲自召见他听取相关研究，海军部甚至两次组织试验，以验证其有效性，因为灭菌法对于航海安全尤为重要。

伴随着科技的进步,蒸汽机及内燃机逐步解决了海运的动力来源。对于古代远洋运输面临三个制约的瓶颈:动力、定位、补给的深入研究,可以说是现代自然科学的起点。而出乎所有人意料的,是研究这些问题所带来的知识体系的变革,以及引发的技术的蓬勃进步。航海深远地促使了星相学、天文学的发展,天文学的发展又进而带动了物理学以及化学的进步。人类共有的追逐利益的天性,加上特殊的地理环境,推进了文化的蓬勃和技术的进步。

改变古代中国霸主地位的两股力量,一个是地理,一个是科技。当航海的三个瓶颈逐步被科技攻破,蒸汽机及内燃机解决了海运的动力来源,天文观测及卫星导航系统解决了海中的定位问题,更大的船只以及生命科学与医学的进展解决了补给问题后,海运的优势逐步展现,进而彻底改变了世界贸易的版图。贸易的节点由陆上中心,转移到了海运中心。中亚衰落了,混乱了。此后的数个世纪,欧洲都是贸易的中心,但在距今一百多年前,这个中心转移到了美国。无论这个贸易中心在哪里,它都将全世界的资源吸收进来,交易、加工、分配,再重新输向世界各个角落。

如果说公元1400年后航海和科技的发展改变了世界的贸易格局,同时也改变了世界的战略格局,那么现在新的篇章即将打开,或者说,已经悄然打开了……让我们以两个特定的视角看一下这个湛蓝色的星球,紧邻的亚欧非大陆,与远在地球另一端的南北美洲。当注视第一张图的时候,亲爱的读者,你有没有想过,对于这三个紧邻的大陆,如果能重新打开陆路交通,将带来怎样的经济增长和科技进步?而这一切变化已经开始了。

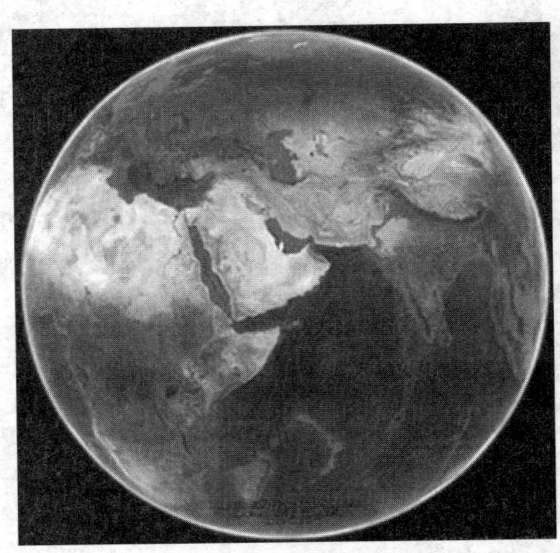
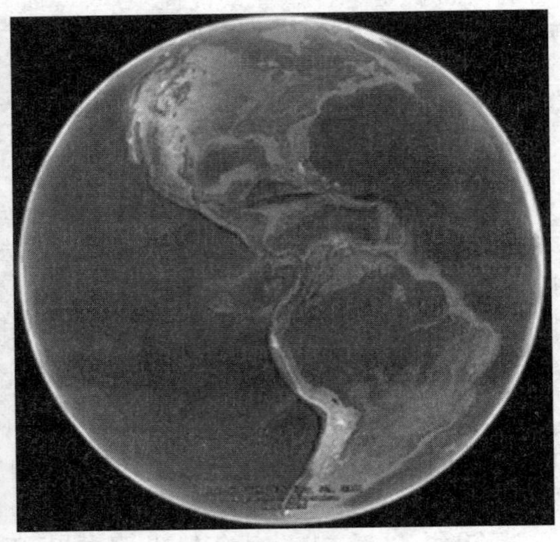

图1-11 紧邻的亚欧非大陆,与在地球另一端被海洋远远隔离的南北美洲

2015年3月28日,中国国家发展改革委、外交部、商务部联合发布了《推动共建丝绸之路经济带和21世纪海上丝绸之路的愿景与行动》,构建"丝绸之路经济带"和"21世纪海上丝绸之路",即"一带一路"。"一带一路"致力于亚欧非大陆及附近海洋的互联互通。

除了地理因素,中国在引领"一带一路"战略上,还有着众多优势。首先,多年的贸易顺差,为中国积累了雄厚的外汇储备;其次,中国有着极其丰富的基础设施建设经验,不仅是世界上高铁里程最长的国家,也是运输规模最大的国家。截至2017年底中国高铁运营里程突破2.5万公里,超过了世界上其他国家高铁里程之和;再次,中国有着坚实的制造业基础,工程机械制造能力居于世界领先地位；最后，中国有着庞大的市场需求及劳动力供给。

很荣幸能出生在这样一个年代，见证全球贸易中心的又一次变迁，让我们对“一带一路”拭目以待吧……

第八节　科技与经济的螺旋上升

技术的进步打开了新的物质与信息的通路，也带来了新的问题与新的科技需求：如何在大海中精确定位，如何保鲜与保证健康，以及如何提供更强大的动力？这些新的科技需求推动了新的观测与理论性的研究，科技与经济就在这种相互促进的螺旋中不断攀升。

当经济的变迁迫切地需要科技的支撑，国王、城主、商人、民族与政体的领袖，带领着巨额的资本涌入到科技研发的领域。在这里我们看到了资助麦哲伦环球的西班牙国王查理五世（Charles V，Holy Roman Emperor）；我们看到了为第谷·布拉赫（Tycho Brahe）修建天文台的神圣罗马帝国的鲁道夫二世（Rudolf Ⅱ，Holy Roman Emperor）；我们看到了给予伽利略巨额赏赐的威尼斯城主；我们看到了创建三一学院的亨利八世（Henry Ⅷ of England）；我们看到了坚信在电学研究方面美国一定能够超越英国的本杰明·富兰克林（Benjamin Franklin）；我们也看到了创立X实验室的谷歌与创立达摩学院的阿里巴巴。因为这些人相信，只有科技的突破才能带来更加美好的未来。

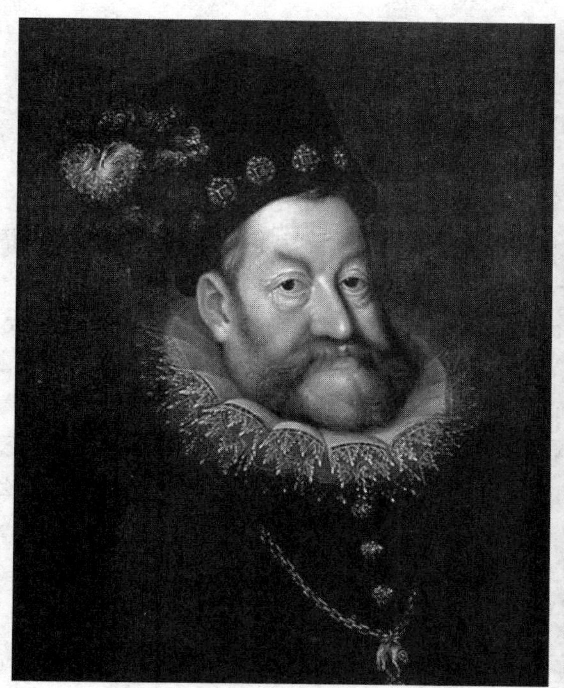
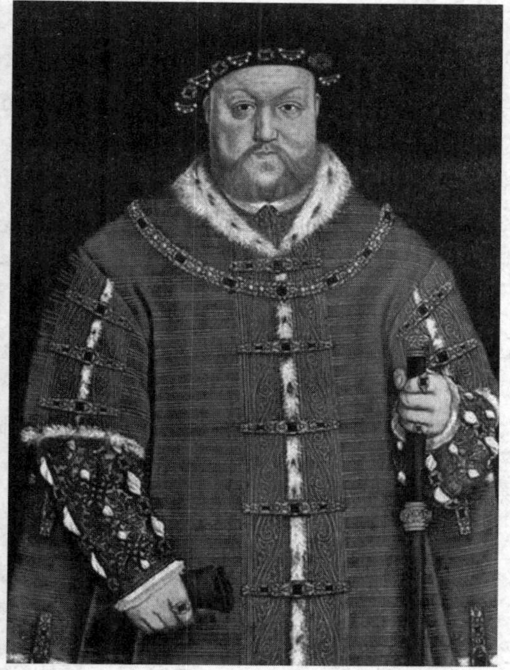

图1-12　鲁道夫二世和亨利八世

这一切汇聚成了一次又一次的突破，改变我们对世界的认知，也赋予了我们进一步操控这个世界的能力。这些能力，最终又再一次改变着这个世界的国家版图、经济面貌与政治格局。这里我们看到了经典力学所带来的日不落帝国；看到了在化学和钢铁行业领先且强悍的德国；看到了伴随计算机与互联网共同成长的那些规模庞大的公司。科技改变了经济。

让我们回到李约瑟难题，优越的地理位置，悠久的历史文明使公元1400年的亚洲古国成为了丰裕、富饶的代名词。而地域的阻隔也限制了亚洲古国与同等匹配的国家的竞争，错过了由于竞争需求所带来的科技爆发，以及由此所引发的连锁巨变。当别人突破地理的壁障出现在东方，拉开了亚洲国家近代屈辱史的序幕。现在，通过竞争与改革创新，中国已经重新回到全球化的历史进程中，这是我们面对未来、面对世界做出的最好答卷。

第九节　科学的变迁——关于本源性问题的一些阐述

科学是一个无比庞大，且日益繁盛的体系。在本节，我们先跳出具体的事例，从更加广阔的角度，展望一下整个科学体系。首先，我们来想一想，科学是什么？

一、科学的定义

科学是什么？是满天飞舞的高深莫测的数学符号，是趴在草丛里用放大镜对虫子行为的观测，还是邪恶博士们可能毁灭地球的古怪想法？

科学，英文为Science，来源于拉丁文的Scientia。日本著名科学启蒙大师福泽谕吉（Fukuzawa Yukichi）把“Science”译为“科学”。到了1893年，康有为引进并使用了“科学”二字。

以下为科学的几种定义：

1. “反映自然、社会、思维等的客观规律的分科的知识体系。”——《辞海》

2. “对于科学，就我们的目的而言，不妨将其定义为寻求我们感觉经验之间规律性关系的有条理的思想。”——阿尔伯特·爱因斯坦（Albert Einstein）

3. “科学，分科而学的意思，后指将各种知识通过细化分类（如数学、物理、化学等）研究，形成逐渐完整的知识体系。它是关于发现发明创造实践的学问，它是人类探索、研究、感悟宇宙万物变化规律的知识体系的总称。”——百度

4. “Science is a systematic enterprise that builds and organizes knowledge in the form of testable explanations and predictions about the universe.” ——wiki

在本书中我们选择使用狭义的科学定义，即“科学是对世界运行法则的本源性探索”。这个定义将帮助我们暂时地脱离现代史的限制，从更加广阔的视角去看待“科学”的演变。从古至今，甚至在神话故事里和宗教信仰里，人们都在迷茫，都在探寻，这个世界到底是什么样的？

本书将科学研究具体展开为四个问题：

第一个问题：世界的形态（宏观角度）——世界的总体形态与运行法则是怎样的？

第二个问题：世界的形态（微观角度）——世界的微观组成、运行与合成法则是怎样的？

第三个问题：生命——生命本质是什么？

第四个问题：灵魂与意识——灵魂与意识的本源是什么？

从文明诞生的那一刻起，这四个问题便萦绕于每一个文化的中心。这些问题在所有文明中都是极为重要的，且不同的文明给予了不同的解释。但在大约六百年前，伴随着航海事业的巨大进步，对这些问题的解答发生了翻天覆地的变化。

这四个问题是本书的四个重要脉络,将会分成四个章节具体阐释。将来有一天,对这些问题的答案必然会有所不同,但这就是人类文明的进步,是最令人欢欣鼓舞的乐章。

在体验科学的美妙魔力之前,我们再花一点精力,解释一下狭义的科学、广义的科学、知识、技术这些常见又让人混乱的概念。

让我们以一个假想的星球的故事,来解释上述几个概念。故事发生在遥远遥远的过去,超人的故乡——氪星。那里有沸腾的岩浆和高耸入云的雪山,而只有在岩浆和雪山交界的条形地带,才有适合氪星人生活的肥沃土地。随着时间的推移,氪星人发现,在岩浆中生长的一种花儿,可以在夜晚照明;而在雪山上生长的一种高大的树木,可以制作漂浮的船。这些对于世界的特征性描述,就构成了"知识"。任何关于这个世界的可验证的信息都是知识。随着年代的积累,氪星人对他们的星球,积累了千千万万的知识。但是这些知识是散乱的,无序的。

在一个值得纪念的日子里,有一个氪星人发现,可以从火山花中提取出一种红色的颗粒,这个颗粒就会在晚上发光,并且几乎所有晚上能发光的东西,都含有这种红色的颗粒。所有的氪星人都对这个发现非常高兴,他们制作了一个巨大的帽子,颁给这个发现红色颗粒的氪星人,并敬称他为"科学家"。又有另一位氪星人,他从高大的雪山木上,萃取了一种白色的液体,把这种液体涂到任何物体表面,这个物体都能飘起来。氪星人们更高兴了,他们把这种液体涂到自己的衣服上,然后在天空中飞来飞去。他们不仅敬称这位氪星人为"科学家",还以他的名字,订立了一个巨额的科学奖项。

对散乱的、无序的知识进行推理、归纳和总结,就是"科学",即"对世界运行法则的本源性探索"。这里的科学定义,是较为狭义的科学。

此后,氪星人们开始研究怎样将红色的颗粒用于照明,怎样大规模生产白色的液体,并涂到各式各样的物体上,这些就是"技术"。广义的科学,常常包含狭义的科学、知识和技术,但本书为了更好地阐明观点,所提及的科学,均指狭义的科学。

巧合的是,2012年,天体物理学家奈尔·德葛拉司·泰森(Neil deGrasse Tyson)宣布发现了现实版的超人"故乡"氪星,距地球27.1光年,位于南天星座乌鸦座。这颗行星环绕红矮星LHS 2520运行。LHS 2520体积比太阳小,温度也不及太阳。不知道氪星的太阳是不是真是红色的?

二、科学对世界的改变

科学是对世界运行法则的本源性探索。然而,探索只是第一步,利用这些探索到的规律,改变世界、改变人们的生活,才是科学探索的真正目的,也是科学对世界的最终作用力。

儒勒·加布里埃尔·凡尔纳(Jules Gabriel Verne),这个世界上最出色的科幻小说家,在1874年创作的《神秘岛》中,通过描述南北战争时期流落荒岛的五个人的经历,绝妙地写出了科学对五个遭遇悲惨的人的改变。工程师赛勒斯·史密斯拆掉了两块手表的玻璃片,制成了凸透镜,点起了火。随后他们寻找矿物,造出了硝化甘油,炸出一个温馨的小屋,从一无所有到制造出钢、电报、陶器、玻璃、风磨等,最后还种出了烟草,几乎是以一己之力重现现代文明。凡尔纳的作品虽然是科幻小说,但逻辑合理、清晰。科学帮助人类掌握秩序,在此得到了淋漓尽致的体现。

当然,十分有趣的是,科学家们在探索世界规律的时候,有些时候并没有想得如此深远。

大多数情况下，他们只是禁不住好奇，这个世界到底是什么样的？如同我们讲到的，伽利略也许最初磨制望远镜的时候，只是为了一笔奖金，但当他将望远镜从大海转向天空时，就再也挪不开眼睛了。他义无反顾地投身到天文学研究中，即使面对宗教的判决也没有停下脚步。

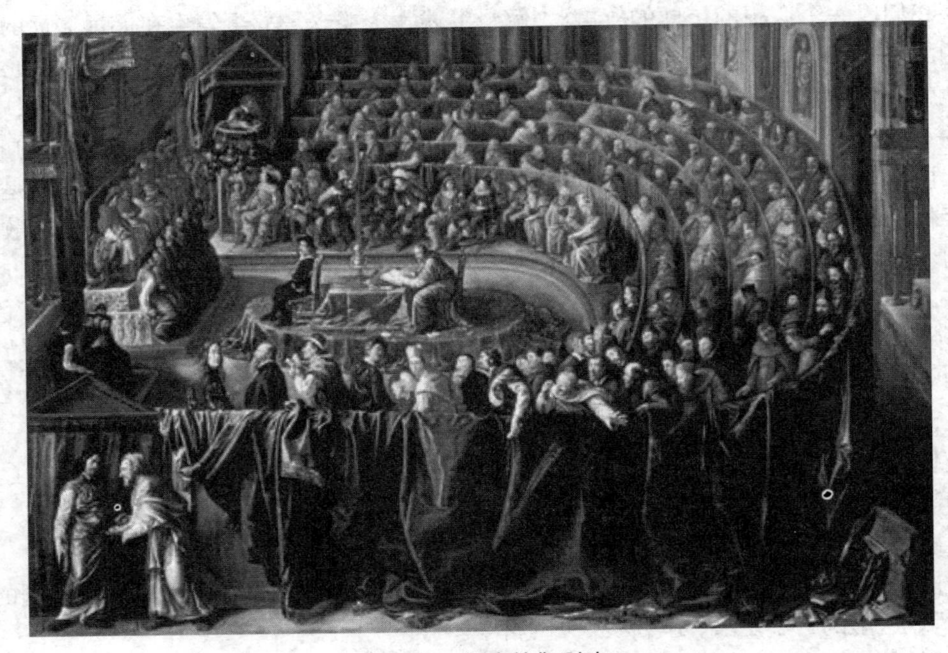

图 1-13 受审的伽利略

伽利略因其在天文学上的重大发现而受到教廷迫害。1633年6月22日，在圣玛丽亚修女院的大厅，伽利略接受审讯，在教廷已写好的"悔过书"上签字

三、观测推动科学

任何的科学研究，如果能称之为科学研究的话，必定起源于数据。航海自身及其所推动的技术进步不仅带来了贸易的改变，也为后期的科学变革提供了全新的观测手段及空前庞大的数据来源。

数据是一切科学研究的来源。大尺度观测的对面，就是小尺度的观测——人们开始把望远镜从大海、星空，指向身边的物体。

1610年，伽利略通过近距离使用望远镜，观察昆虫。他观察到被放大到母鸡般大小的昆虫。当看到昆虫的复眼时，不知他是否觉得眼花缭乱。显微镜的具体发明年代和发明人，已经无从追溯，但人类的历史展开了全新的篇章——微观的世界。

在伽利略之后，安东尼·飞利浦·范·列文虎克（Antonie Philips van Leeuwenhoek），这个没有受过正规教育的穷小子，将显微技术发扬光大。列文虎克是人类历史上第一个用放大透镜观看细菌和原生动物的人，也是最早纪录观察肌纤维、精液、微血管中血流的科学家。他一生中磨制了500多个镜片，并制造了400种以上的显微镜。此后，人类观察到了细胞以及细胞中的线粒体、染色体、高尔基体等细胞器，观察到了霍乱弧菌、结核分枝杆菌等微小的病原体。

航海所带来的对生物系统的大范围观测，促成了进化论的出现；对世界地形的探索，加速了大陆漂移说的提出，并为板块构造学的提出奠定了基础。

在电影《星际穿越》中，地球黄沙遍野，小麦、秋葵等基础农作物相继因枯萎病灭绝。布兰德教授认为人类已经没有任何生存的希望，因而欺骗男主人公、前宇航员库珀离开地球，名义上是让他去寻找宜居的星球，实则是带受精卵离开地球。因为一系列事故，库珀掉入黑洞中，但却从黑洞中向地球传送了大量前所未有的数据，给人类带来了新生。影片基于知名理论物理学家基普·史蒂芬·索恩（Kip Stephen Thorne）的黑洞理论，经过合理演化之后改编而成。影片中的基本假设就是，必须有新的数据，人类的科技才能有爆发性的突破。

数据，数据，数据，一切起源于数据。

地理和技术导致了东西方对世界认知的巨大差异——东方和西方所掌握的数据不对等了。而这些不对等的观测数据，在西方世界引发了对世界本源认知的巨大变革。对世界本源的爆发性认知，才是驱动经济发生翻天覆地变化的基本动力。科学成为公元1400年以后，真正驱动东西方产生巨大差异的根本力量。

四、科学研究的循环推进

在进入科技史最恢弘的部分——对四个本源问题展开激动人心的探讨之前，我们还需要对科学研究进行一点说明。

科学研究究竟可以被划分为几个阶段，这是一个鸡生蛋还是蛋生鸡的循环问题。但我们仍旧希望按照简洁的顺序，将科学研究规划为五个阶段：①大量的观测数据；②推演理论；③验证；④应用技术的进步；⑤观测手段的进步。

科学和技术仿佛孪生的巨神。巨神中较大的为哥哥，名为“科学”，生而追求世界的本源，是对现实世界的反向工程；巨神中较小的为弟弟，名为“技术”，依据巨神哥哥对世界的理解，设计构建新的机械，改造世界，是对现实世界的正向工程。这两位巨神，擎起了这个世界，擎起了璀璨的人类文明。

公元1400年以后，大量新的观测数据，使人们对于世界认知产生了翻天覆地的变化。科学家们用汗水，甚至是血的代价，对这些知识进行归纳、总结、推演，推动了对世界本源的探知，即科学的进步。而科学的进步，又推动了技术的指数进步，人类历史进入了无与伦比的辉煌年代。在随后四章，就让我们沿着观测与推演的脚步，去领略一下知识、科学与技术的力量。

（刘 昱）

习 题

1. 什么是李约瑟难题？
2. 在公元1400年之后，究竟是什么导致了社会与经济的变革？
3. 海洋运输所必须要克服的难题。
4. 现代海洋运输相较于陆路运输的优势。
5. 在你心目中，最伟大的科学发明是什么？
6. “一带一路”将给中国经济带来哪些改变？

参考文献

[1] Maddison A.Statistics on world population, GDP and per capita GDP, 1-2008 AD.Groningen, Netherlands: Groningen Growth and Development Centre, University of Groningen, 2010.
[2] 马可·波罗著．马可·波罗游记[M]. 梁生智，译．北京：中国文史出版社，1998.
[3] 王涛，王华玲．郑和下西洋与中国长期经济增长[J]. 生产力研究，2011，(1):90-92.

第二章

世界的形态与运行法则——宏观角度

第一节　古代的世界形态理论

当双足终于支撑起人类的躯干，当火种散播到世界的各个角落，当文字刻下对知识的传承，人类一直都在思索，这个世界是什么样的，我们脚下的陆地和头顶的天空是什么样的？人类艰难地求解着，通过远古神话、文学作品、哲学思考、科学研究等所掌握的、或所希冀的方式去试图解答关于世界形态的问题。由于技术的限制，人类最初的观测仅限于肉眼观察，在古代的无数个夜晚，星象学家和部落的巫师都仰望着天空，思考宇宙的奥秘。

你有没有试过，在夏日凉爽的夜晚，躺在农村晒好的麦秆垛上，仰望着星空？北方农村的夜晚，有凉爽清甜的风。浩瀚无垠的星空在你眼前铺开，耳边没有喧闹的汽车轰鸣，眼前没有闪烁的霓虹灯。夜晚的天空不再是城市中的淡红色，是深邃的黑，上面缀满了钻石般的星星。星空好似穹顶，笼罩着你和你所在的大陆。在你的脑海中，天空是什么样的？大地是什么样的？

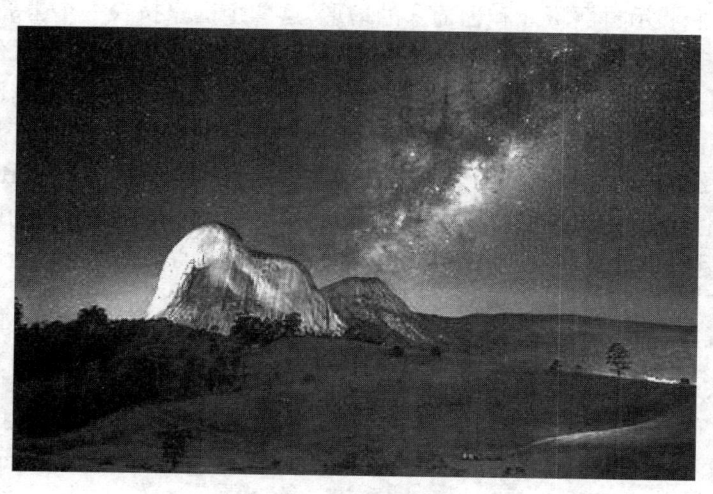

图 2-1　夜晚星空的银河

在中国广袤大陆上生活的人们，世世代代在夜晚看到满天星斗，在白天看到太阳东升西落，便依照感知和经验，即根据已有的知识，建立了“天圆地方”说，以及盖天说、浑天说等。在一些零散的古籍中，也曾提及地球、太阳、月亮是球形的。如东汉天文学家张衡，在《浑天仪注》中提及：“浑天如鸡子。天体圆如弹丸，地如鸡子中黄，孤居于天内，天大而地小。”大致意思是说，天好比是一个鸡蛋，地就是其中的蛋黄。这个比喻虽然严重缺乏美感，但十分形象。西汉天文学家刘向认为“日蚀者，月往蔽之”，即日食是由于月球运行到地球和太阳之间，因而地球上的人们所看到的太阳随着月球的运行逐渐被遮挡。可见，西汉的天文学家不仅意识到了太阳和月亮是球形的，而且对太阳、地球、月亮三者的动态关系也是十分清晰明确的。中国开始抛弃天圆地方，接受地球是球形的学说的具体时间不可考证，大致应在清末。

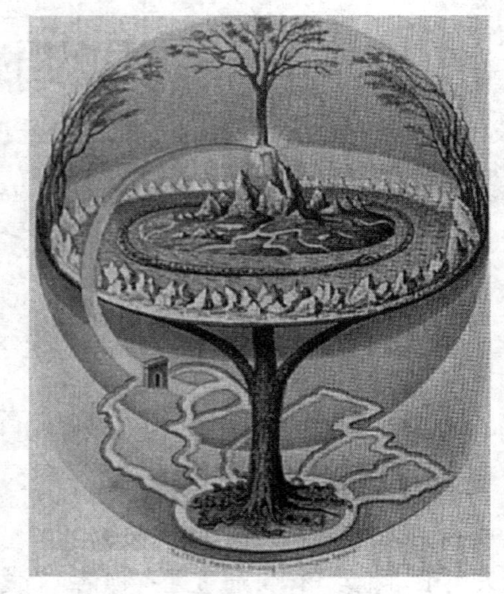

图 2-2　北欧神话中的世界树
在北欧神话中，名为 Yggdrasil 的巨大树木的枝干构成了整个世界

在各个国家的文化中，对于世界形态的解释也各不相同。例如在北欧神话中，名为 Yggdrasil 的巨大树木构成了整个世界。西方何时开始认识到地球是球形，这个问题的考证也十分混乱。从古希腊开始，这个问题就一直被争论。然而有一个人，终结了所有的争论——麦哲伦。在麦哲伦的成就面前，所有的争论都苍白无力，因为他完成了环球航行。

在麦哲伦的时代，人们普遍认为地球是扁平的，他们相信大海中充满了巨大的妖怪，能够轻易摧毁帆船，而在大洋的尽头，是深不见底的瀑布。麦哲伦与其他人不同，他相信地球是圆的，并向葡萄牙国王申请环球航行，但国王拒绝了他，认为开辟新航道是无用的。很快，葡萄牙国王就会为他的短视而懊悔，他错过了流芳千古的好机会。

在第一章我们展示过西班牙和葡萄牙的地形，这两个国家挤在一个半岛上，与主大陆之间被海拔 2 000 多米的比利牛斯山隔断。因而顺理成章地，在 1518 年麦哲伦转向了这个半岛上的另一个国王——西班牙国王查理五世，并献给国王一个自制的彩色地球仪。查理五世为了获得更多的财富，正想向海外发展，因此欣然接受了麦哲伦的提议，并为他准备了五艘远洋海船，以及 270 名水手。葡萄牙国王曼努埃尔一世（Manuel Ⅰ of Portugal）得知此事，十分愤怒：麦哲伦竟然为自己国家的竞争对手效力，更害怕这次航行会帮助西班牙超过葡萄牙，便派人百般阻挠。正是这次航行无可辩驳地证明了地圆学说，并且为新航路的开辟打下了坚实的基础。

对于大地是平面的还是球形的，在不同的文化中都存在着争论。与东方的盖天说与浑天说所对应的，在西方文明中称为“Flat Earth”与“Spherical Earth”。这种争论时至今日仍旧存在，仍有人坚信大地是平的，且不能接受重力的概念。在今天我们仍旧可以看到类似于国际地平学说研究者协会（The International Flat Earth Research Society）这样的组织。

第二节　第谷——现代天文学观测的开端

随着远洋航海的进一步发展，观测数据不断累积，对于地球本身形态的争论，在文艺复兴后的欧洲逐步尘埃落定。不仅在科学界，甚至在神学界也接受了地圆学说。在意大利著名诗人但丁·阿利盖利（Durante di Alighiero degli Alighieri）的小说《神曲》中，其所构建的天堂 - 人间 - 地狱的世界中，地球就是圆形的。地狱为漏斗形，从上到下逐渐缩小，而天堂分为九层，围绕在地球的周围。

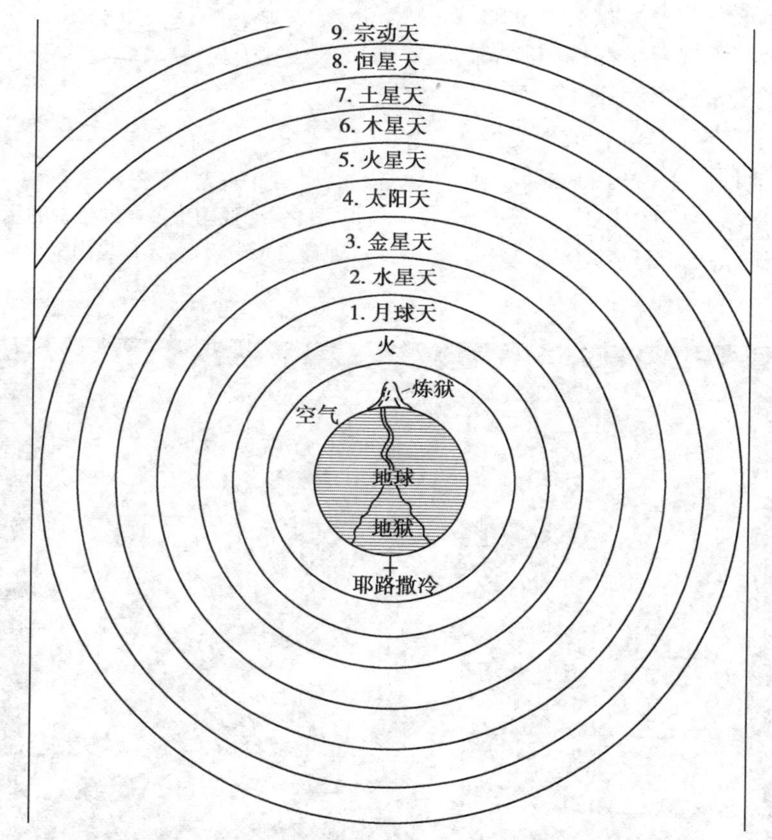

图 2-3　但丁在《神曲》中所构建的世界形态

地球是圆形，地狱是一个上宽下窄的漏斗，中心是耶路撒冷，
而天堂分为九重，围绕在地球周围

如果地球是圆形的，那么东升西落的太阳呢，满天璀璨的星斗呢，它们是如何运动的？地圆学说被广为接受后，描绘行星体系的运动原则成了天文学观测与理论研究的重点。在早期，无论是中国还是古希腊，都认为行星是以圆形的轨道围绕地球运转。例如亚里士多德（Aristotle）所描绘的行星体系，就是以地球为中心的理论体系，月亮、太阳以及其他行星依次以圆形轨道围绕地球进行运动。

在亚里士多德之后的数百年里，对于天体的观测数据不断累积，人们逐渐发现，地心说并不能解释所有的观测结果。公元二世纪，古罗马帝国著名的天文学家、地理学家、占星学家和光学家克罗狄斯·托勒密（Claudius Ptolemy）提出了托勒密天体运行模型。托勒密观察到了行星并非按照圆形围绕地球运动，为了在坚持地心说的前提下，解释纷繁复杂的观测数据，托勒密构建了一套令人眼花缭乱的地心体系。他认为，所有行星都按照圆周运动，但其运动的圆心并不是地球，而是圆心本身围绕地球旋转。托勒密的地心说在当时较为精确地预测了行星的运动轨迹，并在航海上取得了一定的应用，且符合教会的世界观，因而得到广泛接受。

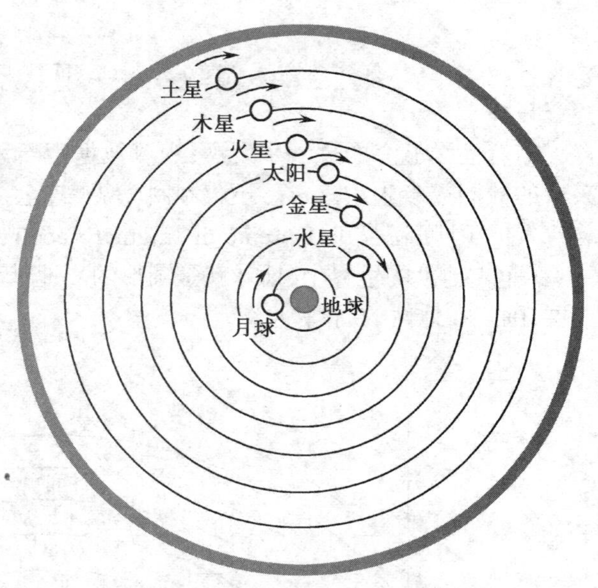

图 2-4　亚里士多德地心说的示意图
地球位于中心，七大行星围绕地球旋转，而天幕在最外围旋转

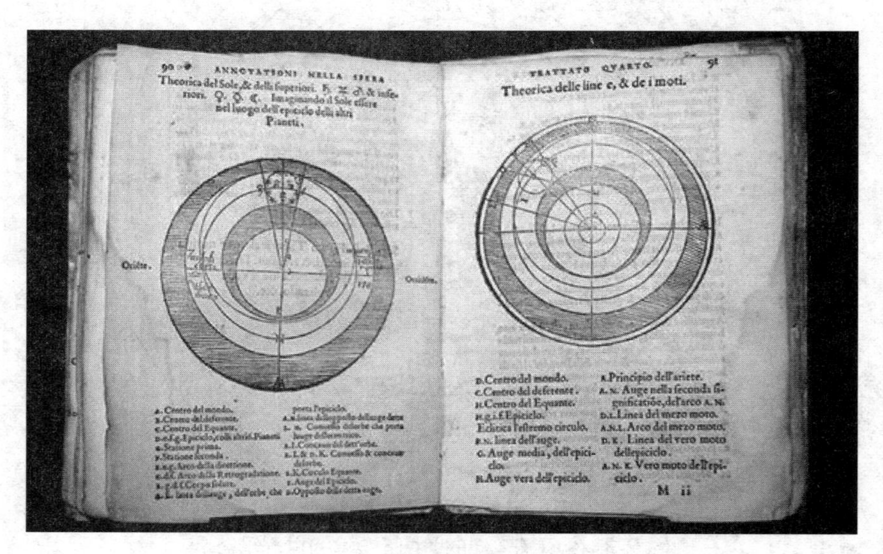

图 2-5　托勒密的地心体系
Sacrobosco 在 1550 年所著的 *Tractatus de Sphaera* 一书中，详细描绘了托勒密地心体系

至此，对于第一个问题，世界的形态是怎样的，答案仍旧是以地球为中心的世界形态。但数据在慢慢累积，矛盾和悖论在逐渐形成……

之后的一千多年时间里，地心说都占据统治地位，直到 1535 年，在总结各种天文学数据的基础上，尼古拉·哥白尼（Nicolaus Copernicus）在巨作《天体运行论》中首次提出了以太阳为中心的世界模型。在天文学的大舞台上，地平说与地圆说的争论已经落幕，而地心说与日心说的斗争徐徐展开。

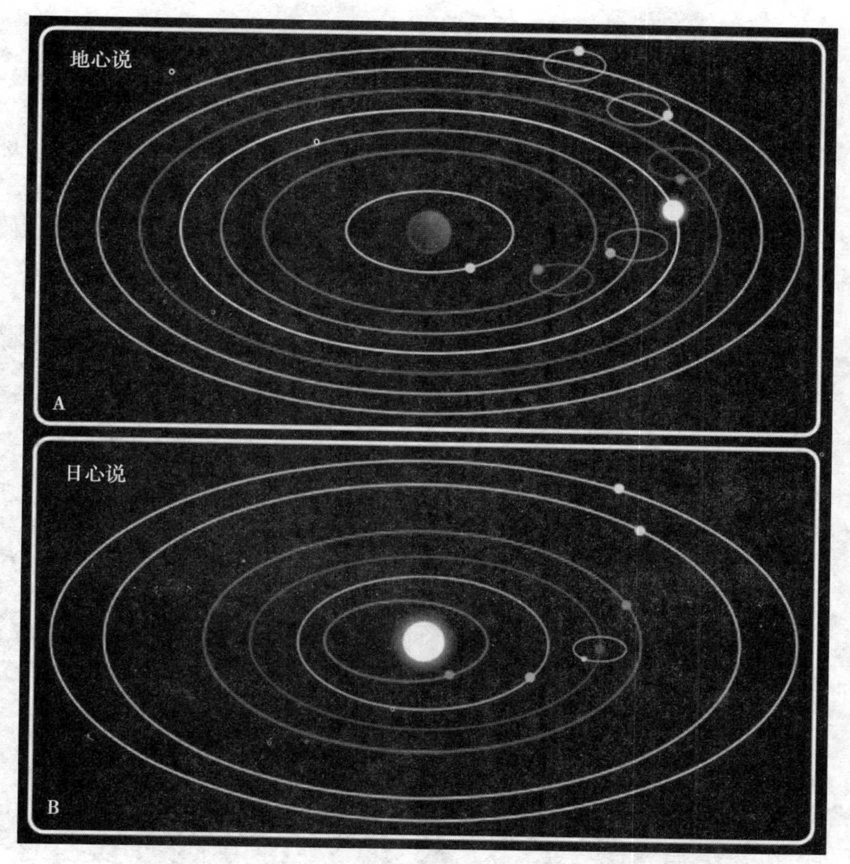

图 2-6 地心说(A)与日心说(B)的对比图

然而正如地平说与地圆说的争论最终由麦哲伦的环球航行终结一样,任何新的理论都需要数据作为验证。在新的观测数据出现之前,地心说与日心说两种理论都不能被证明或推翻。

幸运的是,在哥白尼的时代,大量的数据正在被快速积累,这得益于丹麦的天文学家第谷。1510 年 12 月 14 日,第谷出生于斯坎尼亚省基乌德斯特普的一个贵族家庭。1576 年,在丹麦国王腓特烈二世(Frederick Ⅱ)的资助下,第谷在汶岛上建立了一座天文台,他自己设计制造了观象台的全部仪器,其中较大的一台是精度较高的象限仪,于 1598 年设计制造,被称为第谷象限仪。

丹麦国王腓特烈二世和波希米亚皇帝鲁道夫二世都曾先后斥巨资资助第谷的研究。有了当时最先进的观测设备,在超过二十年的时间里,第谷采集到了有史以来最为精准的天体运行数据,为验证日心说与地心说理论的正确性提供了宝贵的数据来源。

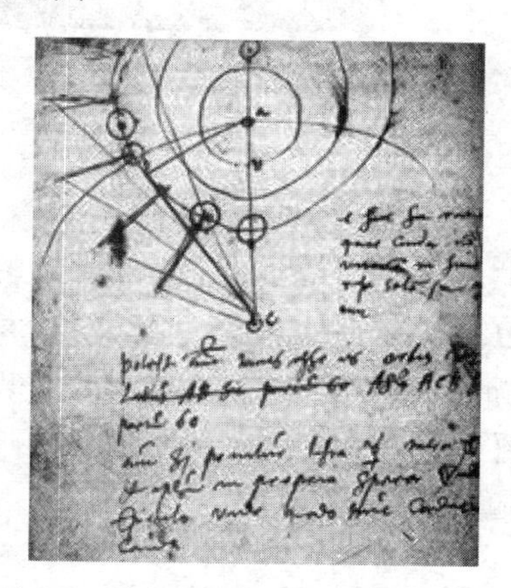

图 2-7 第谷在观察 1577 年大彗星时所作的手稿

1577 年大彗星极其靠近地球,全欧洲人都看到了这颗彗星。经由对这次彗星的精确观察,第谷推断,彗星是在地球的大气层之外移动的,但距离地球的距离不可测量。在这幅素描中,地球位于中心,太阳围绕着地球旋转

第三节　开普勒的行星运行法则

约翰尼斯·开普勒(Johannes Kepler)是最奇怪的星象学家,因为开普勒视力极差,重度近视。考虑当时的眼镜制造水平,我们很难认为开普勒能看清他所钟爱的星空。更何况在他开始星相学研究的时候,这个世界上还没有望远镜。一个高度近视,怎么可能研究浩渺的星空呢?因为开普勒有着绝顶的数学天赋,以及一位不世出的老师——第谷。

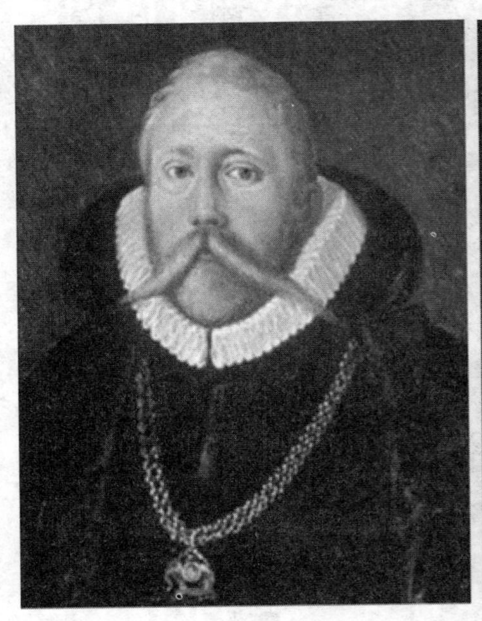
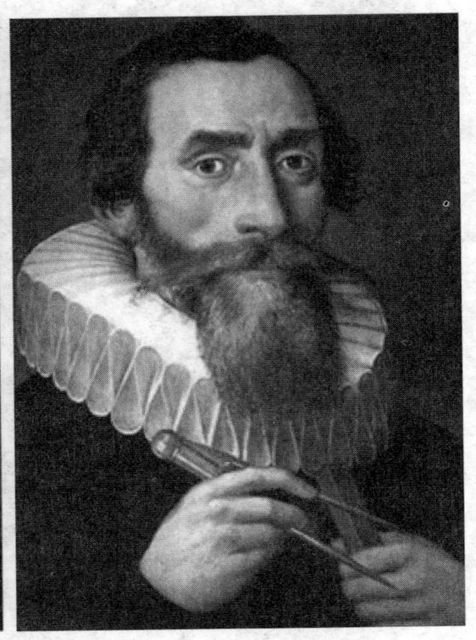

图 2-8　第谷和他的学生开普勒
实际上第谷可能并没有画像中这么好看,第谷在一次决斗中被削掉了鼻子

1600 年,开普勒来到了第谷身边,成为他的助手、学生、挚友。次年第谷逝世,开普勒继承了老师一生累积的全部观测资料和设备。当时所有的理论,不论是地心说还是日心说,都认为行星是做圆周运动的。但开普勒发现,所有的理论都不能与老师的观测数据相吻合:托勒密的模型并不符合第谷的观测结果,而哥白尼的日心说似乎也不能解释所有的观测现象。在整理了大量的观测数据后,开普勒提出了开普勒三大定律,这三大定律至今仍是天文学王冠上最闪耀的宝石。

开普勒三大定律:

第一定律:所有的行星围绕太阳运动的轨道都是椭圆,太阳处在所有椭圆的一个焦点上。

第二定律:对于每一个行星而言,太阳和行星的连线在相等的时间内扫过相等的面积。

第三定律:所以行星轨道的半长轴的三次方跟公转周期的二次方的比值都相等。开普勒第三定律,又称周期定律。

这是对行星运行轨道的第一次定量描述,开普勒基于第谷的观测数据所得到的行星运行原则,至今仍沿用。

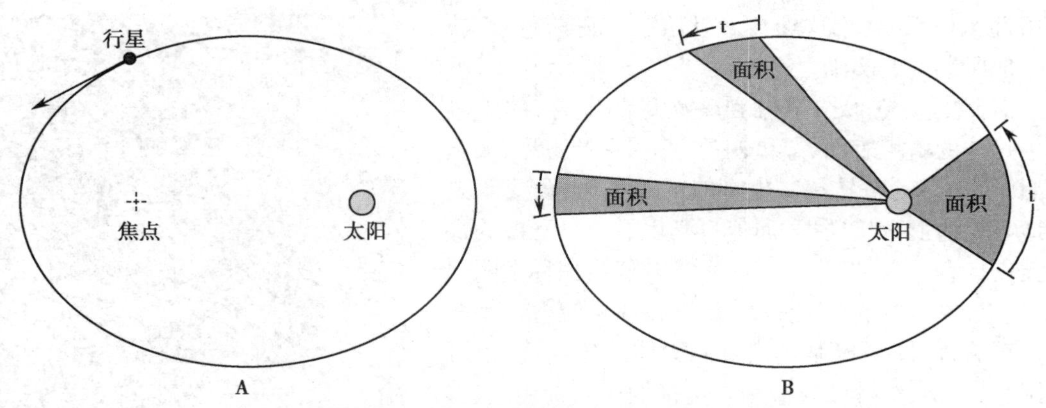

图 2-9　开普勒三大定律中轨道定律和调和定律的示意图

A. 轨道定律，即所有行星绕太阳的轨道都是椭圆，太阳在椭圆的一个焦点上。B. 面积定律，即行星和太阳的连线在相等的时间间隔内扫过相等的面积。而最后一个定律为调和定律，即行星公转周期的平方与它同太阳距离的立方成正比。三大定律为开普勒赢得了“天空立法者”的美名

第四节　伽利略与望远镜——玻璃的第一个伟大应用

第谷和开普勒对于天体运行的观测与推演，在裸眼观测的情况下，近乎达到了极限。如果没有观测技术的提高，没有新的观测设备的出现，我们现在对天文学的理解可能仍旧停留在开普勒的年代，也许我们此刻正在课堂上争论日心说与地心说的合理性。

终结地心说与日心说争论的望远镜出现了，这个据说是由眼镜店主受小孩子们启迪而发现的小物件，决定性地改变了人们对世界形态的认知，东西方对于世界的观测能力出现了决定性的差异——李约瑟难题的形成要素之一出现了。在东方陶醉于陶瓷的优雅和耐用时，西方在玻璃使用上的一个偶然的，当然也可能是必然的进步，却导致东西方对世界形态的认知出现了巨大差异。陶瓷给东方带来了精美的艺术品，而玻璃给西方带来了先进的望远镜。

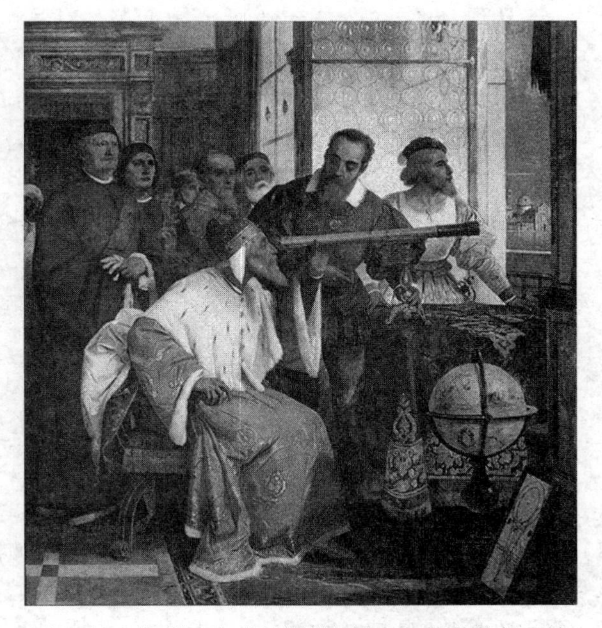

图 2-10　伽利略向威尼斯总督展示如何使用望远镜

1608 年，荷兰眼镜商汉斯·李波尔(Hans Lippershey)发明了一种奇妙的“光管”，它能够把远处的物体放大。李波尔为此申请了专利。1609 年，意大利的伽利略偶然间听到了这个消息，意识到这种能望见远景的光管具有巨大的社会和经济意义。面对生活的压力，伽利略迫不及待地需要一种能为其带来经济收益的研究方向。在后续的三个月的时间里，他改进了望远镜的结构，手工磨制了当时最为优良

的望远镜体系，并把这项技术献给了威尼斯总督，获得了他所期待的奖励。

浩渺的星空带给了伽利略无尽的惊喜，他观测到了月球的崎岖表面、金星的盈亏、木星的卫星、太阳的黑子、太阳的自转等。伽利略的观测数据，成了毁灭地心说的最直接证据，而他自己也成为日心说的最忠实支持者。人类历史上，从来没有任何一种发明像透镜一样如此大范围地拓展人类的观测能力。将两个透镜叠加，既可以制造出观测天体的望远镜，也可以制造出观察细菌的显微镜。透镜的这两种用途，都在自然科学的历史上发挥了无可替代的作用。

望远镜的发明，彻底改变了天文学。新的观测结果、新的理论逐步形成，并与基督教数千年的世界观发生冲突。虽然身在罗马的教皇极力维持基督教的正确性与权威性，但天文观测台仍如雨后春笋般在欧洲大陆不断建立。

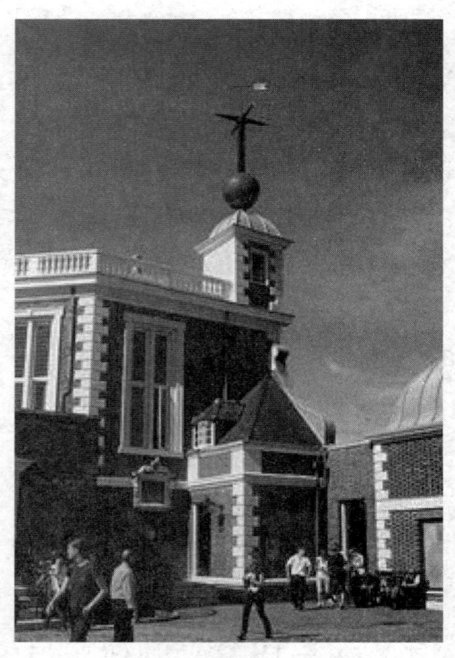

图 2-11　位于泰晤士河畔的格林尼治天文台

照片中圆球为具有标志性的“时间球”。为了供口岸的水手和周围人校对时间，在 1833 年皇家天文学家约翰·庞德（John Pond）安装了一个非常引人注目的红色圆球，该圆球会每天中午上升，在 13∶00 准时落下

1667 年，法国国王路易十四（Louis XIV of France）建立巴黎天文台，首任台长是法国著名天文学家乔凡尼·多美尼科·卡西尼（Giovanni Domenico Cassini）。

1674 年，英国国王查理二世（Charles II of England）接受乔纳·摩里爵士（Sir Jonas Moore）的提议，任命约翰·弗兰斯蒂德（John Flamsteed）在伦敦格林尼治建造格林尼治天文台。

从伽利略在 1609 年改进了望远镜的结构，并使用望远镜进行天文观测开始，天文学观测就结束了肉眼观测的年代。在之后的 400 年时间里，望远镜的结构就不断被改进，目前种类已十分复杂，涉及多种技术，但主要可以分为两类：光学望远镜，伽利略和开普勒所使用的望远镜都属于光学望远镜中的折射望远镜；以及射电望远镜，主要接收来自遥远天体的电磁辐射信号。

2016 年 9 月 25 日，被称为“中国天眼”的 500m 口径球面射电望远镜建成并投入使用。“天眼”坐落于贵州省平塘县克度镇，是目前世界上口径最大的单天线射电望远镜。通过利用贵州天然的喀斯特漏斗洼地作为台址，“天眼”突破了望远镜的百米工程的极限，成为国际一流的天文观测与研究平台。

此外，人们还在不断探索各种适合望远镜观测的场所。著名的哈勃空间望远镜就是在地球轨道上围绕地球运行的太空空间望远镜，它于 1990 年 4 月 24 日由“发现者”号航天飞机成功发射。

望远镜的发明与天文台的建立促使了天文学观测技术的进步和观测数据的累积。在更为广泛的自然科学领域，科学学会和组织也迅速破土而出。

相对欧洲各国，英国处于海岛之上，罗马教廷对英国的约束力相对薄弱。英国率先爆发了宗教改革，皇权被加强，而宗教的力量被削弱。加强后的皇权为了发展经济，更加坚定地支持了包括天文学在内的各个自然科学的发展。1534 年,英国国会通过了《至尊法案》,完全脱离了罗马教廷的控制,成为了一个新教国家。

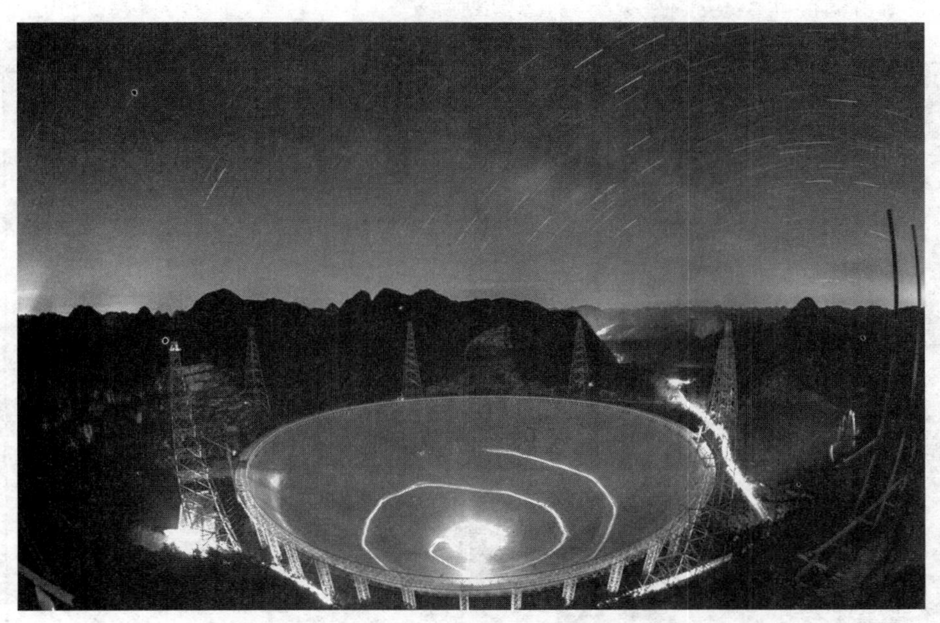

图 2-12　中国“天眼”[图片来源于 500m 球面射电望远镜工程(天眼项目)网站]

1662 年,英国国王正式批准成立了“以促进自然知识为宗旨的皇家学会”,即英国皇家学会。布隆克尔勋爵(William Brouncker)出任英国皇家学会的第一任会长,他的研究范围包括天文学、物理学、化学、医学等各个现代科学的分支。这个标志性的事件极大地改变了英国在欧洲自然科学研究中的地位。英国皇家学会会员包括艾萨克·牛顿(Sir Isaac Newton)、达尔文、爱因斯坦、斯蒂芬·威廉·霍金(Stephen William Hawking)等科学巨匠。自 1915 年以后,历任会长均为诺贝尔奖获得者。这一切也带来了英国科技的迅猛发展。

第五节　牛顿与万有引力定律

英国皇家学会的建立,极大地促进了科学观测设备的改进,科学观测以及理论研究在英国得到了空前的发展,并在 17 世纪末期取得了超乎想象的效果。牛顿和他的《自然哲学的数学原理》引领英国走向了日不落帝国的辉煌道路,也为物理学奠定了最为重要的基石。

实际上开普勒在研究行星运动的轨迹时,就已经有着对万有引力定律讨论的端倪。开普勒意识到,如果行星的轨迹是圆形,则符合万有引力定律,但如果轨道是椭圆形,开普勒定律不能给出解释。而牛顿却用微积分和几何方法对行星的椭圆形轨道给出了证明,这一切的源头,始于对开普勒行星运行体系的一次打赌。

1683 年,克里斯托弗·雷恩(Sir Christopher Wren)、罗伯特·胡克(Robert Hooke)和埃德蒙多·哈雷(Edmond Halley)在伦敦的一家咖啡馆探讨着开普勒公式的证明方案,大家都不能从引力反比定律推导出开普勒行星定律,因而雷恩爵士设下了一个赌注,“谁拿出这个公式的证明方案,我输 40 先令”。

哈雷为此在1684年8月拜访了三一学院的数学奇才牛顿。牛顿表示自己早已证明了这个问题,但尚未发表。在哈雷的鼓励下,经过两年时间,牛顿完成了《自然哲学的数学原理》手稿。在哈雷的推动下,英国皇家学会正式出版该书。

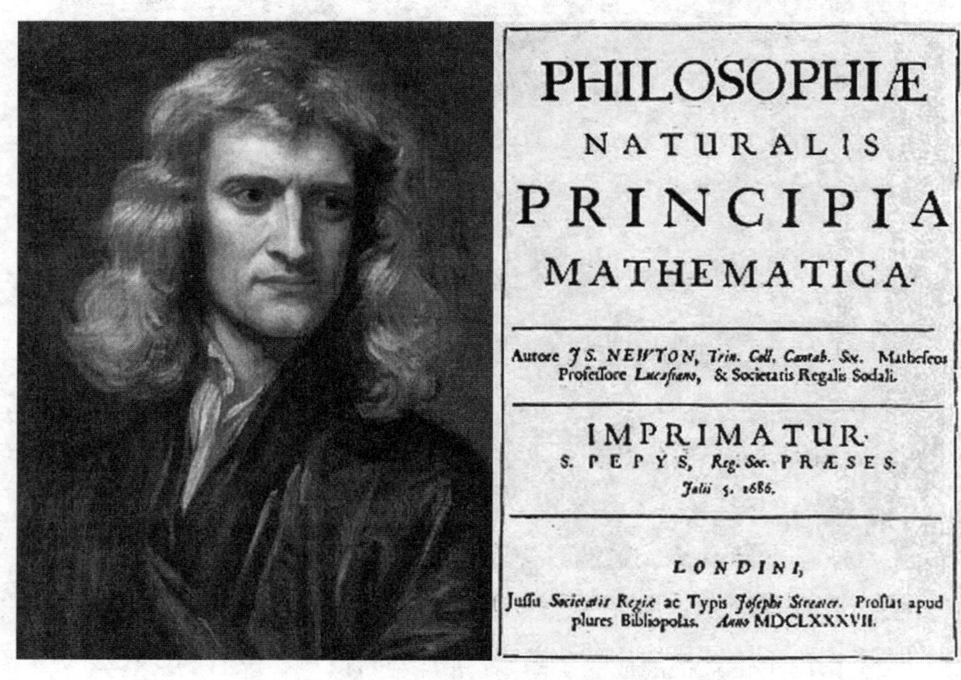

图2-13　牛顿与他的《自然哲学的数学原理》拉丁文版封面

在一系列看似偶然的必然因素推动下,经典力学的公理体系第一次得到了完整的梳理。一大批科学家开始基于牛顿的经典力学体系,对天文学、工程学、化学等诸多领域进行推演、应用,工业领域开始了天翻地覆的改革,生产力得到了空前的提高。

1733年,英国机械师约翰·凯伊(John Kay)首先发明飞梭,织布效率大幅提高;1764年,英国的织工兼木工詹姆斯·哈格里夫斯(James Hargreaves)发明了手摇纺纱机;1769年,苏格兰的格拉斯哥大学机械师詹姆斯·瓦特(James Watt)制成了第一台单动式蒸汽机,并用于生产;1807年,英国建立了第一台蒸汽机推动的轮船;1825年,英国建成了第一条铁路;1827年,英国发明家戈尔斯瓦底·嘉内(Goldsworthy Gurney)制造蒸汽汽车成为世界上第一辆正式运营的蒸汽公共汽车。近代工业领域的发明,多在欧洲,甚至集中在英国,这与英国的皇家学会,甚至是牛顿这位物理学巨匠都密不可分。

第六节　测 量 光 速

经典力学的公理体系建立之后,在相当长的一段时间里,极好地解释了从天体的运行轨迹到微尘的布朗运动等各种运动形式。人们以为,牛顿理论体系完美地涵盖了物理世界的各个方面。

基于牛顿力学体系,科学家和工程师们设计制造出了更为精良的观测设备,不断拓宽观测的广度和深度。然而有两项观测结果不能在牛顿力学体系内进行解释，其中一项便是光速的守恒性。

1676 年丹麦天文学家奥勒·克里斯坦森·罗默（Ole Christensen Rømer）首次测得光速。他以木星的卫星蚀作为计时点，通过计算地球的轨道直径、木星的轨道直径以及连续观测的木星卫星蚀的时间数据，测量了光速。罗默测量的光速为 214 300km/s，比现代方法所得结果低约 26%。

时间的齿轮继续向前，人们展开了一个极其有趣的争论：声波可以在空气中传播，水波可以在海洋中传播，既然光是电磁波，那么传递这种波动的介质是什么呢，或者说光波在何种介质中传播呢？

一种猜测中的物质——以太——诞生了。正像空气承载了声音，海洋承载了海浪，在当时人们认为可能是以太承载了光波。不同于声波和水波，星空中的光可以跨越遥远的距离来到地球，如果是由以太承载了光，那么以太应该是存在于整个宇宙空间的。每个星体在以太中运动，而以太犹如风一样从每个星体拂过。

为了观测以太风的效果，1887 年，阿尔伯特·亚伯拉罕·迈克尔逊（Albert Abraham Michelson）和爱德华·威廉姆斯·莫雷（Edward Williams Morley）在克里夫兰的卡思应用科学学校，进行了让物理学家们费解的迈克尔逊 - 莫雷实验。实验基于一个已有的理论事实：观测到的波的传播速度与波源的运动无关，而与观测者的运动相关。举例说明，当轮船在海中行驶时，无论轮船的速度快或慢，涡轮机所引起的海浪的波动速度都是一样的，即波的传播速度与波源的速度无关。但如果你站在静止或运动的轮船上，你所观察到的海浪的运动速度却是不同的，即观测到的波的传播速度与观测者相对于介质的运动相关。

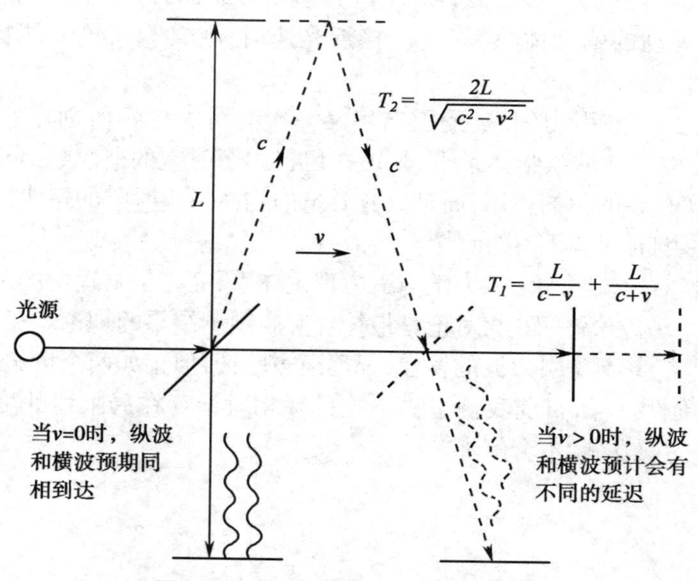

图 2-14　迈克尔逊 - 莫雷实验示意图

由此推论，如果从地球上发射一束光波，这束光波在以太中的运动速度与地球的运动无关,但当我们检测这束光波的速度时,所测量的速度应该是光在以太中的速度减去地球相对于以太的速度。但观测结果却让所有人大跌眼镜:所测量的光速不变,无论在何种情况下所测量的光速都守恒!

悖论在这里产生了。光是电磁波,但却与其他所有已观测到的波的运动都不同,光的速度与观测者的运动无关!当观测的事实与已有的理论相冲突的时候,科学家和社会都需要新的理论来帮助理解这个物理世界。

第七节　基于光速守恒的宇宙观——相对论

为了解释迈克尔逊 - 莫雷实验,1904 年亨德里克·安东·洛伦兹(Hendrik Antoon Lorentz)提出了全新的运动坐标体系——洛伦兹变换。根据洛伦兹的设想,物体的长度与时间随着物体的相对运动而变化。当观察者相对于以太以一定速度运动时,以太(即空间介质)的长度在运动方向上发生收缩。洛伦兹变换为狭义相对论奠定了基石。

1905 年,在瑞士专利局工作的小职员爱因斯坦提出了狭义相对论。狭义相对论主要基于两条基本假设:相对性原理和光速不变原理。相对性原理是指物理定律在一切参考系中都具有相同的数学形式,而光速不变原理则是指真空中的光速对任何观察者来说都是相同的,并不随光源或观察者的相对运动而改变。

在洛伦兹变换的基础上,爱因斯坦重写了牛顿力学的相关方程,对运动、动能、动量的计算都重新进行了定义,并且证明了质量与能量的相关性 $E=mc^2$,即著名的质能方程。至此,统治物理界 200 余年的牛顿力学被证明并不全面。但经典牛顿力学体系并不应被全盘否定,在低速运动的情况下牛顿力学仍能够提供高精度的计算,能够广泛满足生产生活的计算需求。并且由于牛顿力学的简便计算特性,至今仍在日常生产生活中发挥着巨大的效用。只是在 1905 年后,人类对于世界运动体系的理解迈入了新的阶段,牛顿力学仅适用于低速运动的物理体系,当速度接近光速时,狭义相对论才能提供准确的计量方法。

大约在十年之后,在引力领域,爱因斯坦又一次改写了牛顿所创立的万有引力体系。1915 年,在高斯非欧几何的数学体系下,爱因斯坦提出了时空的概念(spacetime),该理论认为引力并不是真实存在的力的作用,而是具有质量的物体对于时空的扭曲,而正是这种扭曲使得引力场能够影响时间和距离的测量。

狭义和广义相对论改写了牛顿力学与引力理论体系,完善了物理学的理论框架。目前,在运动、质量、惯性、引力等方面,相对论是最符合实验观测结果的理论。相对论所预言的光线偏转、黑洞等现象,甚至是引力波的存在,都逐渐被验证,但正如两个世纪以前人们坚信牛顿力学的唯一正确性一样,目前我们也仍不能排除相对论存在局限性的可能,科学向前发展,物理理论也将向前发展,不会停步。

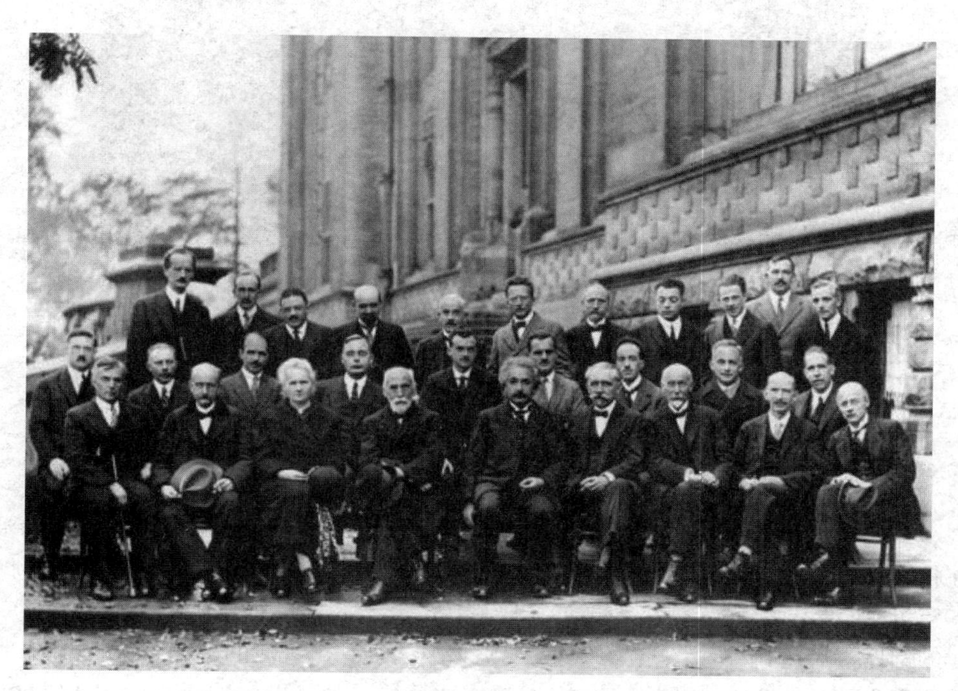

图 2-15 1927 年召开的第五届索尔维会议合影

这是物理学历史上英雄云集的会议。爱因斯坦坐在第一排最中间，此外你还能认出几位物理学家？第一排从左至右分别为欧文·朗缪尔(Irving Langmuir)，马克斯·卡尔·恩斯特·路德维希·普朗克(Max Karl Ernst Ludwig Planck)，玛丽·罗多夫斯卡·居里(Marie Skłodowska Curie)，洛伦兹，爱因斯坦，保罗·朗之万(Paul Langevin)，查尔斯·尤金·盖伊(Charles Eugene Guye)，查尔斯·汤姆逊·里斯·威尔逊(Charles Thomson Rees Wilson)，欧文·威兰斯·理查森(Owen Willans Richardson)；第二排为彼得·约瑟夫·威廉·德拜(Peter Joseph William Debye)，马丁·汉斯·克里斯汀·克努曾(Martin Hans Christian Knudsen)，威廉·劳伦斯·布拉格(William Lawrence Bragg)，汉斯·克拉默斯(Hans Kramers)，保罗·阿德里安·莫里斯·狄拉克(Paul Adrien Maurice Dirac)，亚瑟·霍利·康普顿(Arthur Holly Compton)，路易斯·维克多·皮尔·雷蒙德·德布罗意(Louis Victor Pierre Raymond de Broglie)，马克斯·玻恩(Max Born)，尼尔斯·亨利克·戴维·玻尔(Niels Henrik David Bohr)；第三排为奥古斯特·安东尼·皮卡尔德(Auguste Antoine Piccard)，家埃米尔·昂里奥(Émile Henriot)，保罗·埃伦费斯特(Paul Ehrenfest)，爱德华·赫尔岑(Edouard Herzen)，泰奥菲勒·欧内斯特·德顿德尔(Théophile Ernest de Donder)，欧文·鲁道夫·约瑟夫·亚历山大·薛定谔(Erwin Rudolf Josef Alexander Schrödinger)，朱尔斯·埃米尔·维夏菲尔特(J.E.Verschaffelt)，沃尔夫冈·欧内斯特·泡利(Wolfgang Ernst Pauli)，沃纳·卡尔·海森堡(Werner Karl Heisenberg)，拉尔夫·霍华德·福勒(Sir Ralph Howard Fowler)，莱昂·尼古拉斯·布里渊(Léon Nicolas Brillouin)

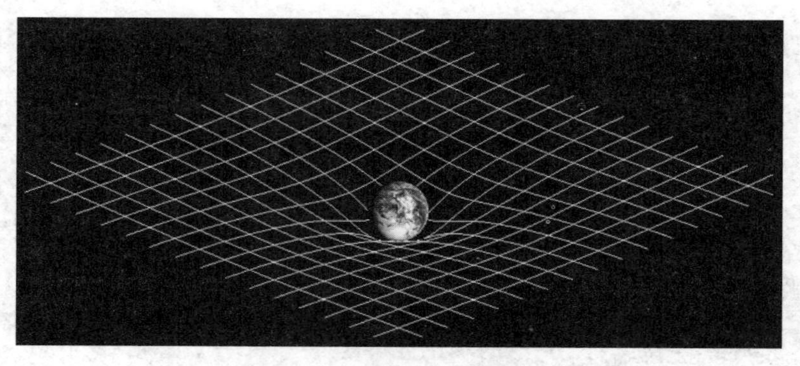

图 2-16　时空扭曲示意图
一个有质量的物体，尤其是质量非常大的物体，将扭曲它周围的时空。图中为地球对周围时空扭曲的示意图，为了展示，图中仅绘出了二维空间的扭曲，实际应是三维扭曲

第八节　永不停歇的观测脚步之一——引力波

广义相对论对物理世界进行了很多预测，其中最引人入胜的预测之一，就是引力波的存在。在将广义相对论应用于天文、航空等各种领域的同时，人类也并没有停下观测的脚步。

1957 年到 1959 年，约瑟夫·韦伯（Joseph Weber）设计了第一个引力波探测器，通过引力弯曲引起的铝棒共振变化，所产生电压变化，把引力波引入到可观测的范围，用以扩展人类观测的能力。在 20 世纪 70 年代，罗纳德·威廉·普雷斯特·德雷弗（Ronald William Prest Drever）又提出了引力波激光干涉探测仪（与迈克尔逊 - 莫雷实验的装置相类似）的构想。正如 16 世纪欧洲建造天文台的蓬勃景象，1900 年以后，按照德雷弗的构想，世界各地建造了多个引力波探测器，包括美国路易斯安那州、美国华盛顿州、意大利比萨、德国汉诺威、日本东京等。

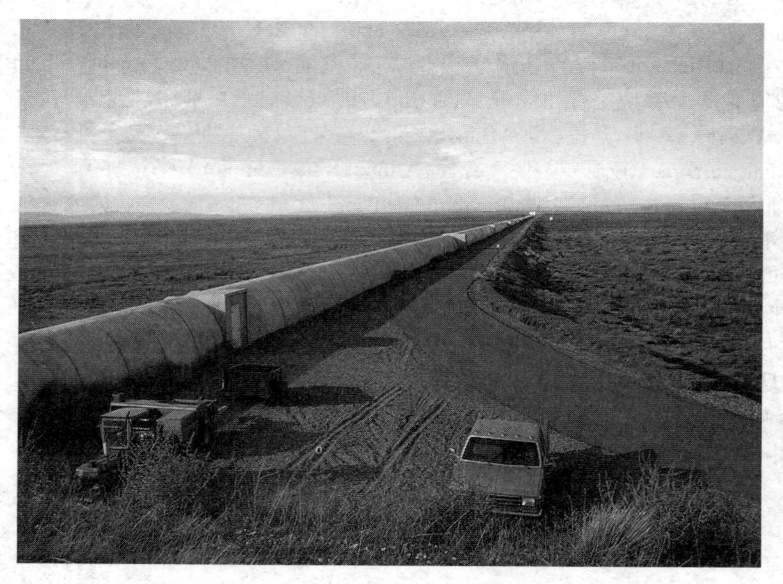

图 2-17　激光干涉仪引力波天文台（LIGO）的北臂，位于美国西北海岸 Hanford。LIGO 由两个干涉仪组成，分别位于美国南海岸 Livingston 和美国西北海岸 Hanford

2016年2月11日，激光干涉仪引力波天文台（LIGO）合作组宣布，首次直接探测到来自遥远宇宙中的引力波，人类的观测脚步继续向前迈进。

第九节　永不停歇的观测脚步之二——暗物质与暗能量

在探测引力波的同时，对于星际运行体系的观测也在日新月异地发展。目前人类探测到的最远星系已经达到130亿光年的距离，是银河系直径的10万倍。观测结果显示，在这个庞大的宇宙空间中，存在着无数的恒星、行星以及其所构成的星系与星团。

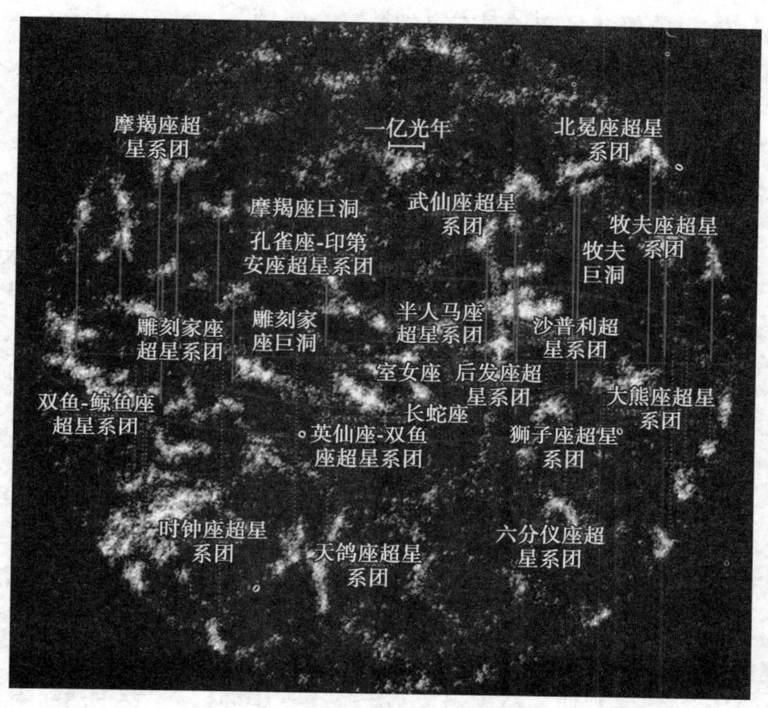

图2-18　目前人类已观测到的星系

在天体物理学领域，同样存在着现有的理论所难以解释的观测现象。其中最充满神秘色彩的，是暗能量和暗物质。

关于宇宙的起源，目前最有影响的一种学说是大爆炸宇宙论，由比利时天文学家和宇宙学家乔治·亨利·约瑟夫·爱德华·勒梅特（Georges Henri Joseph Édouard Lemaître）于1927年提出。该理论认为，宇宙是由一个致密炽热的奇点于137亿年前一次大爆炸后膨胀形成的。

按照爱因斯坦的广义相对论模型与大爆炸理论计算，宇宙在大爆炸之后应处在减速膨胀的过程中。然而在1998年，任职于约翰·霍普金斯大学的亚当·盖里斯（Adam Guy Riess）领导的高红移超新星搜寻团队，证明了我们的宇宙正在加速膨胀的事实。对于这个事实的一种合理推测是，宇宙正在被一种引力之外的相互排斥力所牵引，以越来越快的速度向外膨胀，这种相互排斥力被称为“暗能量”。后续观测到的宇宙微波背景辐射、重子声波震荡等现象，也支持暗能量的存在假设。但是对于暗能量的具体性质，目前仍知之甚少。

在发现整体宇宙加速膨胀的同时，在局部的宇宙空间，却发现了不可用现有理论解释的更大的引力来源。1933年，瑞士天文学家弗里茨·兹威基(Fritz Zwicky)对距离地球3.2亿光年、由超过3 000个星系组成的后发座星系团进行观测时，发现星系的力学质量比光度质量高了400倍左右。大量的引力由“看不见的物质”构成。

20世纪70年代，美国天文学家薇拉·佛罗伦萨·库珀·鲁宾(Vera Florence Cooper Rubin)在对不同星系进行观测时发现，离星系中心不同距离的气体，围绕中心旋转的速度却相近。依据引力定律，星系中心位置质量最大，其气体旋转速度也应更大。这些结果同样支持，宇宙中存在着“看不见的物质”，为弥散于星系各处的气体提供着引力。这种物质被命名为“暗物质”。

这些对于世界形态及运行规则的新的观测数据，是否是正确的，在未来又会怎样改变我们对于世界的认知，目前仍未可知。对本书的第一个问题——世界的形态的回答，即使在今天仍远未走到尽头。

第十节　经典力学与医学

如果将牛顿力学比喻为撑起现代社会的巨大钢铁结构的话，医学则是盘绕着这钢铁结构螺旋上升的绿色藤蔓。医学的发展往往滞后于牛顿力学等科学领域的发展，但它盘绕上升，从未停止。医学这根藤蔓上每绽放出一朵绚丽的花朵，都给人类带来巨大的福祉，泽被千万、甚至上亿的人们。

医学伴随着牛顿力学的发展而日益精进，很难指明这种伴随发展起源于何时，目前也远没有到达终点。但我们可以采撷三朵并不是最耀眼，但却极具代表性的花朵，来阐明牛顿力学与医学的关系。

吉奥瓦尼·阿方索·博雷利(Giovanni Alfonso Borelli)，这位出生于1608年的生理学家、物理学家和数学家，贯彻了伽利略的科研精神，除了在天文学上的贡献之外，还致力于用机械理论和数学来分析躯体的运动规则。一个小插曲是，虽然博雷利于1640年左右在佛罗伦萨与伽利略相识，但伽利略似乎并不认可博雷利，他拒绝提名博雷利为比萨大学数学系主任。博雷利对肌肉系统进行了详尽的研究，他认识到，肌肉系统的收缩是力量的源泉，他在研究中将人体的骨骼、肌腱和肌肉分别类比为牛顿力学中的杠杆、支点和绳索。

在博雷利之后，英国生理学家阿奇博尔德·维维安·希尔(Archibald Vivian Hill)对肌肉的机械运动进行研究，并因此获得了1922年的诺贝尔生理学或医学奖。经过反复试验测量，希尔对肌肉的运动进行了定量化，并提出了著名的希尔方程(Hill muscle model):

在该公式中，为肌肉的张力，为肌肉的收缩速度，为肌肉所能产生的最大等距张力，为常数。

在希尔方程中，我们看到了经典牛顿力学中熟悉的力、速度等变量。希尔方程为肌肉力学奠定了基础，不仅在医疗领域有着重大应用，甚至对机械设计领域提供了深远的指导。

第三朵具有代表性意义的花朵，本应是威廉·哈维(William Harvey)的《心血运动论》，这隶属于牛顿力学中的流体力学领域。但本书更想列举另一个例子，因为这个物理学理论在医学领域的小小应用，每年都拯救着成千上万的生命。

海姆立克急救法，是由美国医生亨利·犹大·海姆利希(Henry Judah Heimlich)于1974年发明的，他在了解到美国每年都有上千人死于异物堵塞气管引发的窒息后，经过反复研究发明了腹部冲击法，也被称为海姆立克急救法。

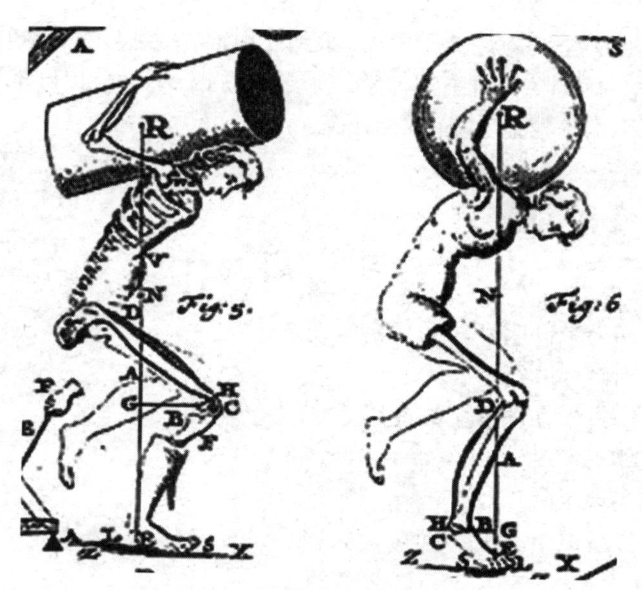

图 2-19　吉奥瓦尼·阿方索·博雷利对腿部关节运动的分析

该图展示了对物理学的深刻理解和数学之美。图片经过剪切和放大

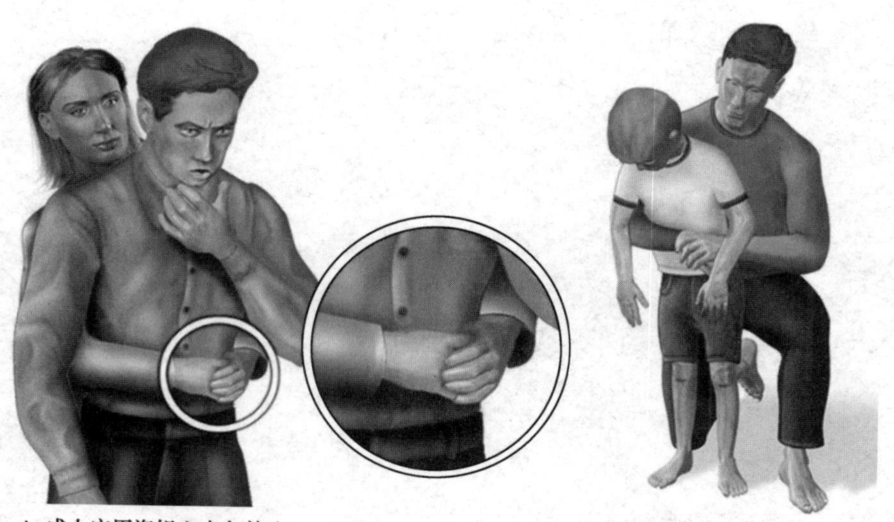

图 2-20　海姆立克急救法示意图

A 图和 B 图分别为在成年人和儿童上实施海姆立克腹部冲击法的姿势和手法

当异物进入气管并引发窒息后，由于肺部存有大量的空气，海姆立克认为可以通过物理方法对这部分气体加压，通过压力将异物排出气管。具体操作为急救者从后侧环抱窒息者，双手突然向其上腹部施压，使上腹部下陷，迫使膈肌上升而挤压肺及支气管，利用挤压产生的气流将异物冲击出气管。海姆立克急救法在幼儿及老年群体中的应用有所不同，请务必注意。该方法简单、高效，每年都拯救大量因异物而窒息的患者。

在医学领域，牛顿力学的应用成千上万，小到注射器，大到无菌手术间的设计，都蕴含着牛顿力学的影子。作为医学生，对牛顿力学的了解和掌握，不仅能更好地帮助你完成医疗工作，甚至能促使你在工作中精益求精、锦上添花。

（刘昱　陈默）

习　题

1. 如何通过牛顿力学证明开普勒行星运动定律？
2. 如何观测太阳系外的行星？
3. 举例说明牛顿力学在医学中的应用。
4. 宇宙会有边界吗？
5. 人类如何能实现星际旅行？
6. 太空医学与传统医学有何不同？

第三章

世界的构成与运行法则
——微观角度

第一节　公元1400年以前人们眼中的世界构成

当我们仰望天空，思索着世界形态的时候，另外一个问题同样困扰着我们，我们自身、脚下的大地、头顶的天空，这一切都是由什么构成的？无论在神学、哲学，还是在科学所构成的文化中，这一问题都深深植根——世间万物由何构成？

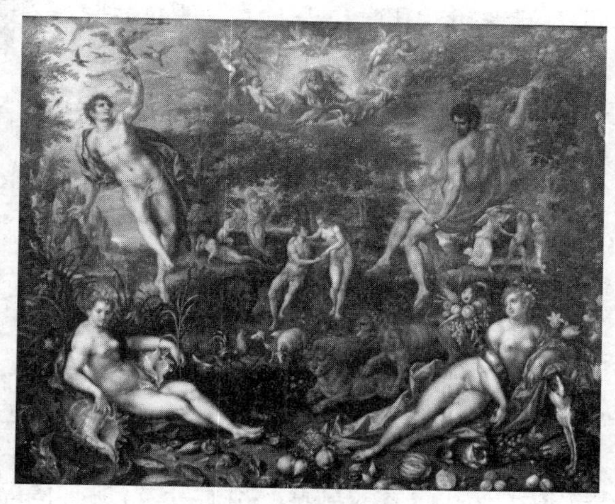

图3-1　古希腊的四元素说
对于世界的构成这一问题，古希腊认为世界是由土地、空气、水和火共同组成

从神话和古籍中，我们可以窥探古人对于世界构成的考量。在中国古代的神话传说中，盘古从混沌中开辟天地，最早的记录见于三国时期徐整所著《三五历纪》："天地浑沌如鸡子，盘古生其中。万八千岁，天地开辟，阳清为天，阴浊为地。"《周易》中提到"一阴一阳之谓道""易有太极，是生两仪，两仪生四象，四象生八卦"。《尚书·洪范》中提到，"五行：一曰水，二曰火，三曰木，四曰金，五曰土"，被认为是产生万事万物本源属性。在古代欧洲，也存在着极为类似的四元素学说，即"水、气、火、土"。在早期，人们只能通过最为朴素的观测，对世界的构成进行猜测和解释。

最早开始通过实验，系统地研究世界构成这一问题的，在东方是追求长生不老的炼丹术士，在西方是执着于黄金的炼金术士。

无论是炼丹术，还是炼金术，其所用的材料和工具，都同现代化学殊途同归，密不可分。无论是为了追求长生不老，还是金灿灿的黄金，炼丹术士和炼金术士们不约而同地、竞相地将丹砂、云母、铁矿石、氧化汞等植物和矿物投入到炼丹炉和玻璃瓶中，高温加热。他们惊异地观察到了绚烂的火花、怪异的气味、不可理解的新物质。炼丹术士和炼金术士们并没有找到长生不老药和黄金，但他们打开了化学的大门。

第二节　布兰德和难闻的磷

由于航海的需求，对于天文学的观测主要在15世纪后期有着爆发式的增加。与之不同的是，人类对于世界构成的探索，因为利益的驱动，一直贯穿整个人类历史，在数千年中从未停歇。距今大约五千年前，不同地域的人类逐渐开始使用铜制的器具进行战斗及烹煮食物，在距今约三千年前，铁器逐渐进入人类的工具范畴。但在17世纪以前的历史中，这些元素的发现极其有限，以应用为主要驱动，且一直保持散在的状态，直到新的技术变革的来临。

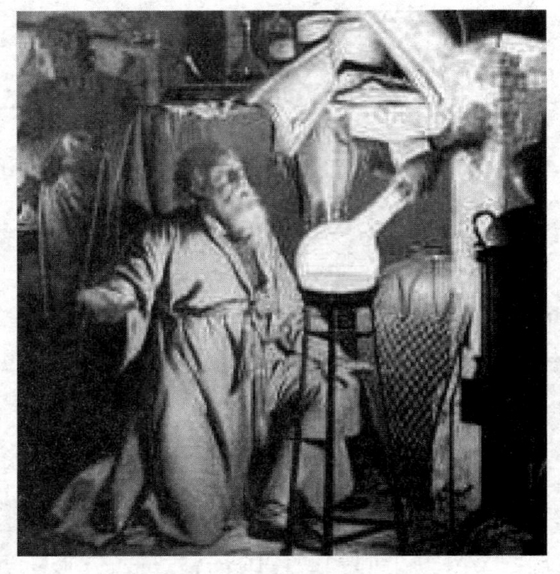

图3-2　炼金术士亨尼格·布兰德寻找“贤者之石”之旅
布兰德并没有找到点石成金的贤者之石，但他发现了磷

磷是近代化学史上人类发现的第一个化学元素。1669年，亨尼格·布兰德（Hennig Brand）通过提炼大量人体尿液，偶然发现了磷。布兰德于1630年出生于德国汉堡的一个普通家庭，曾是一名玻璃制造学徒。由于婚姻的原因，布兰德获得了大量的金钱，因而他放弃玻璃制造，转而去寻找能够点石成金的“贤者之石”。

在经历多次失败之后，布兰德开始用尿液进行实验，并收集了大量的尿液。伴随着难闻的气味，布兰德将尿液进行暴晒、蒸煮、加热、提炼，最终得到像白蜡一样的物质，能在黑暗中闪闪发光。

正如约翰·埃姆斯利（John Emsley）在《第十三号元素》中所描述的：“当他在玻璃容器中发现这种液体并将瓶子塞住时，他发现这种液体凝固了，并持续发出怪异的淡绿色的光，火光似乎在轻敲着玻璃壁。出于好奇，他看得更仔细了，盼望这一束奇怪的冷火从瓶里出来，但它仍持续数小时地发着光。这着实神奇，这就是磷。”

布兰德原本想将磷的制作方法保密，但生活的困顿使他不得不将磷的制作方法售卖。此后磷的制作方法逐渐从德国传播到世界各地，英国化学家罗伯特·波义耳（Robert Boyle）和他的助手对制作方法加以改进，大量生产使其成为商品，奠定了现代化学工业的开端。

为什么“鬼火”总是出现在夏季的坟地，而且总是出现在干燥的天气里？作为医学生我们知道，人的身体里含有大量的磷，它存在于DNA、RNA以及所有活性细胞膜中，几乎参与所有生理上的化学反应，在所有有机体含量最丰富的元素中，磷位列第六。磷与水或者碱作用时会产生磷化氢，磷化氢是可以自燃的气体，所以在温度高的干燥夏季，在坟地可能看到所谓的“鬼火”。磷化氢重量轻，会随着风移动，因而看到“鬼火”最好不要说话，否则说话所产生的气流可能会把磷火带到你身边。因此，对于医学生而言，“鬼火”并没有什么好怕的吧。

第三节　化学元素的不断发现——玻璃的第二个伟大应用

火的使用和冶炼技术的发展，在近千年的时间里让人类掌握了金、银、铜、铁、铅等金属的性质。正如天文观测需要望远镜一样，新元素的发现，也迫切地等待着技术的进步。玻璃再一次站在科学的前沿，展现出了神奇而伟大的作用。现在已无从考证布兰德玻璃学徒的经历，是否对其发现磷有裨益，但玻璃就像一个淡淡的剪影，萦绕在近代自然科学的历史中，无处不在。玻璃器皿在化学元素发现过程中，发挥着不可否认的、至关重要的作用。

正如中国的陶瓷技术随着时间的推移在日益精进一样，西方大陆上的玻璃制造行业，也经历了数千年的演变。从最初的腓尼基人、埃及人对玻璃的零星使用，到罗马帝国玻璃工业的繁盛，玻璃同陶瓷、金属一样，一直是重要的生活器皿。最初的玻璃，由于掺杂着金属铁等杂质，往往呈现出绿色或黄色，而且易碎。在数千年的时间里，玻璃工匠不断改进玻璃的制造工艺，玻璃逐渐变得透明，并且坚固。其中，用于制作平板玻璃的技术出现于公元 12 世纪的德国，用于制作眼镜片的玻璃出现在公元 13 世纪，而近乎透明的水晶玻璃则出现在 16 世纪的威尼斯。玻璃的制作中心，也随着经济核心的迁徙，从古埃及迁徙到罗马，又从罗马迁徙到威尼斯，最后从威尼斯辐射到欧洲各国。

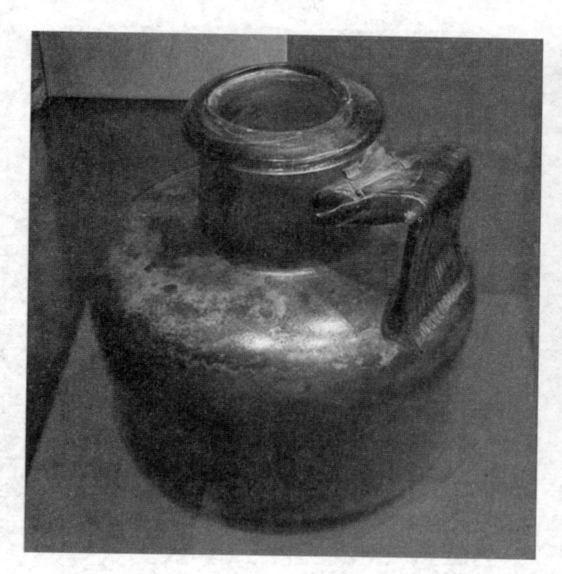
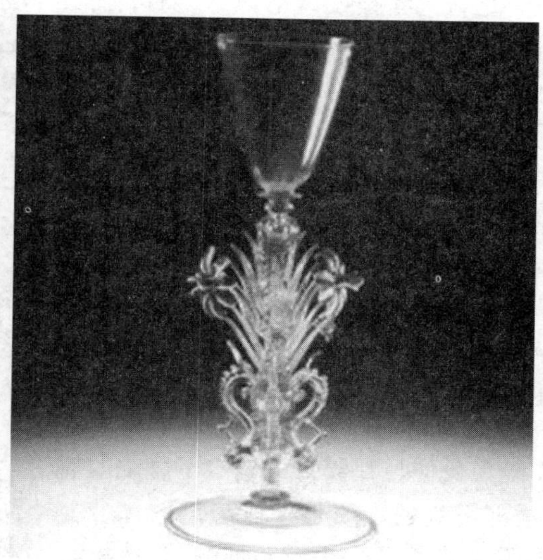

图 3-3　古罗马的玻璃器皿和威尼斯的酒杯

由于含有铁等杂质，古代玻璃多呈现绿色或黄色，且透光性差、易碎。伴随着古罗马帝国的衰退、分裂，威尼斯日益成为玻璃的制造中心，威尼斯玻璃代表着当时世界顶级的玻璃制造工艺。这个装饰有繁复花纹的玻璃酒杯，制作于 1675—1725 年间。在十七世纪，威尼斯的玻璃工匠制造了大量精美的玻璃器具，其中一些甚至繁复到根本无法使用，仅能作为财富和工艺的代表

透明的玻璃，不仅帮助伽利略看到了遥远的月球，也帮助炼金术士和化学家们观测到了容器内部所进行的反应。同时玻璃的热加工特性，也使玻璃工匠和化学家们可以自由地制作各种形态的玻璃器皿，为炼金术士和化学家们的元素发现之旅，创造了无限的可能。

第四节　元素周期理论

借由玻璃日益精湛的制作工艺,各种烧瓶、试管、曲颈瓶与蒸馏瓶争先进入化学实验室。由于玻璃的融合并不需要借助任何黏合剂,仅仅通过加热,化学家们就可以随心所欲地设计实验设备。想要什么形状的玻璃器皿,都是没有问题的!

新元素的发现进入了史无前例的蓬勃期。自1669年布兰德发现磷之后,1735年,瑞典矿物学家格·波朗特(Georg Brandt)在煅烧钴矿时发现了新元素钴;1748年,英国科学家詹姆斯·戴维·沃森(James Dewey Watson)确认铂是一种新元素;1751年,瑞典的矿物学家阿克塞尔·弗雷德里克·克朗斯塔特(Axel Fredrik Cronstedt)发现了镍……到1807年,汉弗莱·戴维(Humphry Davy)用电解法和热还原法得到了钾,又在随后的两年时间里得到了钠、镁、钙、锶、钡、硼和硅,新元素的发现达到了高潮。

1858—1859年间,德国化学家本生和物理学家古斯塔夫·罗伯特·基尔霍夫(Gustav Robert Kirchhoff)开辟了一种新的化学分析方法—光谱分析法。该方法利用光谱学的原理确定物质的结构和化学成分。通过光谱分析,人们又发现了多种新元素,如铷、铯、氦等。分析方法的丰富,掀起了元素发现的又一个高潮。

在新元素被发现的同时,对已知元素性质的测定及对元素之间相互作用的研究也在迅速展开。18世纪,在英国的小岛上,科学家们忙于物理学与光学的理论研究与应用,而在欧洲陆地上,化学试验与理论研究的火焰也在炽热地燃烧着。

1774年,法国巴黎的安托万-洛朗德·拉瓦锡(Antoine-Laurent de Lavoisier)对密闭容器内的锡和铅进行加热后,发现锡和铅的表面形成了一层金属灰,锡和铅的重量增加,空气减少,但容器内物体的总重量不变。这一实验现象使拉瓦锡首先确定了燃烧的氧化学说,即燃烧的本质是物体与氧的化合。拉瓦锡还总结了当时已经发现的33种化学元素的性质,提出了新的化学命名体系,这被视为近代理论化学的开端。

拉瓦锡之后,新的化学元素及其各不相同的性质仍在不断被发现和观测。拉瓦锡之后的一百年时间里,科学家们已掌握的化学元素扩展到60余种,其合成与分解的相互关系也逐渐清晰。这些新元素中,有蕴含着巨大裂变能量的重金属铀,有成为现代化学肥

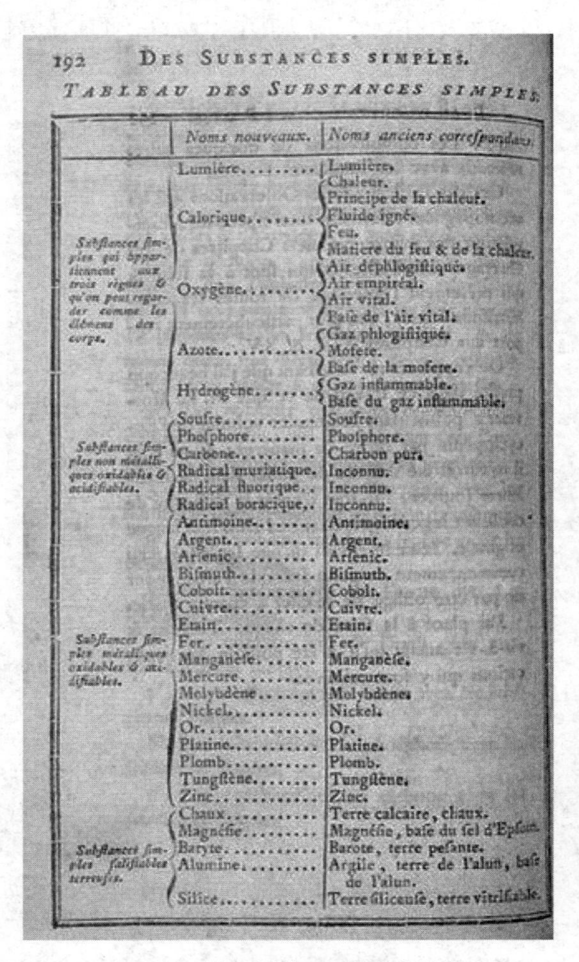
192　DES SUBSTANCES SIMPLES.

TABLEAU DES SUBSTANCES SIMPLES.

	Noms nouveaux.	Noms anciens correſpondans.
Subſtances ſimples qui appartiennent aux trois règnes & qu'on peut regarder comme les élémens des corps.	Lumière	Lumière.
	Calorique	Chaleur. Principe de la chaleur. Fluide igné. Feu. Matiere du feu & de la chaleur.
	Oxygène	Air déphlogiſtiqué. Air empiréal. Air vital. Baſe de l'air vital.
	Azote	Gaz phlogiſtiqué. Mofete. Baſe de la mofete.
	Hydrogène	Gaz inflammable. Baſe du gaz inflammable.
Subſtances ſimples non métalliques oxidables & acidifiables.	Soufre	Soufre.
	Phoſphore	Phoſphore.
	Carbone	Charbon pur.
	Radical muriatique	Inconnu.
	Radical fluorique	Inconnu.
	Radical boracique	Inconnu.
Subſtances ſimples métalliques oxidables & acidifiables.	Antimoine	Antimoine.
	Argent	Argent.
	Arſenic	Arſenic.
	Biſmuth	Biſmuth.
	Cobolt	Cobolt.
	Cuivre	Cuivre.
	Etain	Etain.
	Fer	Fer.
	Manganèſe	Manganèſe.
	Mercure	Mercure.
	Molybdène	Molybdène.
	Nickel	Nickel.
	Or	Or.
	Platine	Platine.
	Plomb	Plomb.
	Tungſtène	Tungſtène.
	Zinc	Zinc.
Subſtances ſimples ſalifiables terreuſes.	Chaux	Terre calcaire, chaux.
	Magnéſie	Magnéſie, baſe du ſel d'Epſom.
	Baryte	Barote, terre peſante.
	Alumine	Argile, terre de l'alun, baſe de l'alun.
	Silice	Terre ſiliceuſe, terre vitrifiable.

图3-4　拉瓦锡的33种元素列表

料工业基石的金属钾，有后来作为极好的储能材料应用的金属锂，有成为21世纪电子工业基石的半导体硅，有致密而又稳定的金属钛。

正如天文观测数据的累积，最终奠定了牛顿力学的基石一样，在化学领域，大量累积的观测数据也召唤着新的理论体系。探索新的理论成为科学家和社会的迫切需求。

这种需求在1869年2月的某一天，汇聚成了俄国科学家德米特里·伊万诺维奇·门捷列夫（Dmitri Ivanovich Mendeleev）手中的一张表格。不同的元素，有着截然不同的化学特性和原子特性，门捷列夫试图在元素的复杂特性里，捕捉元素的共性。他将每个元素记在一张小纸卡上，紧紧抓住元素的原子量与性质之间的相互关系，不停地研究着。门捷列夫最终发现，元素的性质随着原子量的递增而呈周期性的变化，即元素周期律。他根据元素周期律编制了第一个元素周期表，把已经发现的63种元素全部列入表中，至此，化学元素的秘密卷轴终于展开。

力学理论的研究，促使了英国成了近代生产力发展最快的一个国家；化学理论的发展，则使欧洲的德国与法国成为近代化学产业的摇篮。李约瑟难题中，英国、法国、德国的生产力扶摇直上。

第五节　窥视极小的世界之一——原子理论

越来越多的新元素被发现，科学家们开始证实，世界不是由简单的“金木水火土”构成，而是由不同的元素构成。这些元素，或是坚硬致密的金属，或是颜色靓丽的粉末，或是瓶中不同气味的气体。而这些元素的不同组合，构建了绚丽的世界。

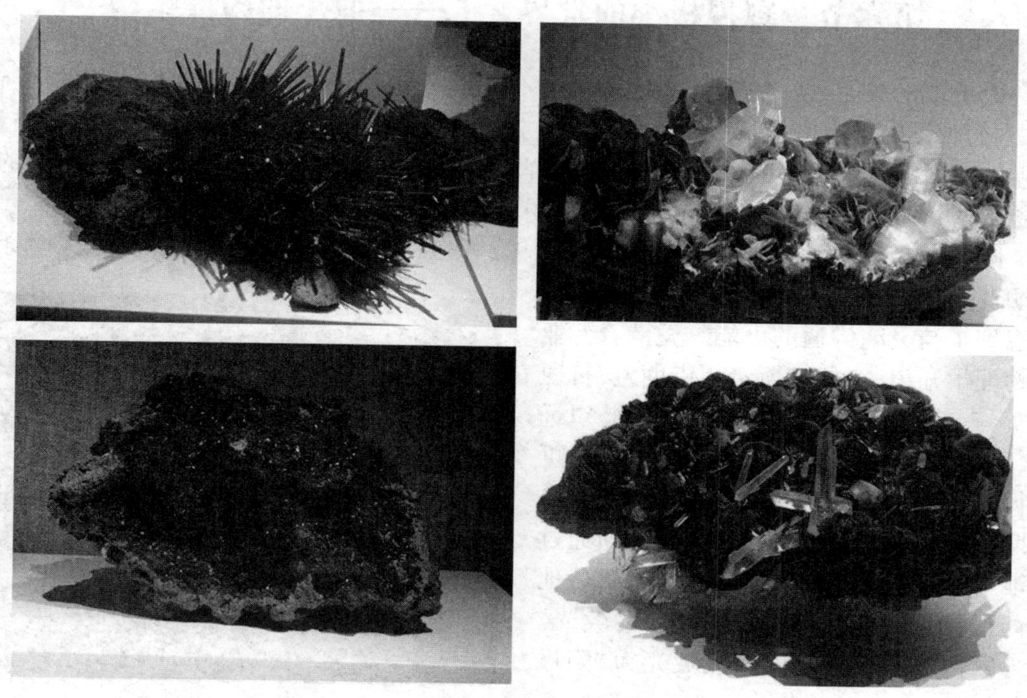

图3-5　由不同元素构成的矿物，闪烁着迥异的色彩
从上至下，从左至右分别为辉锑矿、海蓝宝石、蓝铜矿、镜铁矿

紧接着，新的问题开始萦绕在人们的心头，这些坚硬的金属、神奇的粉末、流动的气体，它们的内部又是什么样的？

约翰·道尔顿（John Dalton），一个出生于织工家庭的穷小子，奠定了近代原子理论的基石。道尔顿一生游历了欧洲多个国家，研究范围从气象学、化学到物理学。在1803年，道尔顿所提出的原子理论模型，为当时理解世界的构成打开了新的大门。道尔顿认为，无论是坚硬的金属，还是流动的气体，都是由更小的基本微粒所构成的，而这种微粒就是构成世界的基石。每种元素由同一种特定的微粒聚集而成，而元素之间的结合，又构成了绚丽缤纷的世界。

道尔顿的原子理论包括三部分：

第一，一切物质都是由不可见的、不可再分割的原子组成。原子不能自生自灭。

第二，同种类的原子在质量、形状和性质上都完全相同，不同种类的原子则不同。

第三，每一种物质都是由它自己的原子组成。单质是由简单原子组成，化合物是由复杂原子组成，而复杂原子又是由为数不多的简单原子组成。复杂原子的质量等于组成它的简单原子的质量的总和。

在和谐与美丽的世界中，一百多种原子彼此连接，翩翩起舞。我们了解了原子，便解开了这个世界构成的秘密，从此就可以分解、合成和制作我们需要的很多物品。虽然千年来炼金术士们的愿望终未能得以实现，我们仍然不能凭空制造出黄金（因为元素之间不可相互转换），但是改变这些元素彼此之间的连接，也足以让我们制造出千年来未有的鲜艳颜色、坚固的铠甲以及剔透的晶体。

第六节 窥视极小的世界之二——原子的内部结构

原子理论被提出后，人们一度以为原子不可再分。但正如辛巴达无法停止他的远航一样，人们观测的脚步也一刻都没有停歇。化学家们忙于通过蒸馏、电解、燃烧，以及对质量、密度的定量测量，推测世界物质的构成。与此同时，在物理学界，由于对死去亲人灵魂的执着思念，偶然地，人类第一次窥视到了原子的内部世界。

威廉姆·克鲁克斯（William Crookes），1913—1915年英国皇家学会会长，他无时无刻不缅怀着逝去的亲人。静电发光的现象让他想到了与灵魂沟通的可能。凭借着专业的物理学知识，克鲁克斯希望借助电，打通现实与灵魂之间的桥梁。在这里，继望远镜、显微镜和实验器皿之后，玻璃的作用再次得到了证明，透明的真空玻璃管是克鲁克斯实验的必备条件之一。克鲁克斯通过电池对真空玻璃管两端施加电压，然后他在两极中间，观察到了一束绿色的荧光。科学家们称这个神秘的绿色荧光为“阴极射线”。

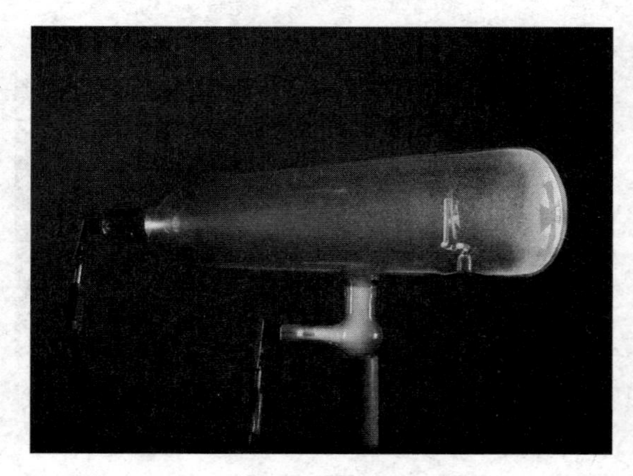

图3-6　克鲁克斯管的侧面图
管中有一个直立的十字

克鲁克斯随后制作了一个长长的高真

空放电管，管中安放了玻璃轨道，一个云母片制作的小风车可以在玻璃轨道上滑动。当阴极射线照射到小风车时，小风车可以沿着轨道滚动。这表明阴极射线是一种高速带电的粒子流。

这带着神秘绿色的荧光，并不是克鲁克斯所期待看到的亲人的灵魂，克鲁克斯偶然打开了观测原子内部结构的大门。对于原子内部结构的观测，引领人类步入了量子的新时代。

1897 年，约瑟夫·约翰·汤姆逊（Sir Joseph John Thomson）把克鲁克斯的阴极射线管研究进行了定量化，确定了阴极射线是由带有负电的粒子组成，原子内部的结构第一次被分解为正负电两个部分。结合当时诸多的观测数据，1904 年，汤姆逊提出了“梅子布丁模型”的原子模型（plum pudding model，又称枣糕模型、葡萄干布丁模型、汤姆逊模型等）。他认为，带负电的粒子（即电子）悬浮移动于带正电荷的浓汤或云球里，就好像带负电荷的梅子分布于带正电荷的布丁里。不过很快，这个可能是最勾动味蕾的模型，就被汤姆逊自己的学生否定了。

1911 年，汤姆逊的学生欧内斯特·卢瑟福（Ernest Rutherford）进行了 α 粒子轰击金箔实验，否定了梅子布丁模型，并且提出行星模型，即原子内部大部分为空，电子按照一定的轨道，围绕着一个带正电荷的很小的原子核运转。但是，卢瑟福在科研领域最为巨大的贡献，也许并不是他的轰击金箔实验，也不是他所提出的更为符合实验观测现象的原子模型，而是作为一名培养出最多的诺贝尔奖获得者的导师。从卢瑟福的实验室，一共走出了 14 位诺贝尔奖获得者，这是卢瑟福永存于世的荣耀。

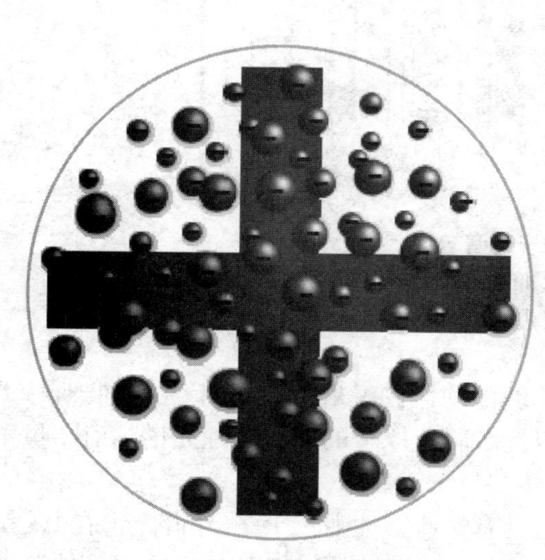

图 3-7　汤姆逊的“梅子布丁模型”

在该模型中，原子内部包含成百上千的带负电的电子（图中无数的小圆球），这些电子漂浮在带正电的浓汤里

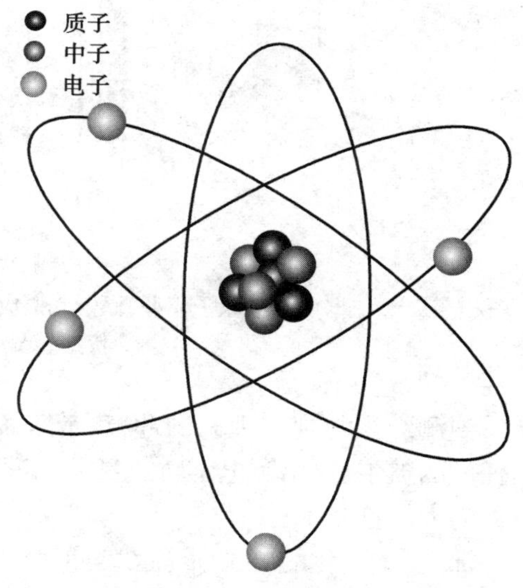

图 3-8　卢瑟福的行星原子模型

又称有核原子模型、原子太阳系模型。在该模型中，占据了绝大部分质量的原子核处于原子的中心，而带负电的电子则如行星般沿着特定的轨道围绕原子核运动

原子内部的秘密,在化学家和物理学家的合力探索中,逐渐解开。关于原子内部结构的一系列观测,使人类对于世界构成的认知取得了巨大的进步,现代原子构成理论逐步完善。

第七节 微观世界的运行法则——量子力学

在化学领域,研究化学反应,就必须研究化学元素的原子结构。在物理领域,研究物质的微观结构,就涉及原子的内部结构。原子,打通了物理学与化学的壁垒,并构成了现代计算化学理论体系的核心。

历史总有着惊人的相似。在研究原子结构时,测算结果又与现有理论不符——电子轨道的测算结果与已有理论发生了冲突,这促成了现代量子理论的蓬勃发展。

人类视觉所感知的自然光,实际上是多种颜色的光线所混合的。牛顿在 1666 年,通过棱镜发现了光的色散现象。这里,玻璃的身影再次显现。既然太阳光线的光谱是连续的,那么按照卢瑟福原子模型,当电子围绕着原子核运动时,由于电场不断发生周期性变化,进而引发磁场的变化,那么是否也会辐射出如太阳光线一样的连续性光谱呢?

瑞典物理学家埃斯特朗的光谱分析实验,给出了否定的答案。他发现,氢原子的辐射光谱只有明确的几个光带,并不是依据理论预测的连续光谱。

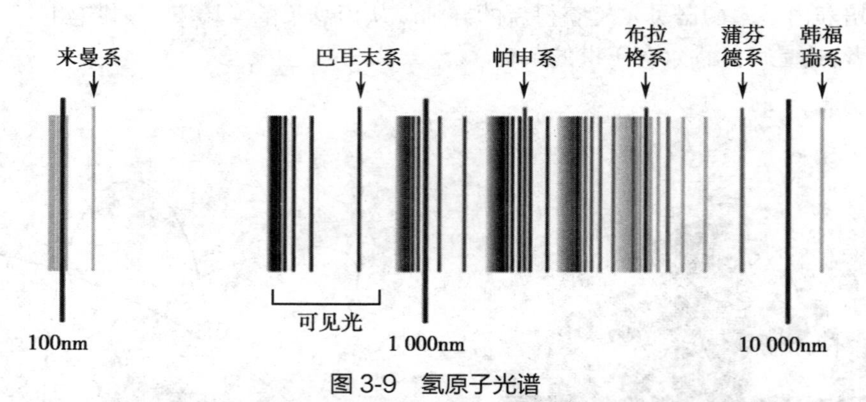

图 3-9 氢原子光谱

依据卢瑟福原子模型,原子光谱应该是连续的,但实际上观察到的是分离的线状谱。图中横轴使用对数刻度

观测结果与现有理论的冲突,带来了物理学理论的蓬勃发展。1913 年,在曼彻斯特大学任教的玻尔,提出了电子轨道量子化模型,并以此解释氢原子的非连续性光谱辐射。量子世界的大门打开了。

那么,量子化的电子轨道又是如何形成的呢,具有哪些特性呢? 1926 年薛定谔在其《量子化就是本征值问题》的系列论文中,引入了德布罗意的波粒二象性观点,提出电子轨道的量子化是由于电子运动的波动性所引发。电子在原子核周围以驻波的形态存在,而驻波存在本身就是量子化的,由此确定了薛定谔方程的基本形式。微观世界以完全意想不到的形式展现在我们面前。

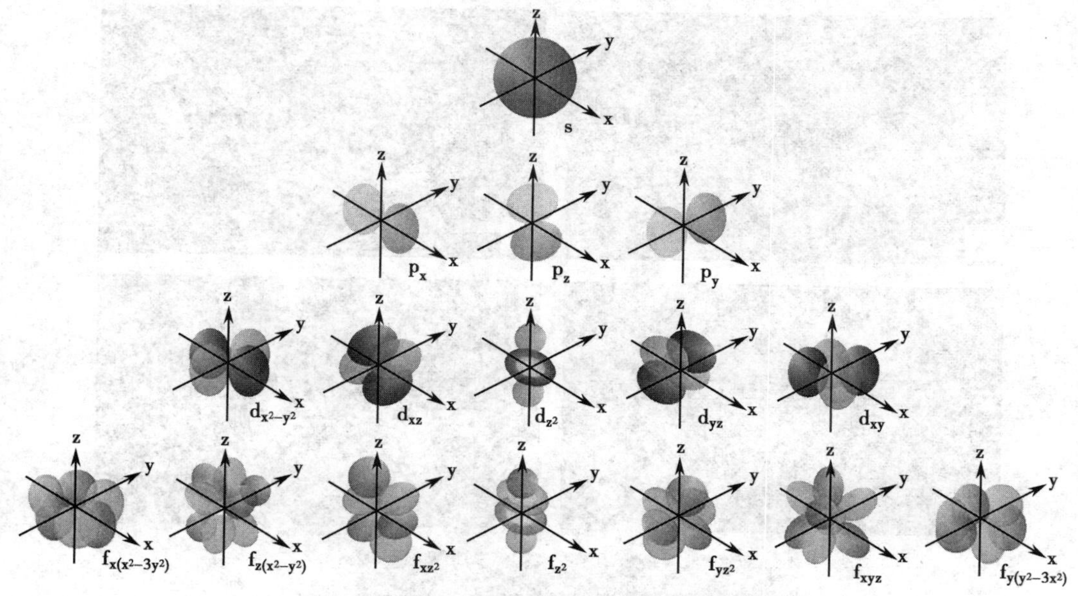

图 3-10　以驻波形式存在的电子轨道示意图

第八节　世界的构成——仍未停歇的观测脚步

随着实验技术的不断提高，人类观测的范围在不断扩大，新的实验结果也在不断涌现。在大尺度的宇宙测量方面，广义相对论的推演结果不断被验证，而在极小尺度的原子结构方面，薛定谔方程的正确性也同样被不断验证。

单电子双缝干涉实验与偏振光实验，这两个经典实验，是诠释与观测量子力学的重要实验。

为了验证波粒二象性的存在，1961 年克劳斯·约恩松（Claus Jönsson）创新性地使用双缝实验来检验电子的物理行为。当电子逐一透过实验装置打到检测屏幕上时，虽然每一个电子在屏幕上表现出了唯一的一个作用点，但是群体结果却表现出了明显的干涉条纹。

偏振光实验的设计，同样高雅而美丽。当没有特定偏振方向的光束穿过任意角度放置的偏振片时，会精确地有 1/2 的光线可以透过，这些透过的光线即具有了特定角度的偏振。1922 年，奥托·斯特恩（Otto Stern）和瓦尔特·格拉赫（Walther Gerlach）观测到了电子自旋产生的磁场与光偏振具有相似的量子化效应。可以说波粒二象性与量子化的存在支撑起了整个微观世界的运行法则。

对于这样的结果，不同的物理学派给出了不同的解释。哥本哈根学派提出了观测即塌陷理论，即量子波函数描述的体系状态，在不测量时，波函数依照薛定谔方程演化，而在测量时，波函数坍缩到若干种可能之一。1954 年，休·埃弗莱特（Hugh Everett）提出了量子力学的多世界诠释，即每次测量时，世界发生“分裂”，分裂成若干个世界。所有的测量结果其实全都发生——各自发生在不同的分裂世界里。其余的解释，还包括退相干诠释、隐变量诠释等。对于量子力学的相关实验现象，在今天物理学家们仍旧不能给出统一的确定答案，但这也为无数的电影提供了诸如“平行宇宙”“观测即塌陷”等科幻题材。

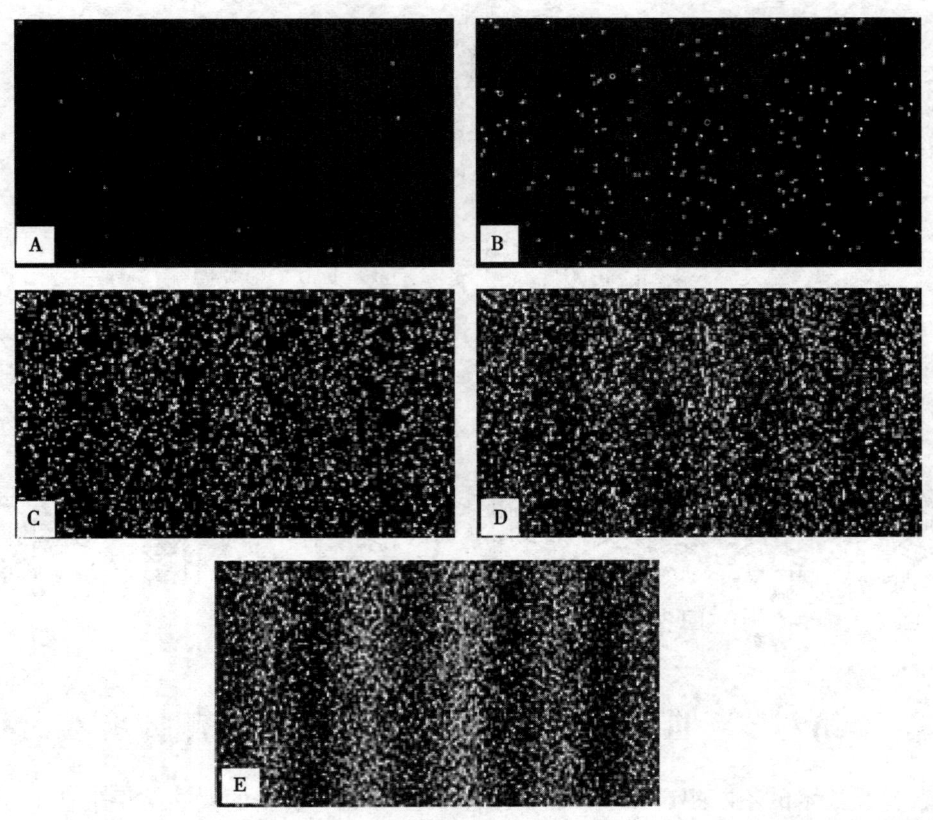

图 3-11 电子的双缝干涉实验结果。图为外村彰(Akira Tonomura)博士所进行的双缝干涉实验结果。随着时间的推移,从图 A 至图 E,电子数量也逐渐增减,分别为 11(A)、200(B)、6 000(C)、40 000(D)和 140 000(E)。随着电子数量的增加,电子的干涉条带也逐渐显著

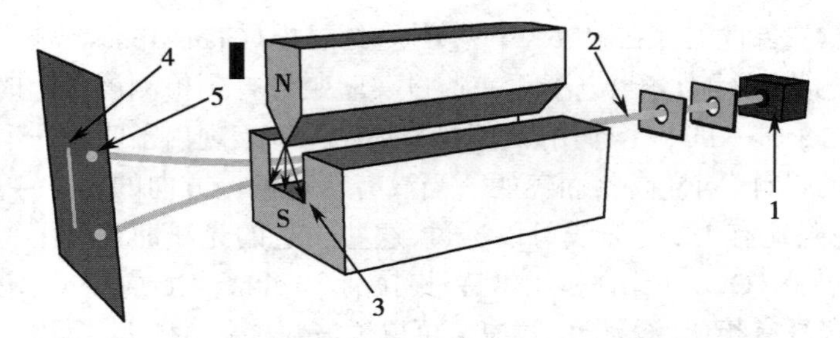

图 3-12 斯特恩—格拉赫实验示意图。该实验通过在电炉内蒸发,发射出银原子,使银原子经过一个不均匀的磁场,最后到达照相底片。底片的显像上出现了两条黑斑,说明银原子经过磁场后分成了两束。该实验证实了原子角动量的量子化

2012 年至今,中国的高速铁路不断发展,电力驱动列车逐渐取代燃油机车,成为纵横中国 5 000 公里版图的最主要运输动力。如果说牛顿力学支撑起了 17 世纪到 19 世纪的世界工业体系,那么在 20 世纪,电力的广泛应用,是经济发展的原动力。

从 1660 年,牛顿的继任者弗朗西斯·豪克斯比(Francis Hauksbee)制造摩擦起电机,到

1873 年詹姆斯·克拉克·麦克斯韦(James Clerk Maxwe ll)出版《电磁理论》,再到 20 世纪电话、电视、电子管、晶体管的发明,经历了大约 300 年的时间,人类世界完成了对电学的现象观测、理论研究再到实际应用的过程。

对于世界构成的理解,电学同样功不可没。电解帮助戴维发现了多种过去未曾发现的元素,而电磁场理论的确立,使人类第一次从场的角度去理解世界。无论质量、电荷还是强弱相互作用,都是物质对周围场的旋度与散度的改变,正是这些旋度与散度的改变,对处在其中的其他物质产生了力的作用。随后,各种各样的力,使原子结合成了分子,分子结合成了细胞,又使细胞相互连接,构成了这个世界繁盛的生物,及我们自身。

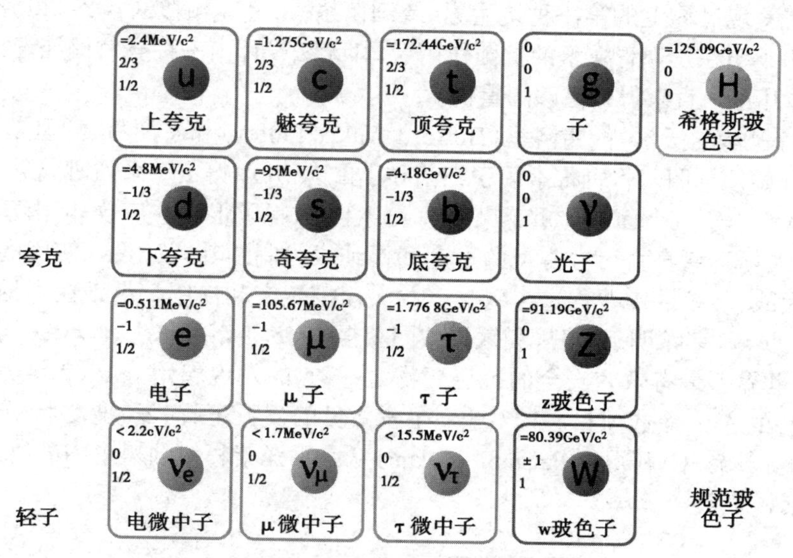

图 3-13 粒子物理标准模型

在粒子物理领域,标准模型是一套描述强力、弱力及电磁力这三种基本力及组成所有物质的基本粒子的理论。标准模型隶属量子场论的范畴,并与量子力学及狭义相对论相容,几乎可以解释与以上三种力相关的所有实验结果。但标准模型并没有囊括引力

20 世纪后,人们对于世界构成的探索仍在不断向前拓展。通过各种精心设计的实验,运用各种日益精良的设备,科学家们发现了大量以前不曾观测到的粒子,又依据这些粒子的性质,构建了新的理论模型,包括标准模型、大一统理论、弦理论等。到目前为止,已有的科学研究,仍旧不能为我们本章的问题"世界是如何构成的",画上一个完美的休止符,探索世界的脚步仍将继续向前,不会停息。

第九节　化学、量子力学与医学

医学与化学的联系千丝万缕,但其中起到节点作用的纽带,就是药物。在手术技术成熟并被广为接受之前,医生的治疗手段,最主要的就是药物。药物应用的三个步骤,即寻找、提纯、合成,中间遍布了化学的身影。化学带来了无数的灵丹妙药。

奎宁,在早期是治疗疟疾的特效药。疟疾是在热带和亚热带国家与地区流行的虫媒传染病。我国在新中国成立前,每年至少有 3 000 万以上的疟疾病人,病死率约为 1%。1856

年，年仅18岁的英国化学家威廉·亨利·珀金（William Henry Perkin）试图通过化学方法合成特效药奎宁。珀金虽然没有合成奎宁，但他却发现了有着绚烂紫色的人工合成的染料——苯胺紫，珀金果断放弃了追寻奎宁的梦想，转而投入工业，从此开启了工业合成染料的时代。直到1944年，现代有机合成之父，举世公认的有机合成大师罗伯特·伯恩斯·伍德沃德（Robert Burns Woodward）才和他的学生威廉·冯·多林（William von Doering）完成了这一跨越百年的历史使命——合成了奎宁。

青霉素，世界上第一种抗生素，是由亚历山大·弗莱明（Alexander Fleming）偶然发现的。弗莱明自己是如此描述他的发现过程的："当我在1928年9月28日拂晓醒来的时候，我显然并没有计划发现世界上的第一种抗生素，或细菌杀手，进而颠覆医药界。但我想，这正是我所做的。"弗莱明在发现青霉素的抗菌作用后，却无法设计出一种有效提纯青霉素的方法，致使青霉素十几年一直未得到足够的重视。

1939年，霍华德·沃尔特·弗洛里（Howard Walter Florey）和恩斯特·鲍里斯·钱恩（Ernst Boris Chain）开始领导团队将青霉素用于细菌和小鼠上，并取得了一系列研究进展。1941年，该团队将青霉素用于一个面部严重感染的病人身上，取得了很好的疗效，但由于青霉素的存量不足，该病人仍不幸身亡。青霉素的量产和提纯成为制约其广泛投入使用的瓶颈。直到第二次世界大战，战争的需要促进了青霉素的大规模生产和使用。由于在青霉素的发明和使用上的伟大贡献，弗莱明、弗洛里和钱恩共同获得1945年诺贝尔生理学或医学奖。

紫杉醇，世界上最有效和安全的抗癌药物之一，它的发现起始于1962年美国国家癌症研究院所支持的一个筛选项目。1971年，在该项目的支持下，门罗·艾略特·沃尔（Monroe Eliot Wall）和曼苏赫·C·瓦尼（Mansukh C.Wani）从太平洋紫杉树的树皮中分离出该物质，并将其命名为紫杉醇。

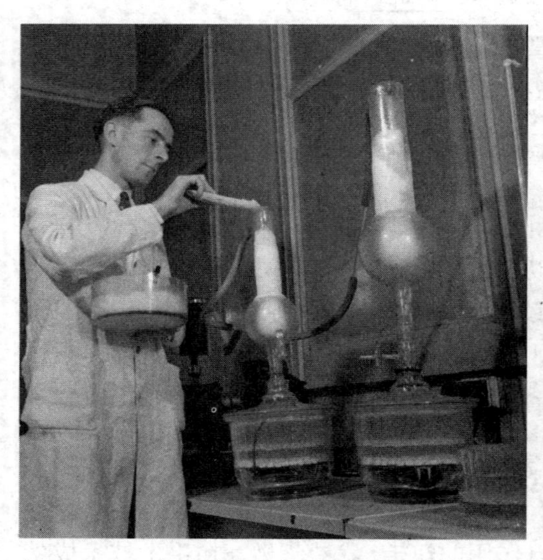

图3-14　一名实验室工作人员正在通过化学方法提纯青霉素

当时的青霉素产量极低，截至1942年6月，全美国的青霉素存量仅够治疗十名病人

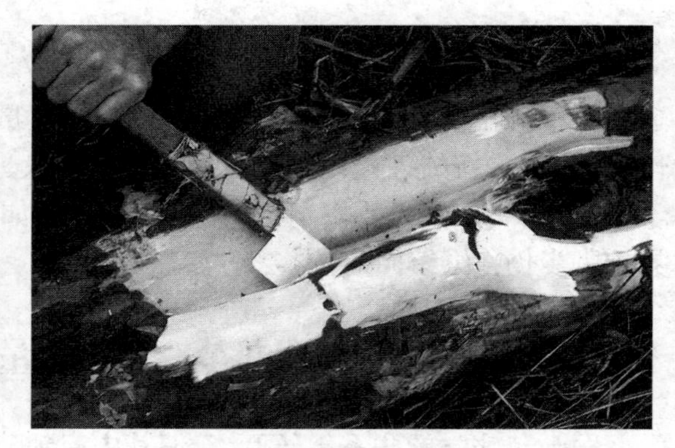

图3-15　从紫杉的树皮中，可以提炼出珍稀的紫杉醇

从发现伊始，紫杉醇的供给就存在巨大缺口。紫杉醇具有良好的抗肿瘤作用，尤其是对卵巢癌、子宫癌和乳腺癌等有特效。但它在植物中含量极低，美国国家癌症研究院的戈登·克拉格(Gordon Cragg)曾估算，仅治疗美国的卵巢癌和黑色素瘤患者，就需每年砍伐360 000棵树木。巨大的需求导致红豆杉属植物的大量砍伐，使这种珍贵树种濒临灭绝。虽然在1994年就有实验室报道能够人工合成紫杉醇，但人工合成通常存在步骤多、产率低、反应条件苛刻等缺陷，导致无法商业化生产。如何更为高效的萃取和人工合成紫杉醇，目前仍是世界多家顶级实验室和制药公司面临的难题。

实际上，在研究紫杉醇的合成过程中，科学家们也发现了许多新的化学结构和反应方式，这对有机合成化学也起到了推动和补充的作用。医学对化学合成的需求和化学研究进展对医学的推动，这两者是一个相互促进、螺旋上升的过程。

量子力学对于医学的伟大贡献在于，它给予了医生透视人体结构的能力。主要的技术包括X光成像技术和磁共振成像技术。

X线在最初被发现时，就展现了其用于医疗成像的先天优势。X线的产生，依据量子力学理论，是由于电子从高能级向低能级跃迁时，会辐射光子。由于电子跃迁所释放的能量是量子化的，即集中在某些特定的波长，因而形成了X光谱中的特征线。

威廉·康拉德·伦琴(Wilhelm Conrad Röntgen)，德国机械工程师、物理学家，是公认的X线发现者，但实际上他并不是第一个发现X线特性的人。尼古拉·特斯拉(Nikola Tesla)，美国最伟大的电气工程师，主持设计了现代交流电系统，他是在1894年开始研究这种具有透视作用的射线的，但特斯拉并没有公开发表他这一研究结果。

还记得我们在本章第六节谈过的克鲁克斯管吗？1875年，为了见到死去亲人的灵魂，克鲁克斯制作了克鲁克斯管，并观察到了绿色的“阴极射线”。这种由透明玻璃制成的真空管，再次帮助特斯拉和伦琴观察到了X线。如果没有玻璃优异的透光性，X线的发现也是遥不可及的。

实际上早期设计的很多克鲁克斯管都辐射X线，但研究人员们并没有注意到这种射线的存在及其危害。1895年，在用克鲁克斯管研究阴极射线时，为了检查封套是否漏光，伦琴将房间调暗，十分意外地，他看到了离克鲁克斯管约1m远的工作台上的幽光。伦琴随后系统地研究了这种射线，发现该射线可以穿透很多东西，甚至可以穿透肌肉照出骨骼的轮廓。在发现X线大约两周后，伦琴拍下了第一张X线的照片——他的夫人安娜·贝莎(Anna Bertha)的手。

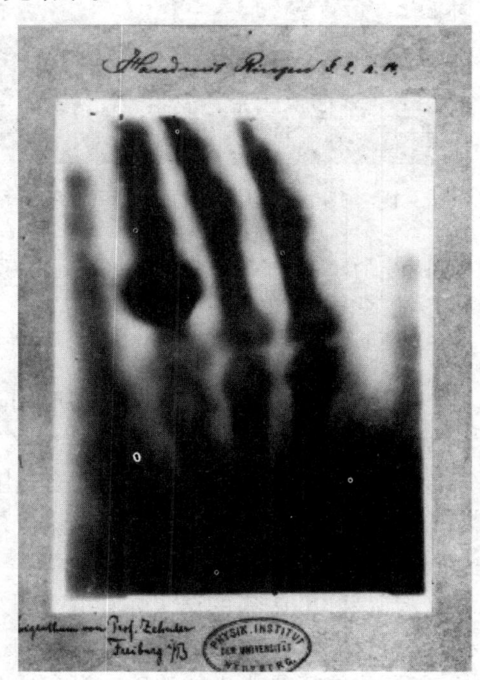
图3-16 威廉·康拉德·伦琴所拍摄的第一张X线照片
这是伦琴的妻子安娜·贝莎的左手。图上还可以清晰地看到贝莎所戴的戒指

X线发现之初，科学家们并没有意识到这种射线对人体的损害，在实验过程中甚至没有进行任何防护。随着研究的逐步增多，开始逐渐有科学家报道X线所导致的皮肤烧伤、脱发等现象。随后，研

究者们又进一步发现，X 线的辐射作用正可以用于肿瘤的治疗。

虽然在当代，X 线成像对人体的损伤已经得到了良好的控制，但其成像的质量和精度较低，并且成像是二维的。如今另一种三维、高精度的成像手段，已经普遍地进入临床医疗中——磁共振成像技术。

依据量子力学理论，当置于磁场中时，一些原子核将吸收和发射特定频率的能量。由于氢原子在人体和很多生物体中广泛存在，因此它是磁共振成像中最常用到的原子核。磁共振成像的基本原理是通过射频脉冲改变原子的自旋，再通过梯度变化的磁场来定位信号的空间位置。

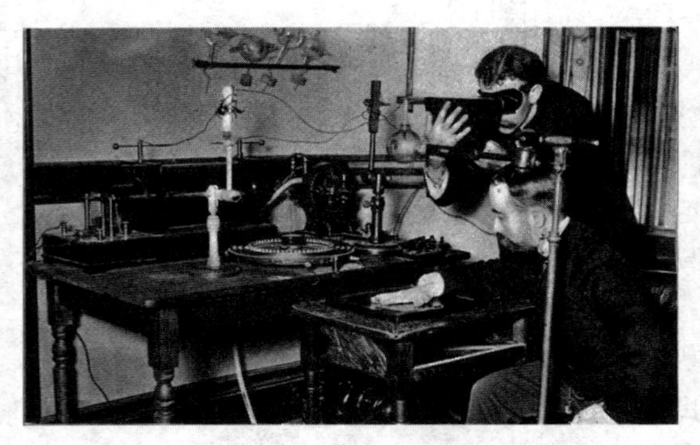

图 3-17　19 世纪科学家们使用库鲁克斯管进行 X 线的研究

中间悬空的球形玻璃管即为克鲁克斯管。在研究过程中，科学家们未做任何防护，当时并没有人了解 X 线对人体的损伤

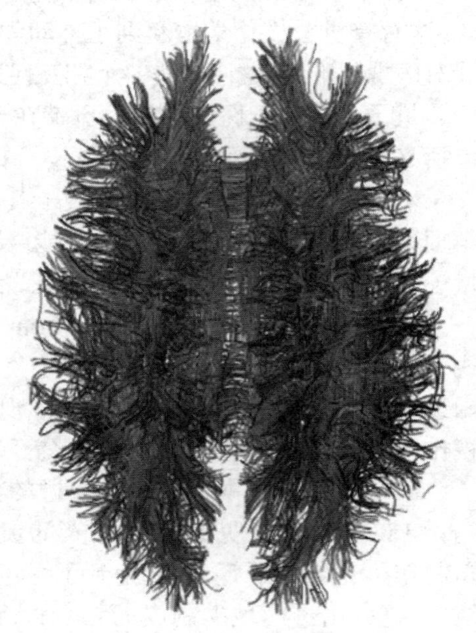

图 3-18　利用磁共振成像技术所获得的大脑白质结构

如此高清晰的三维结构，是其他成像技术所无法企及的

在磁共振成像技术的发现和应用过程中，很多科学家和科研工作者们都做出了重要贡献。人们主要把磁共振成像技术的发现归功于保罗·克里斯汀·劳特伯（Paul Christian Lauterbur）在 1971 年的工作。2003 年，由于在磁共振成像技术领域的贡献，劳特伯与彼得·曼斯菲尔（Peter Mansfield）共同获得诺贝尔生理学或医学奖。他们在磁共振成像领域的研究，最终促成了磁共振成像仪的面世。

有人将 2003 年的诺贝尔生理学或医学奖描述为“物理学和医学的完美结合”，这种描述十分得精彩，它揭示了物理学理论的进步对于社会生产、生活产生的巨大影响。然而一切的起源，可能还是小小的玻璃。没有透明的玻璃，如何能观察到克鲁克斯管所产生的阴极射线？没有对阴极射线的广泛、深刻的研究，伦琴如何偶然地发现 X 线？

物理学正在，并且在未来也必将改变医学的方方面面。

（刘　昱　陈　默）

习　题

1. 用什么样的实验观测能够探索原子内部的组成结构？
2. 你如何理解电子双缝干涉实验的结果？
3. 玻璃制品在化学研究中的应用有哪些？
4. 组成人体的化学元素有哪些？
5. 人体自身如何实现对光、温度、声音的感知？
6. 粒子物理学在医学中有什么应用？

第四章

理解生命——构成与起源

第一节　如何理解生命——历史与学科的不同视角

当我们仰望星空，当我们俯视脚下，历经千年的探索，未知的面纱渐渐褪去，仍有一个问题困扰着人类，我们是什么？是固化于肉体之内的灵气，还是永世循环的魂魄？人们从神话故事、宗教、科学研究中，试图解答这个问题。

“人之生，气之聚也。聚则为生，散则为死。若死生为徒，吾又何患！故万物一也。是其所美者为神奇，其所恶者为臭腐。臭腐复化为神奇，神奇复化为臭腐。故曰：‘通天下一气耳。’”——《庄子·外篇·知北游》

“神说，水要多多滋生有生命的物，要有雀鸟飞在地面以上，天空之中。神就造出大鱼和水中所滋生各样有生命的动物，各从其类。又造出各样飞鸟，各从其类。神看着是好的。神就赐福给这一切，说，滋生繁多，充满海中的水。雀鸟也要多生在地上。有晚上，有早晨，是第五日……神说，我们要照着我们的形象，按着我们的样式造人，使他们管理海里的鱼，空中的鸟，地上的牲畜，和全地，并地上所爬的一切昆虫。神就照着自己的形象造人，乃是照着他的形象造男造女……事就这样成了。神看着一切所造的都甚好。有晚上，有早晨，是第六日。”——《圣经》

“按照自然的规定，灵魂先于身体。身体是第二位的、后生的；灵魂是统治者，身体是被统治者，这千真万确是最真实最完善的真理。”——柏拉图（Plato）

生与死、生命与非生命，似乎存在着无比明显的界限。美丽的花朵浸透着生命的活力，但摘下的瞬间，它便与生再无连接。形体虽在，生命却走向死亡。死亡，恰恰像从躯体里抽离了生的气息。形体与生命的区别和联系，在埃及、希腊、中国、印度等无数的国家和文化中被探讨着。

随着科学的发展，人类逐渐解开了世界构成的秘密，分子、原子、电子、质子、中子，世间万物皆由此构成。借由化学分析的力量，人们得以观测生命的组成元素。但构成生命的元素，与构成世间无生命的万物的元素之间，至今仍没有发现决定性的差异。正如金刚石与石墨，同为碳的同素异形体，它们的不同性质是由微观结构的不同所决定的。那么生命是否仅仅是化学元素的特定结构，而正是这种结构给世界带来了繁复与美丽？

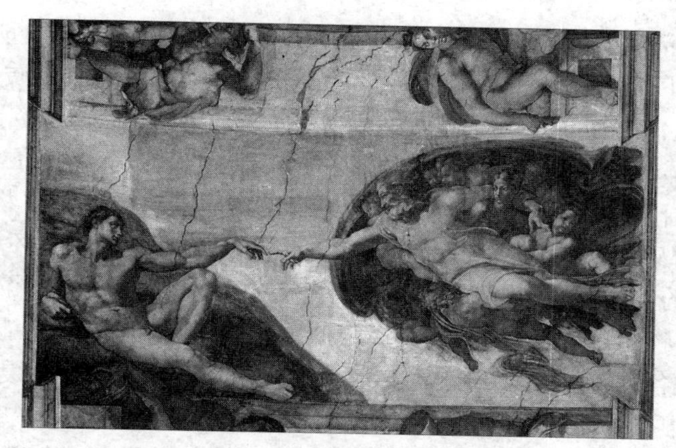

图 4-1　米开朗基罗·博那罗蒂(Michelangelo di Lodovico Buonarroti Simoni)绘制在西斯廷礼拜堂天花板上的《创世纪》(上帝在第七日创造亚当)

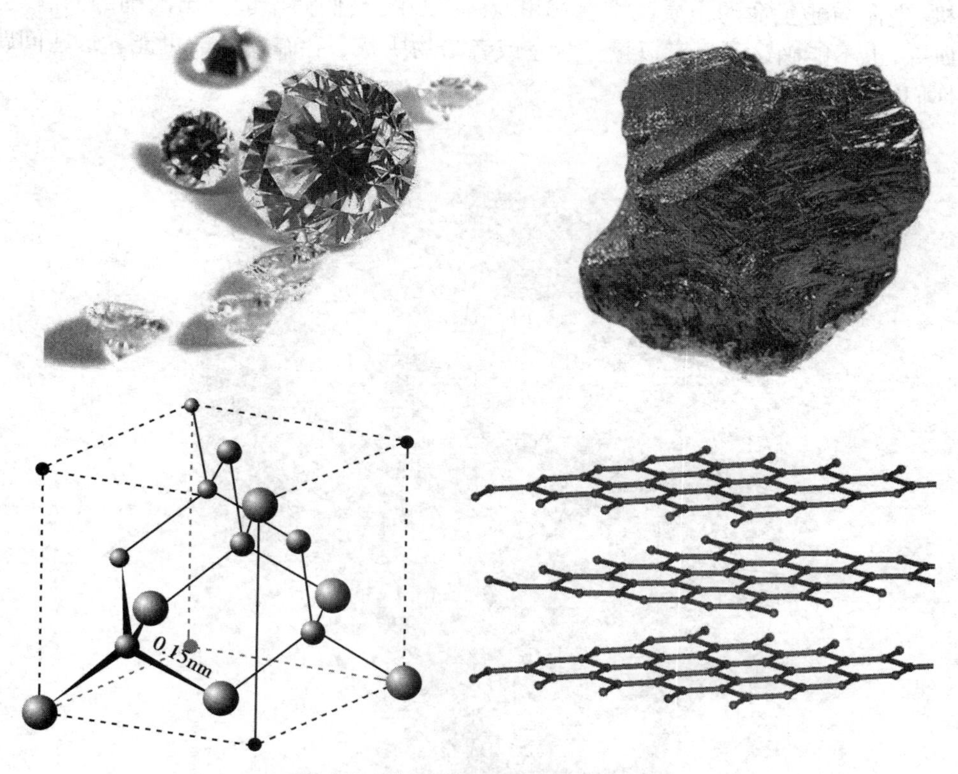

图 4-2　金刚石和石墨及各自的结构
金刚石与石墨同为碳的同素异形体

对于生命的本质,在现代科学的观测水平下,仍不足以给出完全的理解和确定的解释。薛定谔在《生命是什么》这本神奇的著作中,有一段精彩的讨论:“因此,生命有机体在不断增加自己的熵——或者可以说是在产生正熵——从而趋向危险的最大熵状态,那就是死亡。

要想摆脱死亡或者活着，只有从环境中不断吸取负熵——我们很快就会明白，负熵是非常正面的东西。有机体以负熵为生。或者，不得不荒谬地说，新陈代谢的本质是使有机体成功消耗了它活着时不得不产生的所有熵。”

在进化中，人体形成了无比复杂而又合理的方式，以对抗熵增：以下丘脑为代表的内部感受器，负责检测身体内部的物质水平，以避免有益物质的缺乏或有害物质的累积；以视觉与听觉为主的外部感觉系统，负责收集周围环境的信息；神经系统对环境信息进行模式识别，计算所需物质的空间位置，规划路径；运动系统使自身靠近并取得所需物质；消化系统与呼吸系统摄取所需物质；排泄系统与呼吸系统排出可能引起熵增的有害物质；循环系统把所需物质运送到身体各处；皮肤系统形成内部环境与外部环境的屏障，减缓熵增的速度；最后，是骨骼系统，负责维持个体特定的空间形态。

生命个体，在内部检测 - 外部观察 - 摄取 - 排泄 - 成长的循环中从新生走向死亡。单个细胞是一个生命，单个有机体是一个生命，乃至团体、公司、国家，同样是生命的一种形式。著名科技作家蒂姆·厄本（Tim Urban）在长文《未来的人会是怎样》中曾说，站在更加广阔的视角上，整个人类是一个生命，他称之为“人类巨灵”。生命是否仅仅是化学元素所构成的特异性结构，生命与非生命的本质区别在哪里，在此书中，我们尚不能给出准确的回答。目前的科学研究，也不能确认是否有以量子状态或者暗物质状态存在灵魂的可能。这些问题，都还需要你们继续去追寻。

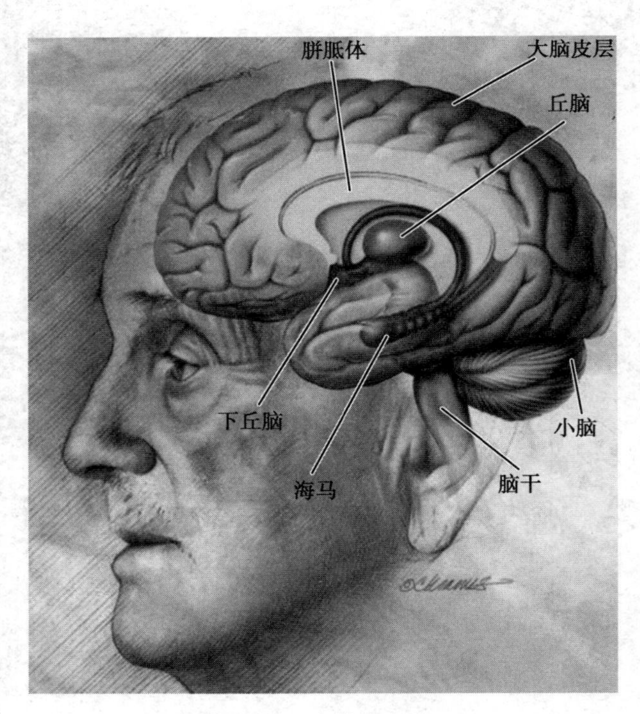

图 4-3　人类的大脑

人脑中包含大约 100 亿个神经元，与银河系中的星体总数相当。正是这规模庞大的神经元，相互协作计算，不仅为人类提供了对抗熵增的方式，也创造了璀璨的人类文明

第二节　生命的起源——从崭新的观测到崭新的理论

追寻自身的来历是人类独有的天性，而生命由何而来，生命是神创造的吗？这一问题更是植根于数千年的文化中，持续被争论，并不断演化。伴随着流传于各个民族的美丽传说，航海与考古给予了这个问题全新的解答。

对于冒险家来说，航海是黄金与荣耀，而对于博物学家，航海是千载难逢的观测机会，所有的博物学家都向往着大洋彼岸的另一片大陆。达尔文，一个无比幸运的博物学家，在1831年从剑桥毕业后，搭乘了英国政府组织的“贝格尔号”军舰进行环球考察。在历时5年的旅行中，达尔文对生物系统进行了极为全面的观测，并采集了大量的数据。人类历史上，第一次有人看到了生物演化的全貌。这些观测，在20年后，通过达尔文的不懈努力，汇集成了《物种起源》，并于1859年11月24日在伦敦出版。进化的原则得以确定。

在马达加斯加的雨林中，有大量独特的植物物种，其中最有传奇色彩的是达尔文兰花。该兰花有十分细长的距，开放时，犹如一颗拖着长尾的小彗星，因此也被称为“彗星兰花”。达尔文在1862年所著的《兰花的传粉》一书中，曾对这种兰花细长的距进行了描述，并预言马达加斯加有一种长喙的昆虫为其授粉。1903年，即41年后，这种蛾终于在马达加斯加被找到了。这是一种长着25cm长的喙、像小鸟一般大小的大型天蛾。它被命名为“预测”，也被称为“达尔文蛾”。

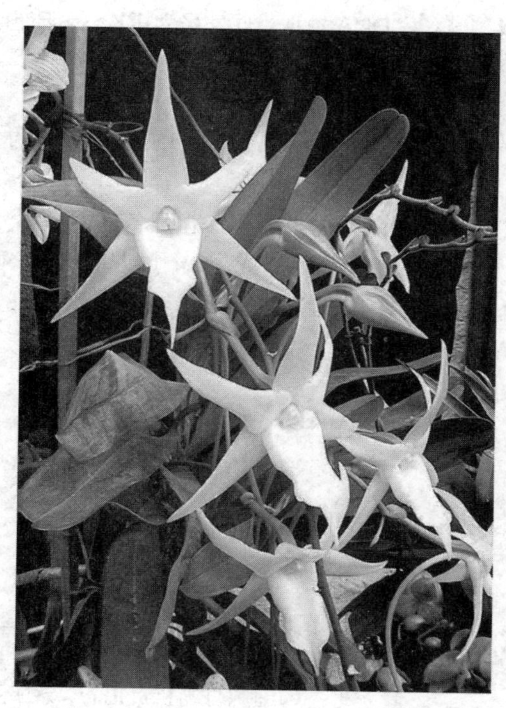

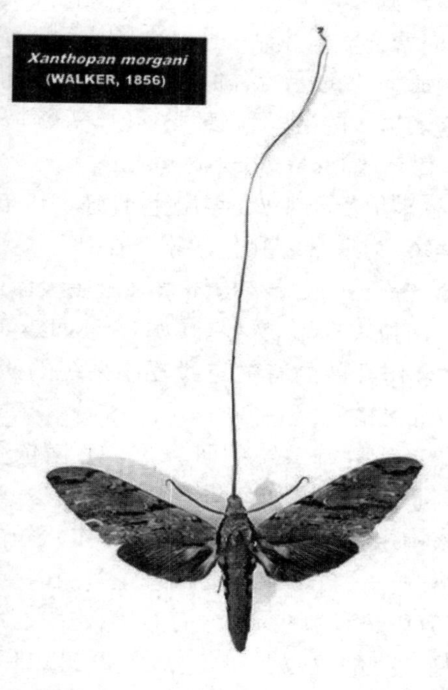

图4-4　达尔文兰花和达尔文蛾

达尔文的进化理论认为，生物的变异、遗传和自然选择作用能引起生物的适应性改变。由于环境中资源的稀缺性，生物之间存在着生存争斗，适应者生存下来，不适者则被淘汰，即“物竞天择，适者生存”。生物体系通过遗传、变异和自然选择，不断演化。

遗传物质的发现，进一步为达尔文的进化论提供了支持，这再次得益于观测技术的进步。1895年，德国物理学家伦琴发现了X线，人类第一次获得了穿透显影的能力。1912年德国慕尼黑大学物理学家马克斯·特奥多尔·费利克斯·冯·劳厄（Max Theodor Felix von Laue）成功地完成了晶体的X线衍射实验，获得第一张X线衍射照片。在光学望远镜之后，人类获得了另一种观测微观世界的方法，且分辨率更高。1951年，X线衍射学家罗莎琳德·埃尔西·富兰克林（Rosalind Elsie Franklin）拍摄了一系列DNA分子的衍射图像。依据富兰克林的图像，1953年2月，沃森和弗朗西斯·哈里·康普顿·克里克（Francis Harry Compton Crick）第一次明确解析了DNA分子的双螺旋结构。

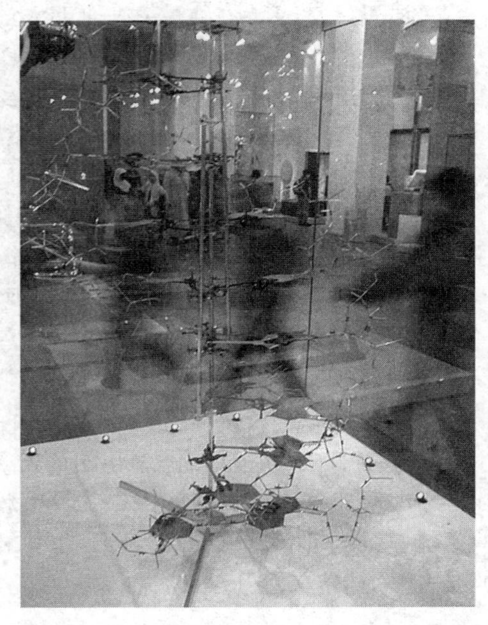

图4-5　沃森和克里克在1953年所制作的DNA模型。此处虽为重构，但所使用的组件主要为原部件

至此，控制遗传与变异的核心物质——DNA，展现在我们面前。此后的50年间，遗传、转录、变异的法则不断被观测、定量、总结，人类从了解DNA，向着合成与控制DNA的方向不断迈进。

生命演化的原则，随着科学的探索而逐步清晰。越来越多的数学、物理学、化学等领域的专业人才被吸引过来。其中最为特别的，是约翰·冯·诺依曼（John von Neumann）。

冯·诺依曼于1903年出生于匈牙利布达佩斯的一个犹太家庭，是著名的数学家、计算机科学家、物理学家和化学家。在其一生中，最广为人知的研究成果，也许是计算机领域延用至今的冯·诺依曼结构体系。但在生命研究领域，1940年冯·诺依曼与氢弹之父、数学家斯塔尼斯拉夫·马尔钦·乌拉姆（Stanisław Marcin Ulam）合作开展的有关自我复制系统的研究，同样具有非凡的意义。

在自我复制系统的研究中，冯·诺依曼对于“计算机架构应该如何设计”，提供了另一个构想。该构想在其去世后，汇集成一本短短数万字的书籍——《自复制自动机理论》。在这个架构中，没有中央计算单元，没有时钟，也没有线性编程模型。有的仅仅是一堆格子和可以自我复制的小点，这就是细胞自动机。细胞自动机在接受规则后，会自己运算，并从此自己行动，出人意料的“生命”开始涌现出来了。

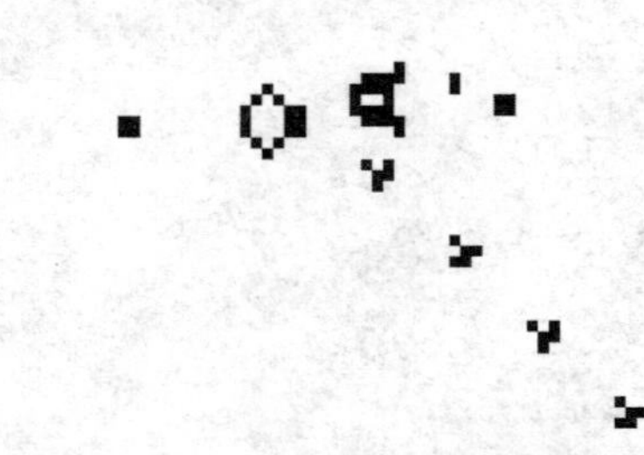

图4-6　一个典型的细胞自动机结构

在由看似无比粗糙的方格组成的世界里，一些特定形态的细胞自动机可以存活。此处不能展示动图，实际上这个细胞自动机不停地向右下方发射“滑翔机”，因此被称为比尔·威廉·戈斯珀（Bill William Gosper）的滑翔机枪

之后的数十年,数不清的学者和爱好者被细胞自动机的理论所吸引,进行了大量的研究。1970 年,《科学美国人》杂志发表了约翰·霍顿·康维(John Horton Conway)依据自我复制理论所设计的游戏——康维的生命游戏。

游戏世界按照三条规则运行:

第一,生存规则——8 个邻格中有 2~3 个“邻居”的自动机可以存活到下一回合;

第二,死亡规则——8 个邻格中有 4 个或以上“邻居”的自动机在下一回合死于人口过载,1 个或以下“邻居”的自动机在下一回合死于孤独;

第三,出生规则——8 个邻格中有 3 个“邻居”的空格子在下一回合生出一个新的自动机。

通过这样一个简单的体系,约翰·康维和其追随者们设计出了丰富的生命形态。生命的意义被扩展为,在彼此相互作用的质点所构成的复杂可存活可复制的结构形态,不仅可以生存,并且可以演化。

1986 年荷兰艺术家西奥多罗斯·杰拉德斯·乔泽夫·泰奥·扬森(Theodorus Gerardus Jozef Theo Jansen)把细胞自动机演化的理论应用于实践,建造了一种简便的机械。这种机械以风为食物,以塑料瓶当胃,储存风力作为能量,运用连杆工艺和气阀运动。

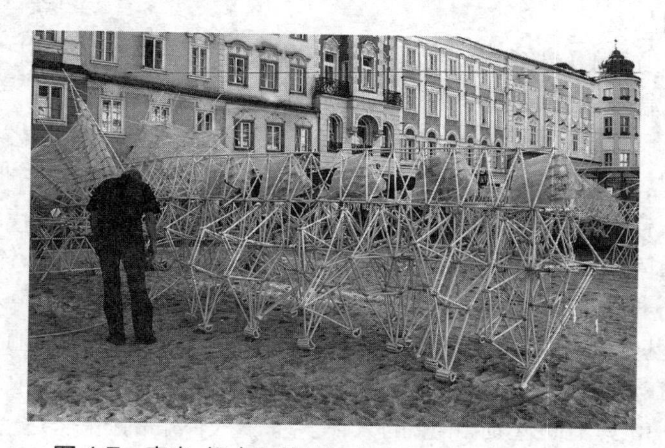

图 4-7 泰奥·扬森和他的风力仿生兽 Strandbeests

这个具有“生命”的机械,以风为食物,依靠风能运作,藉由简单的感应器躲避障碍。它们也能储存风能,以便在无风的时候继续驱动自己。在海边的沙滩上,一旦仿生兽进入水中,感受器就能感知并进行躲避。有一种类型的仿生兽,甚至懂得在风暴来临时,通过打桩将自己固定在地上。

没有肌肉、骨骼、神经,也没有钢筋、电线、微型处理器,仅仅用 PVC 管、木头和织物翼面,扬森创造了一种可以在海滩上生活和运动的生命形式,这是对创造生命的一次伟大拓展。

第三节 生命构成的宏观研究——艺术与科学交相辉映

在生命科学领域,与生命的起源这一问题同样重要的,是生命的构成。我们由何而成,对于这个问题的回答起源于大约三千年前的解剖学。在人类相互征伐的混乱年代,无论在东方还是西方,解剖学都得到了蓬勃的发展。古代中国的解剖学相当先进,正如英国学者诺埃尔·乔瑟芬·特伦斯·蒙哥马利·李约瑟(Noel Joseph Terence Montgomery Needham)所描述的:“中国古代的解剖学出现较早,从扁鹊就开始了,到王莽时代广泛采用,并持续到稍晚的三国时期。从此以后,也像欧洲一样,解剖学便绝迹了,直到中世纪晚期才再度出现。”最早出现“解剖”一词的《灵枢经》中曾说:“八尺之士,皮肉在此,外可度量切循而得之,其死可解剖而视之。”

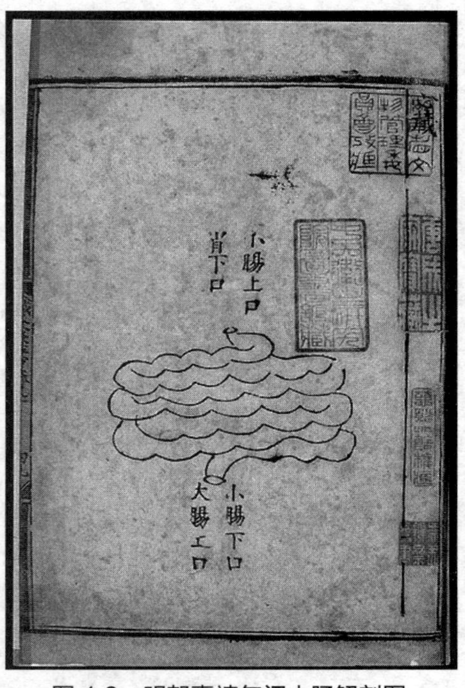

图 4-8 明朝嘉靖年间小肠解剖图

在欧洲早期的解剖领域,最为赫赫有名的是角斗士医生克劳迪亚斯·盖伦(Claudius Galenus)。盖伦被认为是仅次于希波克拉底(Hippocrates of Kos)的第二个医学权威,他一生撰写了超过 500 部医书,这些医书中的解剖学、生理学观念,统治了欧洲医学近千年的时间。

14 世纪后期,当新的航路打开,贸易开始不断向海外拓展,商业利益逐渐取代了教会的严苛统治,冒险精神又重新回到了艺术与医学的领域。贸易不仅带给冒险家黄金和钻石,也赐予了冒险家最大的荣耀。冒险的荣耀扩散到了各个领域,冒险精神成为了欧洲大陆的主导精神。

同冒险家们一样,艺术家们也急于追求新的艺术手法,他们把视角转向了人体。解剖为艺术家们提供了通向绘画巅峰的可能。艺术与医学,同时开始追求对人体的观测,也逐步累积了人体解剖的各种数据。达·芬奇,欧洲文艺复兴时期的天才科学家、发明家、画家、生物学家,在师从韦罗基奥时开始接触人体解剖学,他曾得到佛罗伦斯圣玛丽亚纽瓦医院解剖人体的许可,之后又在米兰马焦雷医院以及罗马圣灵医院进行人体解剖。在近 30 年的时间里,达·芬奇共解剖了 30 具不同性别、年龄的人体。基于人体解剖研究,达·芬奇甚至设计出史上第一个机器人。

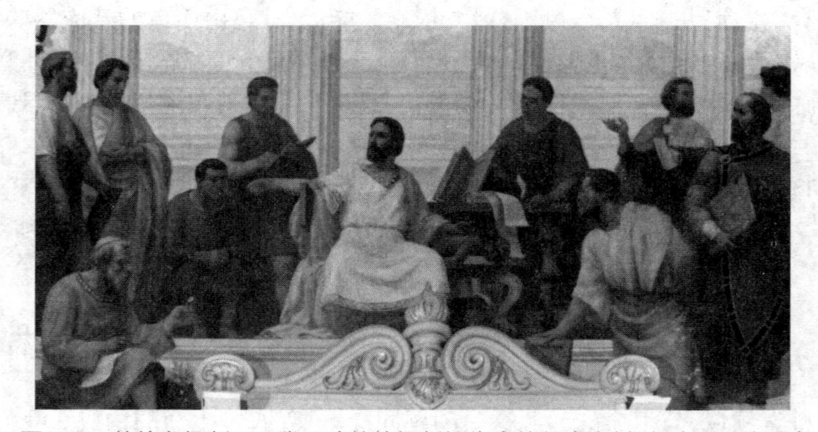

图 4-9 盖伦在解剖一只猴子(盖伦解剖报告中的很多资料,都来源于猴子)

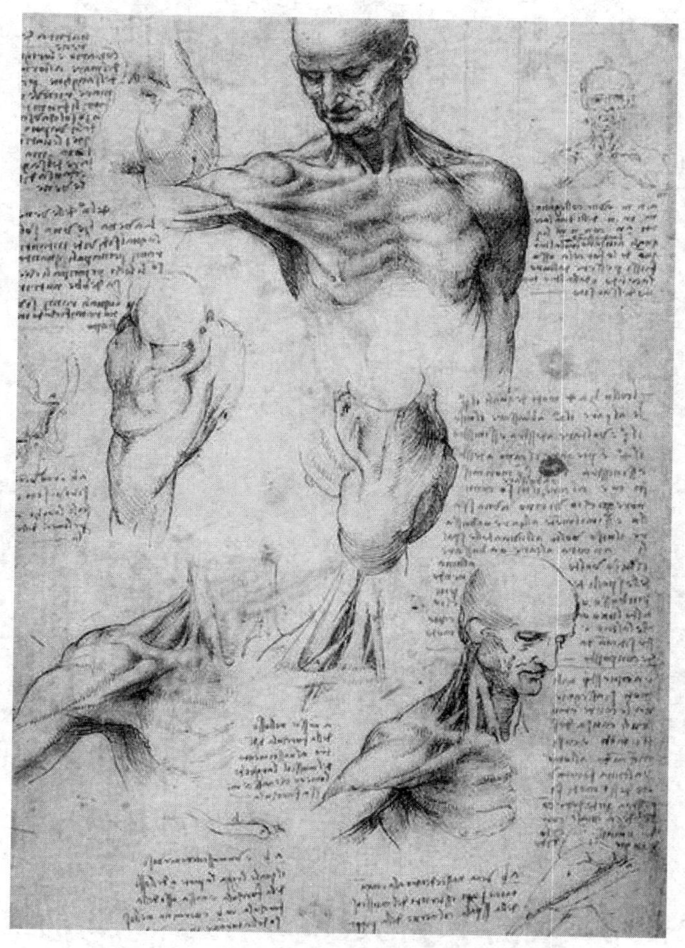

图 4-10　达·芬奇对一名男性肩膀解剖结构的研究手稿

安德烈·维萨里(Andreas Vesalius)的《人体的构造》、威廉·哈维的《心血运动论》等经典的研究,共同将解剖学推向了新的高度。

人体解剖的观测数据,在当时物理学最伟大的进展——牛顿力学的指导下,最终汇聚为新的理论。正如曾在第二章讲到的,吉奥瓦尼·阿方索·博雷利(Giovanni Alfonso Borelli)的理论研究指明,人体的运动由肌肉收缩而产生。

依据积累的解剖学数据,人类第一次看清了骨骼、肌肉与运动。人体运动与循环系统的数据与理论,都被纳入了自然科学的体系中。科学证实,人体的循环和运动系统,犹如精密的机械,生命不息,运转不停。

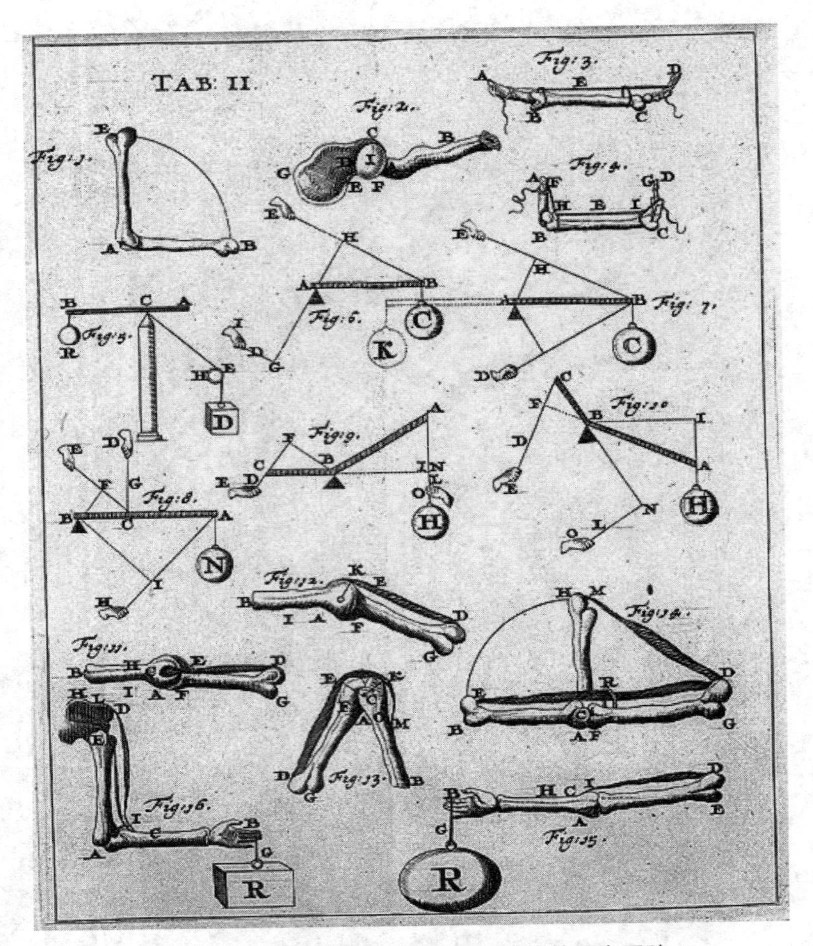

图 4-11　博雪利对手臂关节解剖结构的研究手稿

第四节　观测手段的进步对于生命认识的推动——玻璃的第三个伟大应用

正如第谷与开普勒的观测已经达到了裸眼采集天文学数据的极限，威廉·哈维等科学家在解剖与生理学方面的研究也逐步逼近了裸眼观测生命的极限。这时，玻璃，这个在近代科技史中若隐若现的影子，再次通过对技术的改进，为观测与理论的发展做出了决定性的贡献。

两到三个玻璃镜片的组合，就能让肉眼获得观察微观世界的能力。1663 年，英国博物学家、发明家罗伯特·胡克，通过自制的复合显微镜，观察一块软木薄片。胡克发现，放大后的软木看上去像一间间长方形的小房间。1665 年，胡克又用自己制造的显微镜观察植物组织，发现了植物细胞（实际上他看到的是细胞壁），并命名为“Cell”，在英文中，Cell 原指很小的单人房间。薄薄的软木塞样本，第一次向人类展示了生物体中格子的存在，这些小格子正是整个生命科学体系的基石。

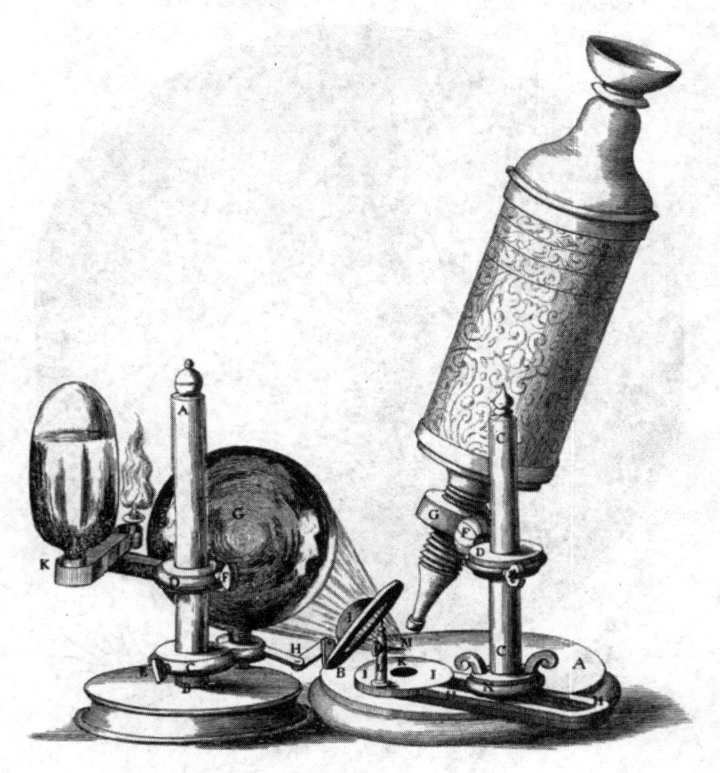

图 4-12 罗伯特·胡克的显微镜

1834 年日本兰学家宇田川榕庵所著的《植学启原》中第一次将 Cell 译为“细胞”,1858 年我国植物学家李善兰在其著作《植物学》中也使用“细胞”作为 Cell 的中文译名。这些小格子以不同的形态陆续在植物、动物的标本与活体中被观测,这些观测也奠定了细胞生物学在现代生命科学的核心位置。

继望远镜、玻璃实验器皿之后,玻璃以显微镜的重要构成部分,再一次走入了科学的殿堂,接受万众的瞩目。

与望远镜不同,显微镜的历史事实上非常悠久。科学家曾发现,在距今大约 4 000 年前,就曾有过与透镜相似的物体。在公元前五世纪,希腊就有用水填充的具有光学特性的球。显微镜的发现,尚无法确切考证,目前认为起源于大约 400 年前的荷兰眼镜制造行业。有多名眼镜制造商和科学家声称发明了显微镜。

前期的发明者们并没有意识到显微镜的巨大科学价值,直到有两个人开始在科学上使用显微镜。第一个是意大利科学家伽利略,第二个是荷兰亚麻织品商人列文虎克。

在上一节提及的英国皇家学会会长罗伯特·胡克,也是牛顿的前任会长,继续改进了列文虎克的显微镜技术,设计了三镜片显微镜结构。胡克被认为是第一个使用三镜片的人,目前仍有显微镜采用三镜片设计。胡克与牛顿有着长期的争论,这导致他去世后少为人知。1703 年,胡克在落寞中去世。不久之后,牛顿成为英国皇家学会的主席。随后,英国皇家学会中的胡克实验室和胡克图书馆被解散,胡克的所有研究成果、研究资料和实验器材或被分解或被销毁。作为英国皇家学会的会长,罗伯特·胡克甚至连一张肖像画都没能留下。

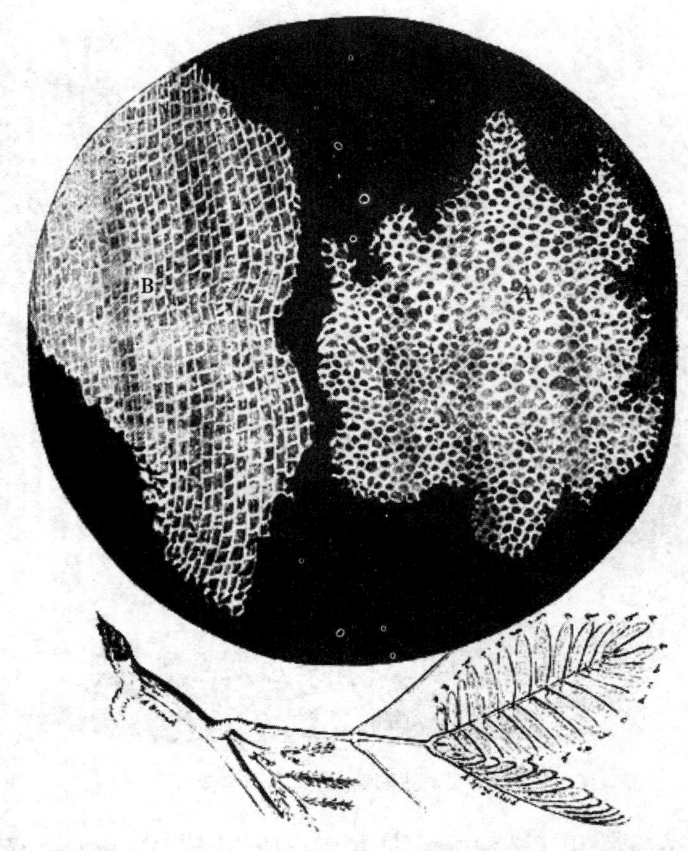

图 4-13　小格子与含羞草叶片（胡克通过显微镜观测并绘制的含羞草细胞）

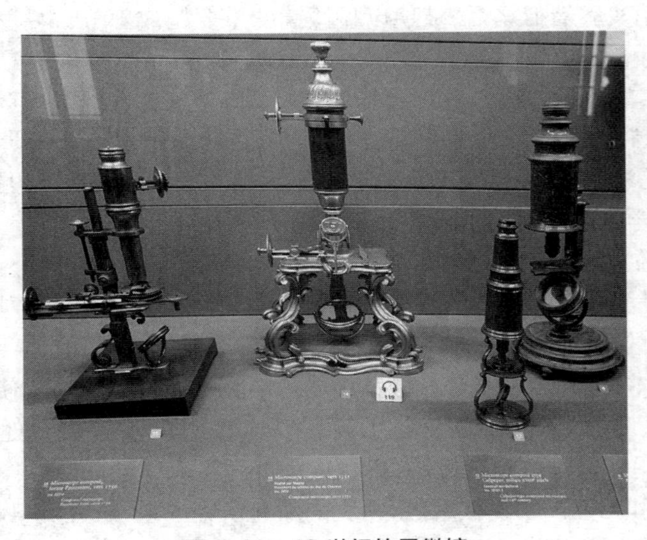

图 4-14　18 世纪的显微镜

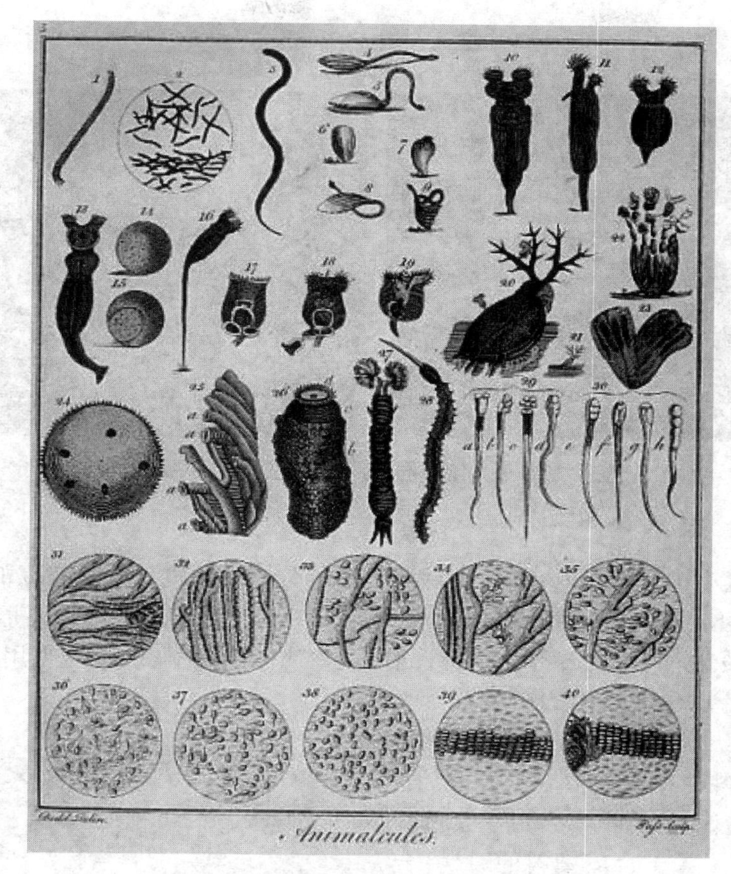

图 4-15 列文虎克观察并绘制的微生物图片

19 世纪中叶，欧洲的科学和医学突飞猛进，科学家们开始致力于探索生物体的结构。1847 年，马蒂亚斯·雅各布·施莱登（Matthias Jakob Schleiden）建议他的学生卡尔·蔡司（Carl Zeiss）生产简单而精确的显微镜。世界上最为著名的显微镜制造商走上了历史的舞台。

1860 年加盟蔡司公司的恩斯特·卡尔·阿贝（Ernst Karl Abbe），提出了阿贝极限，奠定了显微成像理论的基石。该原理指出，光学显微镜分辨率的极限，大约是可见光波长的一半。可见光中波长最短蓝紫光，其波长为 0.4μm。那么，对于距离小于 0.2μm 的两点，我们将无法分辨出这是两个点，这就是“阿贝极限”。比如病毒的直径通常在 0.02~0.3μm，那么就无法用光学显微镜观测。阿贝在一系列试验中，发现了能够围绕光轴形成清晰图像的（阿贝）正弦条件，并提出了数值孔径（N.A.）的概念。

在随后的 150 年里，光学显微镜在生命科学研究中发挥了不可估量的巨大作用。在 21 世纪，光学显微镜的设计终于突破了阿贝极限，目前已经可以分辨数十纳米的微小结构。显微镜的种类也在不断扩展，按显微原理可分为偏光显微镜、光学显微镜、电子显微镜和数码显微镜等。超高分辨率的显微镜带来的对于世界的进一步微观观测，正在帮助人类逐步完善对于分子、细胞与生命的认知。

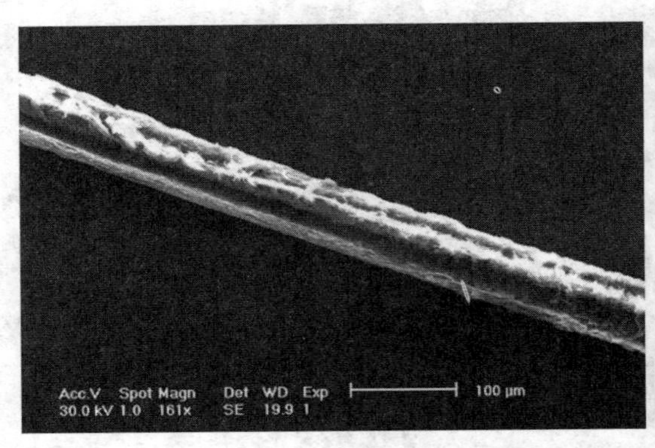

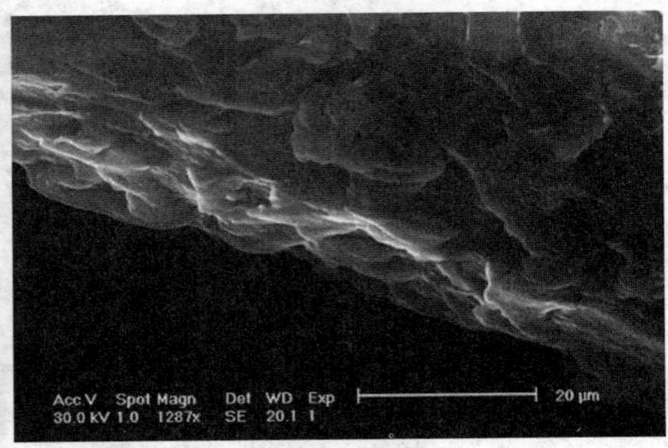

图 4-16 使用电子显微镜观察到的人类的头发

在科技发展史中，还有另一项生命观测技术的分支值得世人致以崇高的敬意，那就是与显微镜相辅相成的染色技术。人类与生俱来的对五光十色的追求，使生命科学的研究迈入了全新的殿堂。早在 1.5 万年以前，北京周口店的山顶洞人，就懂得用含有红色氧化铁的矿物涂绘所居住的山洞。在新石器时代，人类就已经开始应用赭黄、雄黄、朱砂、黄丹等矿物颜料在织物上着色。1856 年，珀金在试图制造奎宁时，偶然合成了紫色的染料，至此开启了人工合成染料的时代，合成化学的伟大力量开始显现。合成的染料，带来了鲜艳的服装、精美的图画，也推动了显微科学的发展。

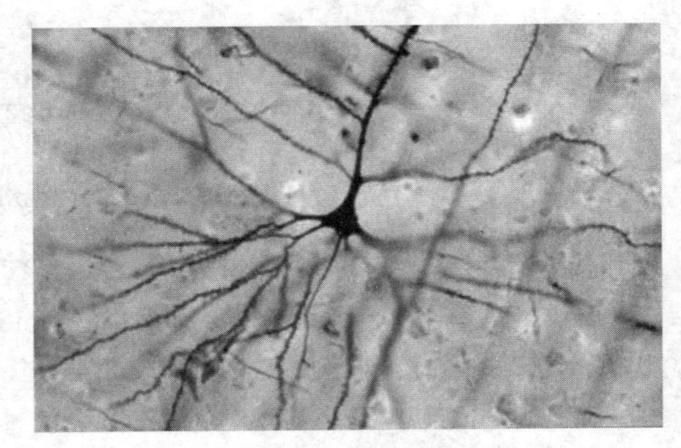

图 4-17 使用高尔基染色法标记的大脑中的椎体神经元

在细胞的世界中，科学家们观察到了青蛙卵的增殖、细菌、精子，以及细胞的大体结构，但一切似乎止步于此。科学家们把新鲜制备的大脑切片放在显微镜下，发现样本呈均一的奶油色，组织细胞之间没有明显的色差。生命科学的研究等待着技术的进一步发展。在微观的世界里，如何特异性地标记出某一种物质或结构，以进行有针对性的观察、测量与操作呢？基于蓬勃的人工染料合成工业，为了识别单一的细胞或组织，科学家们开始寄希望于将细胞进行染色。

1867 年，德国生理学家马克斯·珀尔斯（Max Perls）使用的普鲁士蓝染色（Perls'Prussian blue）；1873 年，卡米洛·高尔基（Camillo Golgi）发现的用于神经元染色的银染法，这种方法只能染一小部分神经元，其稀疏性让人们可以在密密麻麻的脑细胞中，清晰地看到特定的几个神经元的结构以及这些神经元之间的联系；1876 年化学家 N·威斯沃兹（N.Wissowzky）首先联合使用了苏木精和伊红，确立了苏木精 - 伊红染色法（H & E stain）。随着化学合成工业的发展，大量的染料被用于微观世界的观察。

不同于物理学与化学,生命科学的研究对于颜色有着强烈的需求。将染色从应用领域扩展到了生命科学领域之后,生命科学就与颜色产生了不解之缘。细胞染色法此后不断扩展,简单染色法、革兰氏染色法、瑞氏染色法、吉姆萨染色法、细胞免疫荧光染色法等多种方法,不断为生命科学研究提供支持。

第五节　生命构成的微观研究——显微镜下的美丽世界

显微镜的发明与发展,使生命科学研究得以进入微观的层面,在这里人类看到了一个全新的世界,看到了细菌、肌纤维、DNA……显微镜改变了人类对于疾病的认识,也改变了医学的进程。

1632 年出生的列文虎克是微生物学的开拓者,他制作显微镜的技术远超同代,其部分显微镜制作工艺至今仍是个谜。

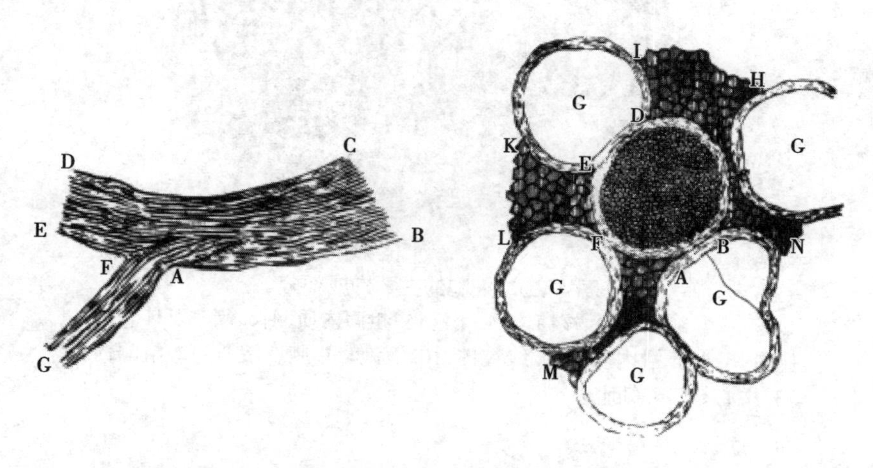

图 4-18　列文虎克所绘制的神经的纵向及横向切面图

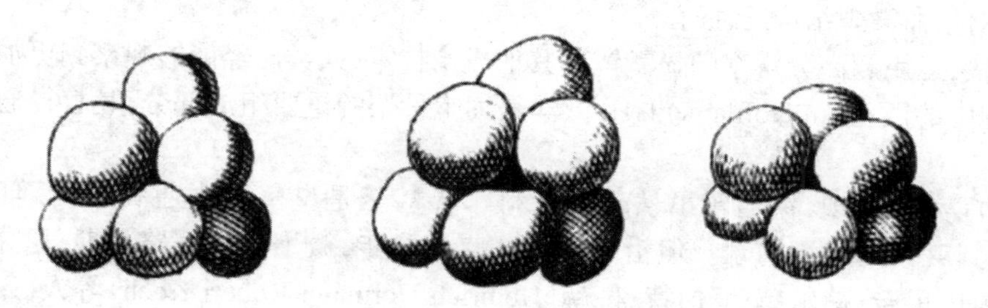

图 4-19　列文虎克所绘制的酵母细胞

在列文虎克之后,1665 年,英国博物学家、发明家罗伯特·胡克用自己制造的显微镜观察软木塞的薄切片,发现了一个个极小的格子。后续的大量研究,包括法国博物学家让 - 巴蒂斯特·拉马克(Jean-Baptiste Pierre Antoine de Monet, chevalier de Lamarck)、法国植物学家约阿希姆·亨利·杜托息(René Joachim Henri Dutrochet)等学者的研究逐步证实,这些小格子(即细胞)正是生命的基石。现在人们知道,细胞是生物体的基本结构和功能单位,原核细胞的直径平均为1~10μm,真核细胞的直径平均为3~30μm。目前已知的所有生物,除病毒之外均由细胞组成。

此后,显微镜与染色技术的发展,促进了对细胞的内部结构的观测和计量。细胞核是最早被发现的细胞器,实际上列文虎克在1719年绘制红细胞的示意图时,就已经观察到并且绘制了细胞核。随后,细胞的结构逐渐清晰,细胞主要由细胞核与细胞质构成,表面有细胞膜,高等植物细胞膜外有细胞壁。

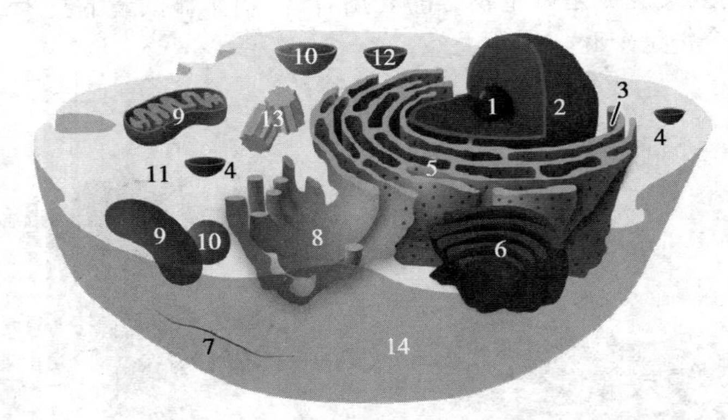

图4-20 细胞的主要构成部分

1. 核仁;2. 细胞核;3. 核糖体;4. 小泡;5. 粗面内质网;6. 高尔基体;7. 细胞骨架;8. 光滑内质网;9. 线粒体;10. 液泡;11. 胞质溶胶;12. 溶酶体;13. 中心粒;14. 细胞膜

染色技术的发展,也促进了对微观结构的观察和观测。使用不同的染色技术,科学家们能够把不同的组织染成不同的颜色,这大幅度提高了组织的分离与标定的速度和精度,也促进了我们对生命微观结构的理解。

在当代,运用超高分辨率的显微镜和其他成像技术,人类已经能够观察到更加微小的结构,如细胞中的微丝(microfilaments)。微丝是细胞骨架的重要组成部分,其直径通常为7nm左右。

列文虎克的发现,在当年虽然受到了科学界甚至是皇室的欢迎和重视,但人们并没有意识到其巨大的应用前景。但沿着列文虎克的脚步,微生物学家路易斯·巴斯德(Louis Pasteur)、海因里希·赫尔曼·罗伯特·科赫(Heinrich Hermann Robert Koch)等人,逐步打开了研究微生物的大门,拯救了千百万的生命,推动了现代医学的发展。

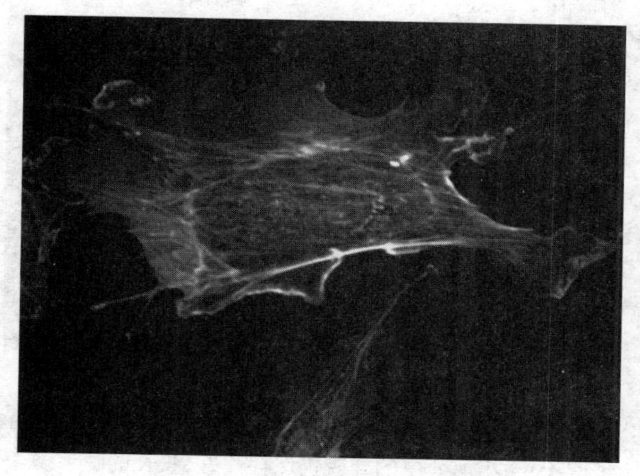

图 4-21　内皮细胞的荧光图像

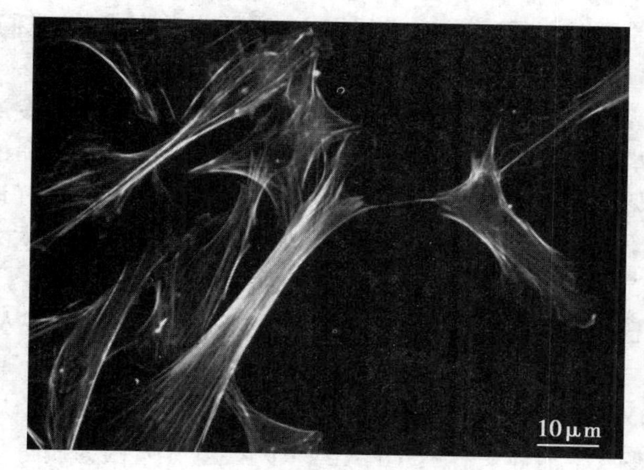

图 4-22　经染色成像的微丝

第六节　生命的终止——对死亡的理解

生和死，从古至今都是哲学和宗教所热烈探讨的一个问题。生命是什么，死亡又意味着什么？在古代，人们无法面对生命的终结，于是在很多宗教和文化传说里，生命是以轮回的方式出现的，人死亡之后只是进入了一个新的轮回，生命并没有真的消失。在很多文化中，由于人们认为死亡并不是生命的终结，因而发明了各式各样的防腐术将尸体保存起来，等待再次的苏醒。

在我国古代，对于生死也有着哲学上的思考。《论语·先进篇》中记载，孔子的学生子路曾向孔子请教什么是死亡，孔子回答说，未知生，焉知死。孔子的理念，具有超前性，他认为要想知道死亡是什么，必须先明确生命是什么，生命有哪些特征。庄子认为人是“气”的一种存在形式，“人之生也，气之聚也，聚则为生，散则为死”。因而人应该尊重自然并顺应自然，生命到来的时候不应该为之喜，而当生命结束的时候，也不应该抗拒，不要以之悲。这体现了我国古人面对生死的豁达态度。

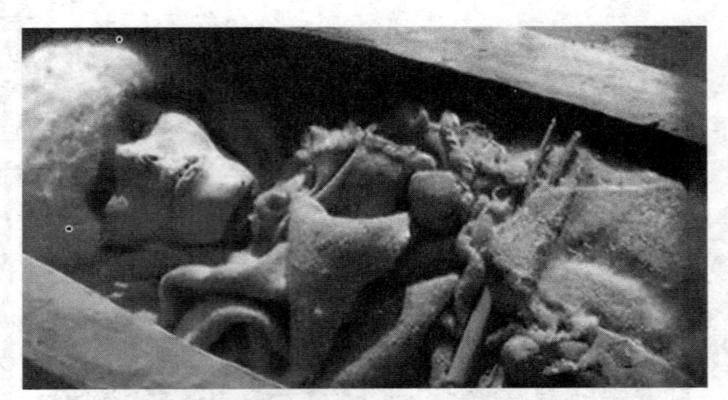

图 4-23　历经千年仍保持美丽的小河公主

小河公主由中国考古学家于 2003 年在新疆罗布泊小河遗址发现，虽然经历了四千年，小河公主的样貌仍保存完好，长长的睫毛微微卷曲

对于生命和死亡，在文学作品中也有大量的描述，有的歌颂生命的伟大，有的描写死亡的不易。但是要给生命的终结下一个明确的界定，却是非常困难的，我们可能的确需要沿着孔子所说的道路，首先研究生命是什么。

生命和非生命的界限，如果沿着历史长河来看，却是随着科学的发展而不断变化的：动物、植物是生命这是毋庸置疑的，人们可以很容易地分辨它们与非生命的区别；伴随着显微镜的发展，人们又发现了一些肉眼不可见的浮游生物，这些也可以很好地归结为生命体；然后细菌也出现在了人们的视野里，细菌可以归为有生命的，这也没有太大的争议；可是随着显微技术的发展，人们又观察到了一类更小的东西——病毒，病毒除了拥有 DNA 或 RNA 来传递遗传信息外，几乎没有其他可以认为是生命的特征，因而有很多人认为病毒并不属于生命。

尤其是朊病毒的发现，更模糊了生命与非生命的界限。有很多人认为病毒是属于生命体的，因为病毒跟大多数生命体一样有 DNA 或 RNA，也有人认为病毒"存在于化学与生物的边界"。但朊病毒并没有 DNA 和 RNA，它们只是一个蛋白颗粒。如果将朊病毒归类于生命体，那么生物学中很多定义都需要重新改写了。由此可以看出，生命体和非生命体的分界并不是那么明确，且随着科学的发展这一分界也是不断变化的。

从生命体和非生命体的分界我们可以看出，生命的形态是多种多样的。那么不同生命形态的终结是不是也应该是不同的呢？定义人类与定义一个单细胞生物的死亡标准肯定是截然不同的。判定人的死亡的标准，也是随着人类文明的发展而不断发展的。最初人们判断一个人是否死亡，是基于这个人有没有呼吸或心跳，因为呼吸和心跳是一个人活着的最显著的特征，且对呼吸和心跳的检查简单、可靠。在很长的历史时期，人们一直依靠呼吸或心跳来判断一个人的生命是否终结。

随着技术的发展，人们对心跳的检测也越来越准确，19 世纪听诊器的发明增加了心脏听诊的准确性，此外 20 世纪心电图的出现则成为了心搏停止的金标准。但是依靠心跳来判定一个人的死亡仍旧存在很大的缺陷。随着医学的发展，科学家们发现，在适宜的条件下，心脏即使离体后，仍然可以保持长时间的跳动，因此心跳是独立于生命体的一种生理机能，心脏的跳动并不完全等价于生命整体的存在。由于采用心搏停止作为判定死亡的标准，在历史上有很多死而复生的案例。在西南非洲卡拉哈的干燥沙漠中，布须曼人把心脏不再跳动的死人埋在浅墓中，但多次发现这种“死人”从墓中爬出来。1919年10月27日，德国的一个护士为了自杀而吞服了一种中枢神经抑制剂，心跳、呼吸停止后被断定为死亡，但是在警察例行的开棺照相时，发现“死者”喉部有轻微活动，于是立即送医院抢救，复苏成功。以上例子都说明心脏的停跳作为死亡的标准存在很大的缺陷。

尤其是当呼吸机和心脏起搏器发明后，维持呼吸和心跳并不能说明生命继续存在，因而现在普遍采用的死亡标准是脑死亡。1959年，法国的科学家皮埃尔·莫拉雷(Pierre Mollaret)和古隆(M.Goulon)首次描述了脑死亡的状态。在这种状态下，患者依靠呼吸机维持呼吸和循环，但是缺乏反射和脑电活动，长期处于昏迷状态。他们把这种状态称为“超越昏迷的状态”。1968年，美国哈佛大学的死亡定义特别审查委员会提出了脑死亡的概念。此后脑死亡的观念慢慢得到民众的支持和接受，脑死亡逐渐成为了判定死亡的一个新的金标准。

但可以预见，伴随着未来科技的发展，如果医疗技术能够让已经进入脑死亡状态的病人大脑重新恢复神经元的放电和脑电活动，甚至重新苏醒，那么判定人类死亡的标准还要再次改写。

第七节　生命科学与医学

生命科学与医学密不可分，在后续的章节里我们会列举具体的研究用以证明二者的紧密关系。这里简单回顾一下本章开始时所探讨的生命科学与医学中的一个有趣的联系——熵增原理。

在热力学中，熵是系统的热力学参量，它代表了系统中不可用的能量。熵增原理，即在一个孤立系统中，熵的变化只能增加不能减少，要减少它的熵，外界必须对它做功。换句话说，在绝热条件下，一切可能发生的实际过程都使系统的熵增大。

用一个生活中的例子来说明熵增原理。房间的桌子上放了一杯冰柠檬水，当柠檬水中的冰块融化时，热量从温暖的房间转移到了这杯水中。冰块融化，房间和冰柠檬水所构成的系统的总热量不变，但熵却变了。柠檬水升温，其熵增加。房间温度降低，其熵降低，但降低的熵却小于柠檬水所增加的熵，进而导致系统整体熵增。熵增原理有悖于我们的常识，具体的推导和证明已超出了本书的范畴，感兴趣的读者请自行查阅，其英文为*Increasing Entropy*。

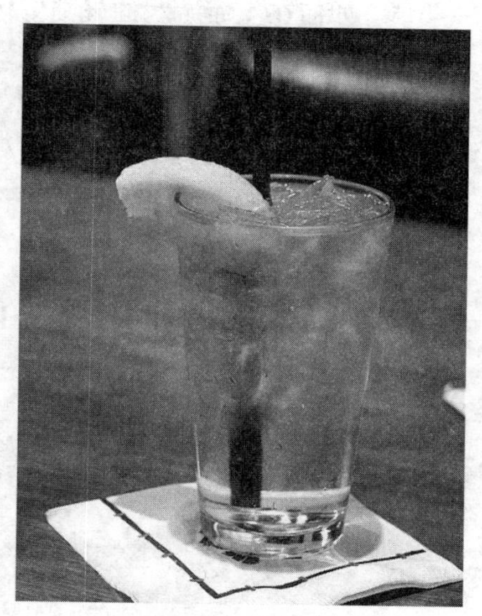

图4-24　熵增原理

当一杯冰水在房间中融化时，对于冰水和房间所构成的系统，其总热量不变，但熵增加

薛定谔，奥地利物理学家、量子力学奠基人之一，曾在1944年著《生命是什么》一书，用热力学、量子力学和化学理论来解释生命的本质。薛定谔是如此描述这个问题的：“生命的特征是什么？一块物质什么时候可以说是活的呢？那就是当它继续在‘做某些事情’，运动，新陈代谢，等等，而且可以指望它比一块无生命物质在相似情况下‘维持生活’的时间要长很多。”

薛定谔用物理学精妙地描述了生命的本质,即维持自身的有序性,避免熵增。那么医生呢,医生的职责是什么?医生的任务,即是在生命体出现熵增,且不能主动修复这种熵增的情况下,通过积极干预达到降熵的目的。

各式各样的医院,分类无比专业的各类科室,无论温和还是严肃的医生,无一例外地都在帮助生命体重新回到有序,或者至少尽可能延缓生命体走向无序,即死亡的进程。生命科学的相关研究,旨在探索有机体熵增的因果关系,进而用理论武装医生的工作。

医生,正是这个世界上奋力和熵增原理搏斗的人!

(刘 昱　陈 默　郭庆臣)

习　题

1. 显微镜在生命科学研究中的作用是什么?
2. 超高分辨率显微镜的基本原理是什么?
3. 细胞生物学在临床医学中有哪些应用?
4. 你如何理解生命和非生命的区别?
5. 如何在生命游戏的规则下构建一个可以“存活”的生命形式?
6. 生命体为了维持“负熵”,进化出了哪些器官与系统?

第五章

灵魂与意识的研究
——信息的感知、储存与计算

第一节　古代的灵魂与意识观念

当生命本质的面纱在我们面前逐渐揭开，困扰人类的终极问题——我们是否具有独立于身体以外的意识与灵魂，也在生物学、神经科学、计算机科学、物理学、数学等领域的联合逼近下逐步清晰。

在进入本章节的讨论之前，读者们或者想进入神经科学或者意识研究相关领域的学生们请务必思索这样一个问题：是否存在着独立于肉体的自由意识？这个问题不仅隶属于科学的领域，同时也关乎社会与道德等更深层次的方面。如果人体只是依靠食物提供动力的精密仪器，如果喜爱与憎恶只是神经信号的传导，那么道德立于何处，社会的精神基石是什么？

在有记载的人类文明中，几乎没有依据纯粹的机械论所组织的社会形态，几乎所有的社会组织形态都以爱、信用和忠义作为基本的精神要素，人类都是万物之灵。虽然观测数据越来越多，却指向了同一个"惊人的假说"——人类的肉体，是一个精密的动力结构。但是是否能够以这样的假说构建完整的社会体系，是意识研究中不可避免的悖论问题。

在跟随时间的脚步去领略灵魂研究的壮阔之前，让我们先回顾一下在人类历史的数千年长河中，我们对于这个终极问题的思索。《庄子·齐物论》有云："昔者庄周梦为蝴蝶，栩栩然蝴蝶也，自喻适志与，不知周也。俄然觉，则蘧蘧然周也。不知周之梦为蝴蝶与，蝴蝶之梦为周与？周与蝴蝶，则必有分矣。此之谓物化。"

人对自然及自身的主动探索，贯穿于人类文明的每一个阶段。在远古时期，科技不发达，人类对一些现象无法找出合理的解释，于是鬼神之说出现了。人为什么会做梦，梦及人的意识到底是什么，这些一直是困扰人们的问题。这些问题，即使在科技发达的今天，仍不能完全给出答案。当人类无法解释自己的意识的时候，灵魂这一既无法证实也无法证伪的概念出现了。中国的灵魂观念是很悠久的，早在先秦时代中国古人就对灵魂有了一定的认识。《左传·昭公七年》中说："人生始化为魄，既生魄，阳曰魂。"由于肉体是物质的，古人无法否定肉体的存在，但是又无法解释为何人类有自我意识，在肉体之外就想象出了一个虚幻的灵魂。

灵魂虽然不是客观存在的，但是关于它的认识也不是停滞不前的。随着历史的发展，关于它的理论逐渐完整。由于肉体的腐烂是可以实际观察到的，人类只能直面这一现象。出于对死亡的恐惧，人类想象出了灵魂不灭。宗教也利用这一点来对人的思想进行统治。在漫长的历史长河中，人类创造出了一个完整的灵魂世界。

灵魂是意识的载体，在很长的历史中一直占据主导的地位。但是唯物主义思想也在逐渐地萌芽和发展。唯物主义摒弃了灵魂这一虚构的概念，在人体之中寻找意识的载体。心脏是最早被认为是意识载体的器官。《礼记》中说“总包万虑谓之心”。《孟子·公孙丑》认为：“心之官则思，思则得之，不思则不得也。”最初人们之所以认为心脏是意识的载体，可能由于心脏活动的改变，在人体情绪变化时更加易于观察，比如当人紧张时会心跳加速。心脏与人的思绪的相关性使得古人认为两者之间有因果性。在西方，古时候也认为心脏是意识的载体。亚里士多德认为人之所以会产生各种的心理活动，主要是因为人的心脏不停地跳动，人的眼睛、耳朵等感觉器官将获得的各种感觉汇集到心脏而产生了人的各种心理活动。他在其著作《论灵魂》对清醒、睡眠、感觉记忆等进行了系统的论述，声称心脏是思维和感觉的部位，脑的作用是把血液冷却下来。

虽然心脏是意识的载体在古代一直占据主导地位，但是也有很多人开始探索脑在意识中的作用。《素问遗篇》说：“心为君主之官，神明出焉，神失守位，即神游上丹田，在帝太一帝君泥丸宫下。”《黄帝内经太素》中说“头者，精明之府也”。明代李时珍提出“脑为元神之府”。明末到清朝时期，由于西方文化的传入，人们对脑的认识更加清楚。清代医生王清任所著《医林改错》明确地说出了“灵机记性，不在心在脑”。早在公元前 5 世纪，西方的希波克拉底就提出了“我们的愉悦、欢乐、笑声和诙谐都来自脑，而且仅仅来自脑；还有我们的忧愁、痛苦及爱恋和哭泣。特别是，我们用脑来思考、观看和倾听，用脑来辨别美与丑、善与恶、欢乐与不快”。盖伦对动物脑的解剖作了准确而详细的描述。他看到了胼胝体。其证明喉返神经管理发音的实验为他赢得了首创实验研究的美誉。

虽然大脑作为意识的载体的认识已有很长的历史，但是对大脑的具体组成成分一直没有清楚的认识。在古代意识活动一直被认为是“空气”样东西的活动，像灵魂、元气，微小颗粒等。希波克拉底认为体液即是人体性质的物质基础。他在“四根说”发展为“四液说”的基础上，进一步加以系统化。希波克拉底认为人体中有四种性质不同的液体，它们来自于不同的器官。其中，黏液生于脑，是水根，有冷的性质。观测所带来的理论在 15 世纪之前，止步于此。

第二节　电——灵魂的载体

生命科学的研究使我们关于自身的知识不断累积，人体的运动由肌肉、骨骼系统执行，人体的循环由心脏血管系统执行，但这些知识，并不能否定身体与灵魂的并存。正像机械需要动力才能运转，人体是否也需要灵魂力量的推动？如同痴迷于通过电与灵魂交流的物理学家克鲁克斯一样，在 17 世纪，数不清的物理学家、生理学家、医学家，把对电和灵魂的研究交织向前推进。

最初对电的观测，就充满着神秘的色彩。1660 年，牛顿的继任者豪克斯比在摩擦静电起电机上，看到了灵异的绿色光芒。从此开始，在商业利益的驱使下，电的现象开始被用于表演与炫耀灵异。但以严谨的态度，对电学现象进行的观测与理论研究，也在同时进行。1729 年，英国人史蒂芬·格雷（Stephen Gray）发现导体和绝缘体的区别；1745 年，荷兰莱顿的皮特·范·穆申布鲁克（Pieter van Musschenbroek）发明了能保存电的莱顿瓶——这是电容的雏形；1747 年美国的富兰克林提出电荷守恒定律；1785 年，查利·奥古斯丁·库仑（Charles-Augustin de Coulomb）提出了电荷的作用力与距离平方成反比的定律；1799 年，亚历山德罗·朱塞佩·安东尼奥·安纳塔西欧·伏特（Alessandro Giuseppe Antonio Anastasio Volta）制造了第一个能产生持续电流的化学电池——伏打电堆；1800 年安东尼·卡莱尔（Anthony Carlisle）和威廉·尼科尔森（William Nicholson）第一次在化学领域引入电解；1811 年，戴维用 2 000 个电池组成的电池组制成了碳极电弧；1820 年，丹麦的自然哲学家汉斯·克里斯汀·奥斯特（Hans Christian Ørsted）发现电流的磁效应——电产生磁；1825 年威廉·斯特金（William Sturgeon）发明电磁铁；1831 年，迈克尔·法拉第（Michael Faraday）发现电磁感应现象——磁产生电；1833 年约翰·卡尔·弗里德里希·高斯（John Carl Friedrich Gauss）和马克西米利安·卡尔·艾米尔·韦伯（Maximilian Karl Emil Weber）制造了第一台单线电报；1839 年，欧内斯特·维尔纳·西门子（Ernst Werner Siemens）等人发明电镀；1861 年亚历山大·格雷厄姆·贝尔（Alexander Graham Bell）发明了电话。

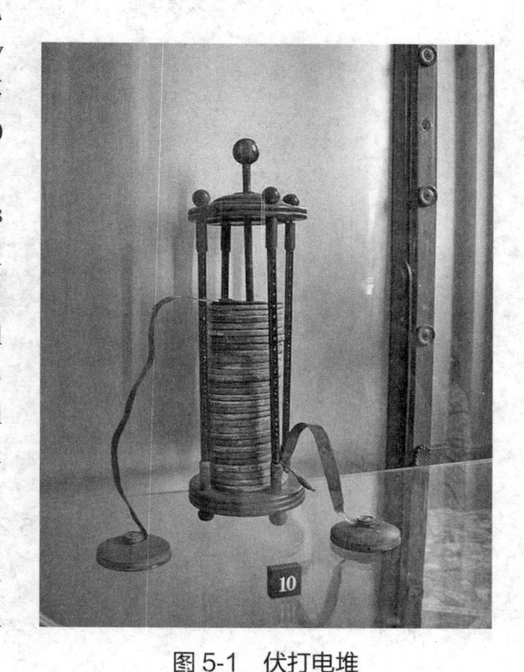

图 5-1　伏打电堆

伏打电堆是由多层金属锌环和铜环叠合而成，其间用浸透盐水的纸或呢绒环间隔，锌环、铜环如此重复放多层，便产生了明显的电流。这是世界上第一个发电器

在探索的脚步开始解开电的神秘面纱的同时，电与灵魂的研究却渐渐从蓬勃走向没落。亨利·卡文迪许（Henry Cavendish），这位在物理学与化学领域均涉猎广泛的科学家，被认为是牛顿之后英国最伟大的科学家之一，与牛顿同样终身未婚。18 世纪中期，卡文迪许通过莱顿瓶储存了电鳐的放电，并比较电鳐的放电与起电机所产生的电，发现两种电的性质相同，第一次确定了生物可以产生电力。

1771 年，通过把电这种神秘的现象，与意大利传承千年的解剖学相结合，路易吉·奥利西奥·伽尔瓦尼（Luigi Aloisio Galvani）观测到了起电机与莱顿瓶的电力可以使死去的肌肉重新获得运动的能力。电与灵魂似乎产生了连接，人们看到了打破生与死界限的希望。

后续无数的实验试图通过电的力量，让死去的躯体重新获得生命，但都以失败而告终。现在，仍有一些试图把物理学的发现，与灵魂相联系的相关理论与推测，例如量子灵魂、暗物质与灵魂等。但这些推测缺乏直接的观测证据。在对灵魂的研究失败的同时，生命科学的研究蓬勃向前发展，研究的成果越来越倾向于认为，人体是大自然所创造的无比精密的结构。

对灵魂的观测，在历史上开始走向没落，电并不是生命与非生命的本源区别。然而对电可以导致的这些奇异现象的研究在神经科学的后续发展中发挥了不可磨灭的作用。

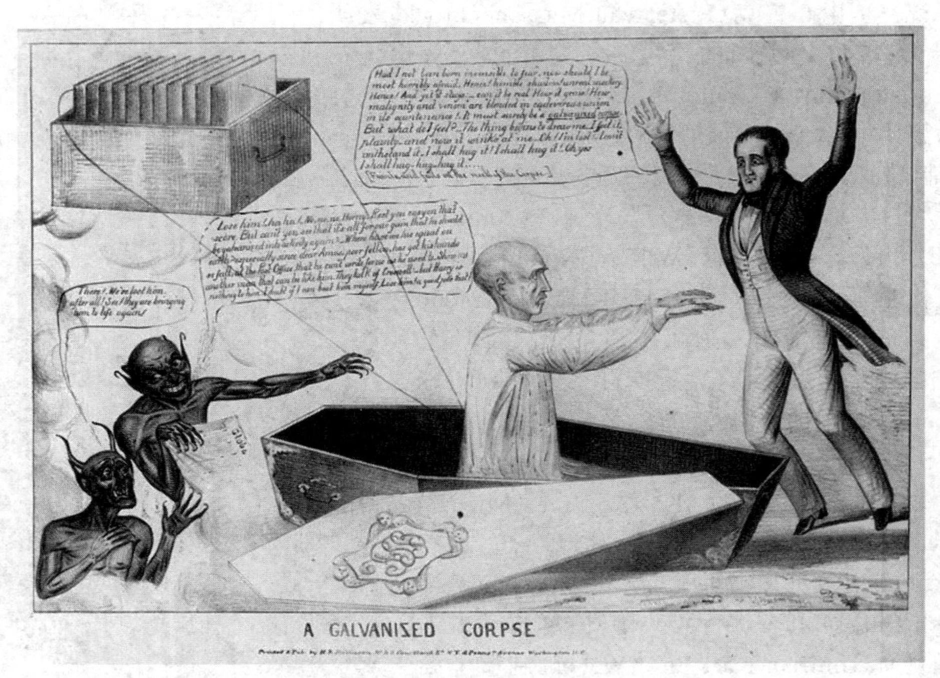

图 5-2　通电后的死尸

18 世纪末至 19 世纪初，很多科学家开始用脉冲电流来刺激肌肉，甚至是死尸。在一些记录中，死尸甚至能在电流的刺激下坐起，举起手臂，产生各种表情。但毫无疑问，没有任何人能使死尸复活

第三节　神经元——大脑中感知、存储与计算的基本单元

那什么才是灵魂的本质呢？大脑中承载的灵魂究竟来自于何处，又终将去向何方，这一切的解决得益于生命科学技术的发展，正如自然科学的其他方面所发生的一样，技术的进步带来了新的观测手段；而新的观测手段带来了新的数据；新的数据带来了神经科学的蓬勃发展。伽利略于 17 世纪将显微镜用于科学研究后，意大利人马尔切洛·马尔皮基（Marcello Malpighi）最早将显微镜用于生物组织的观察。1839 年施莱登和西奥多·施万（Theodor Schwann）提出了细胞理论。脑的解剖也开始向神经组织学深入，神经纤维的结构渐渐清楚。但是对于细胞理论是不是适用于脑发生了激烈的争论。因为那时的染色技术还不能充分地观察到大脑内细胞的存在。而高尔基染色法的出现改变了这一切。

高尔基首创铬酸盐 - 硝酸银染色法，将解剖获得的组织中的神经元和胶质细胞的细胞体和突起染成棕黑色，而未被染色的细胞呈无色，易在光学显微镜下观察、用手绘图片记录。这是人类最早的神经科学观察成像技术。这一染色方法也被命名为“高尔基染色法”。虽然高尔基观察到了神经细胞，但是以高尔基为首的很多科学家认为多个神经细胞的分支是连续的，它们形成一个整体的网络，细胞理论不适用于神经系统。

卡哈尔在同一时期也在积极开展神经组织的解剖、观察和研究。他对高尔基染色法进行了改进，即换用了更高浓度的重铬酸钾，并延长了第二步硝酸银浸泡暗处理的时间，从而获得了更充分可靠的染色样本。卡哈尔凭借着自己高超的观察能力和绘画技艺，他完成了数百幅美观、细致的神经解剖学绘图。这些绘图后来长期被用作教学的范本，直到现在仍然可以出现在教材的对应章节中。在自己观察的基础上，卡哈尔提出了神经元学说，形成了现代神经科学的基石。

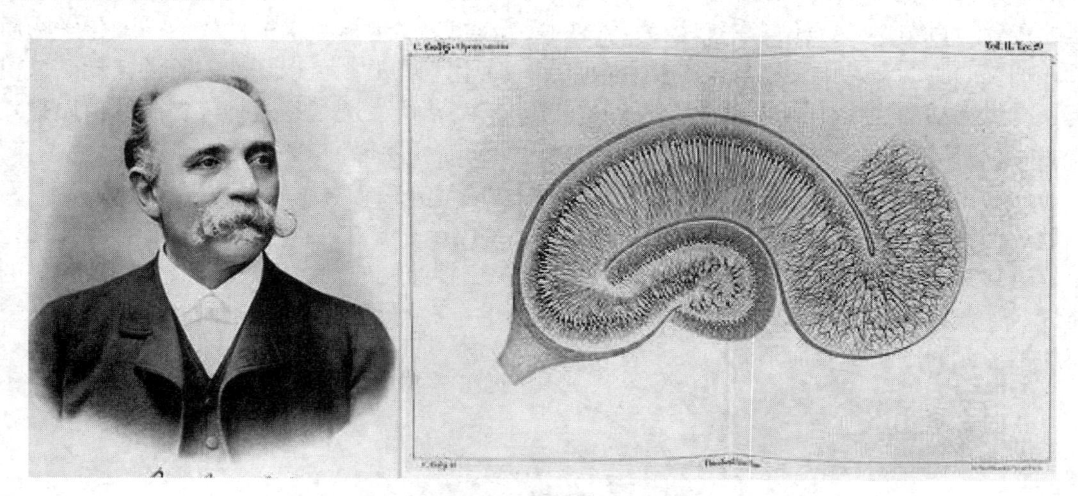

图 5-3　高尔基及高尔基染色观察到的神经组织

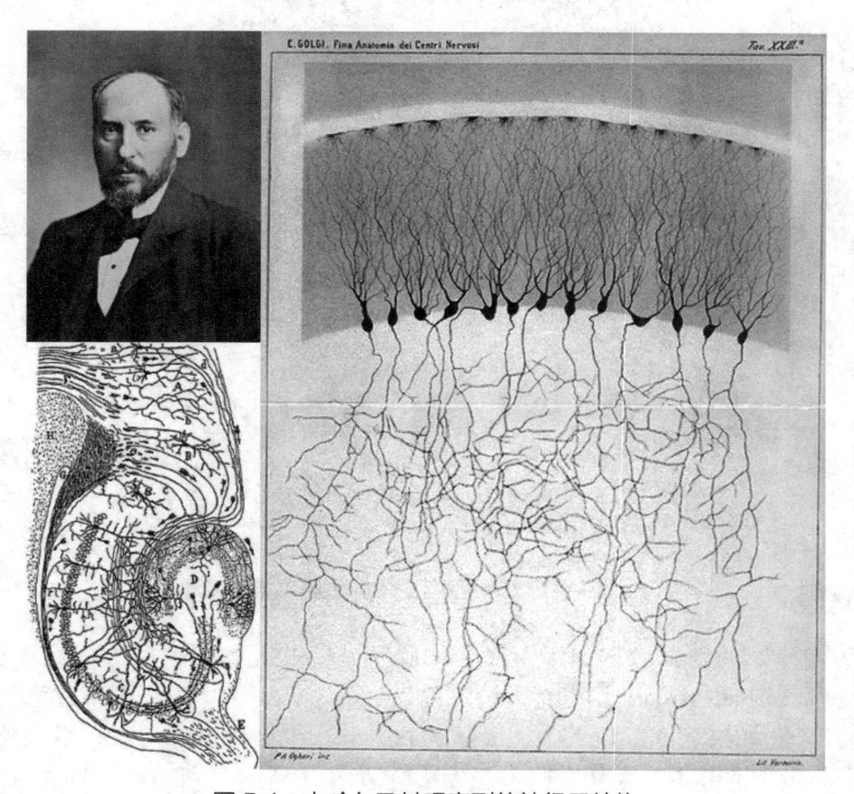

图 5-4　卡哈尔及其观察到的神经元结构

既然神经细胞是独立的个体,那么神经元之间是如何连接的呢?谢灵顿最早提出了突触的概念来描述神经元之间的连接。但是由于技术所限,当时还无法搞清楚突触的具体结构,直到电子显微镜的出现,人们才真正的观察到突触的真实结构,发现突触由突触前膜、突触间隙及突触后膜组成。神经元确实不是直接连接在一起的。

既然神经元之间不是直接连接在一块的,那么它们是如何实现信息交互的呢?化学递质的概念最早由托马斯·莱顿·埃利尔特(Thomas Renton Elliott)提出。1920年德国科学家奥托·洛维(Otto Loewi)做了一个极为巧妙的实验证明:迷走神经末梢释放的一种化学物质可以抑制心脏的活动而交感神经末梢释放的另一种化学物质则可以加速心脏的活动。这奠定了神经活动的递质传递学说的基础。到了1926年,洛维发现了迷走神经释放的递质是乙酰胆碱,这是第一种被发现的神经递质。之后人们又陆续发现了多种神经递质。

而后出现多种技术手段,都使我们对于神经元的计算方式有了新的认识。我们听到、看到、感觉到的事物来源于神经元的换能;我们幻想、记忆、怀念的美好事物来源于神经元的持续放电与突触可塑性;我们的声音、表情、动作来源于神经元的一次又一次运动计算;我们的憧憬、希望、情感与悲伤来源于神经元对未来世界的推演与预判。而大脑的功能也由于所聚集的神经元的不同功能而不同。

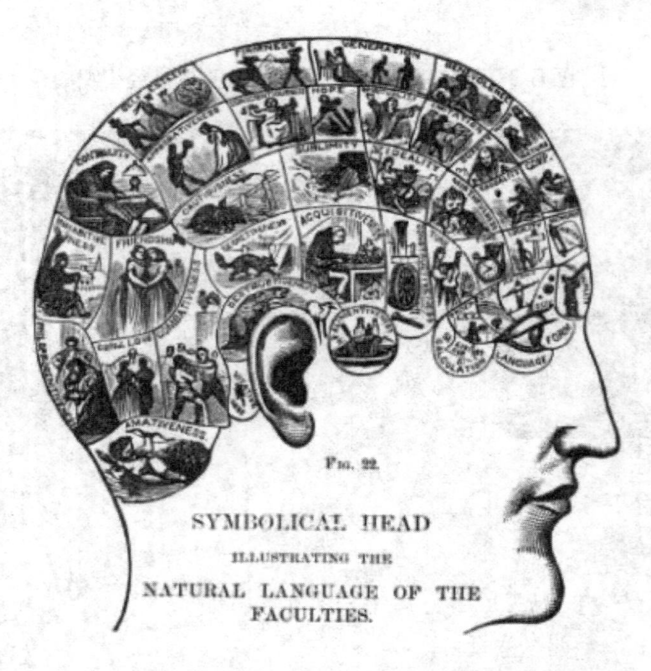

图5-5　19世纪的颅相学,最早的大脑功能分区理论

大脑功能分区的确凿证据源于布洛卡的观察。19世纪60年代,法国医生皮埃尔·保罗·布洛卡(Pierre Paul Broca)从患有失语症的患者的尸体解剖中发现失语症患者病变部位都在大脑左半球,如果病变部位发生在大脑的右半球则没有语言障碍。布洛卡观察到大脑左半球一个鸡蛋大的部位发生病变则患者无法讲话,但是他好像可以理解别人说的话,据此

布洛卡得出结论:这一区域负责语言的表达。这一区域后来被人们命名为“布洛卡区”以纪念布洛卡的贡献。大约十年之后卡尔·韦尼克(Carl Wernicke)又发现了一个区域负责语言的听觉及理解,被称为韦尼克区。从此之后大脑功能分区的概念得到了广泛的认可,这一研究领域也获得了快速的发展,各种不同的脑功能区不断被发现。

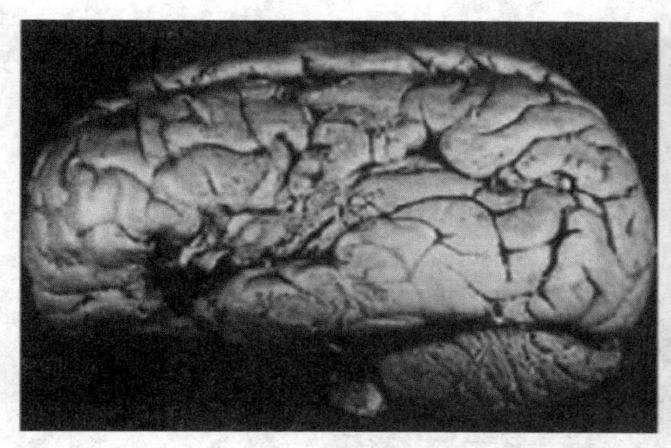
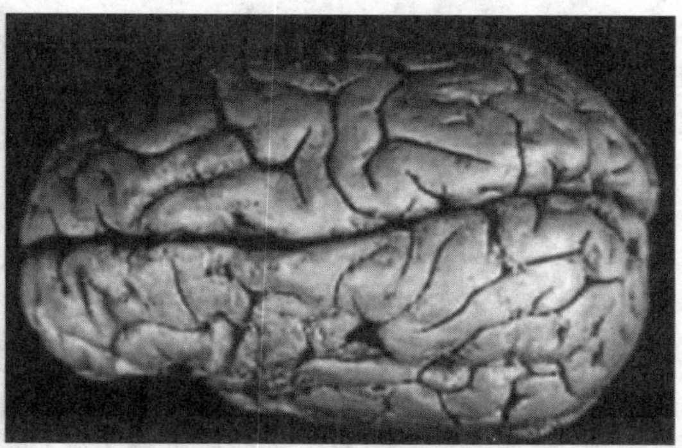

图 5-6　布洛卡的失语症病人的大脑侧面图及俯视图

第四节　精神类疾病——意识的损伤

科学的研究无时无刻不影响着医学的整体思路与治疗过程。人类认识精神与神经类疾病,与人类对于灵魂与意识的本源认知同步发展。在灵魂学说盛行的时期,对于精神与神经类疾病,也被人认为是灵魂出现了问题,各种驱魔、与恶灵战斗的方式层出不穷,通常由神职人员进行。

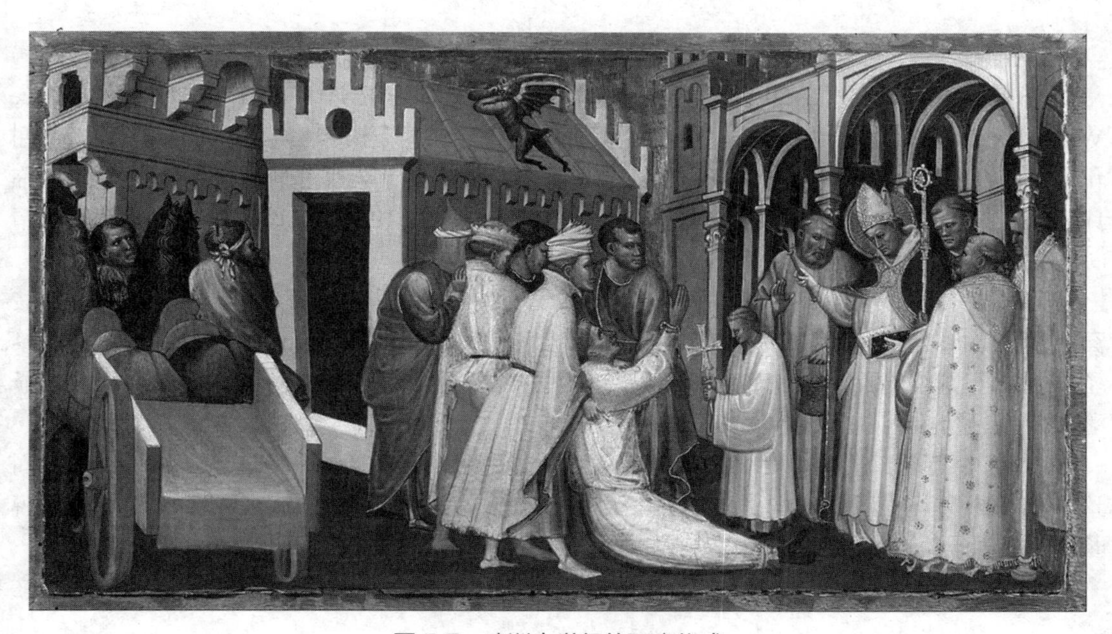

图 5-7　欧洲中世纪的驱魔仪式

随着心理学与神经科学的发展，人们对于行为的认识逐步深入。而精神分析与行为主义也逐渐成为精神与神经类疾病治疗的主要手段。这些心理、行为的治疗方式至今对于整个临床神经科学仍具有深远的影响。

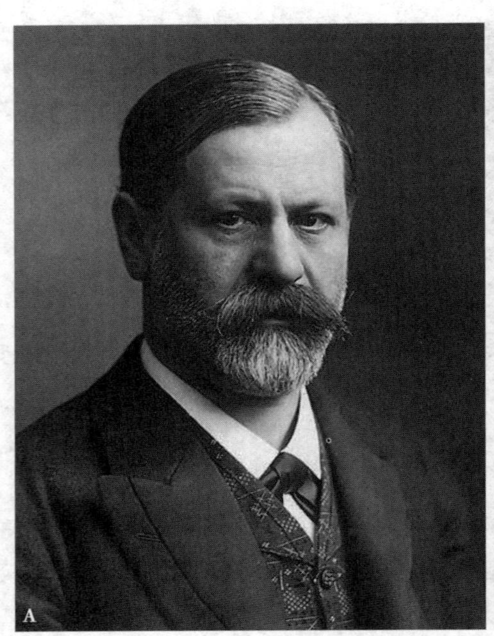
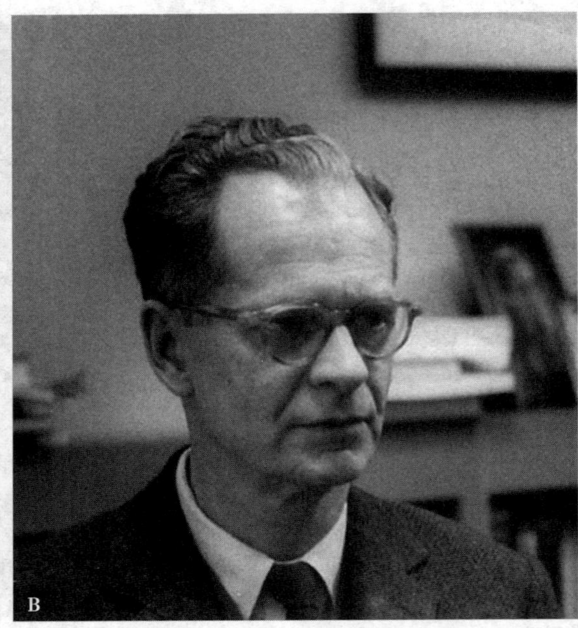

图 5-8　精神分析学派创始人西格蒙德·弗洛伊德（Sigmund Freud）（A）与新行为主义创始人斯金纳（B.F.Skinner）（B）

20 世纪早期，化学、神经生物学、药学等学科迅猛发展。人们对于精神神经类药物的渴求也一步步走向现实。1950 年，美国心血管专家罗伯特·华莱士·威尔金斯（Robert Wallace Wilkins）把利血平引入到了美国，用于治疗高血压。1952 年至 1954 年，美国科学家弥敦·谢伦贝格·克莱恩（Nathan Schellenberg Kline）与同事一起进行了利血平治疗精神分裂症的临床试验，经过治疗，70% 的精神分裂病人的症状大为好转。1954 年，利血平正式成为治疗精神分裂的药物，被推广使用。

同样在 1952 年，巴黎的外科医生亨利·拉博里（Henri Laborit）发现，当病人使用抗组胺药物氯丙嗪后，手术就可以使用更少的麻醉剂，病人术后也能得到更快的恢复。随后在巴黎圣安妮医院开展氯丙嗪治疗精神病的临床试验中发现，氯丙嗪对于躁狂的病人有着极其显著的效果，研究结果在医学界引起了轰动。

由此，精神神经类疾病的治疗从驱魔时代、行为时代正式走向了药物治疗的新纪元，而这一切与人类认识意识本源的过程密不可分。科学的进步，使精神病人第一次有可能摆脱长期住院甚至监禁的痛苦。

第五节 计算机——电路的感知、存储与计算

数千年的进化赋予我们大脑感知、存储信息与计算的能力，如何拓展、提高人类自身的能力，去寻找这些功能的辅助方式，相关探索在人类历史的长河中不断涌现。现在，计算机领域，作为辅助人脑的强大领域，同时作为迭代最快速的学科，与神经科学研究相辅相成、并行前进着。

远古时期，人类面临的主要任务是获得食物，为了更方便获得食物，人类使用和制造了各种工具。工具的使用及制造加快了人类的发展进度。随着人类进入文明社会，计算在人们的生活中变得越来越重要。从远古时代交易数目的计算到现在复杂的金融系统的计算，计算量变得越来越大。生产类的工具只能降低人类体力的工作强度，对计算是无能为力的。为了减轻计算的困难，人类逐渐发明可了以辅助计算的工具。最初人们用小木棍辅助计算，这种小木棍被称为“算筹”。随着生产的发展，利用小木棍进行计算的局限越来越明显，更加先进的计算工具—算盘出现了。我国是发明算盘最早的国家，算盘为我国古代的生产生活运算，提供了极高的准确率和较快的计算效率。

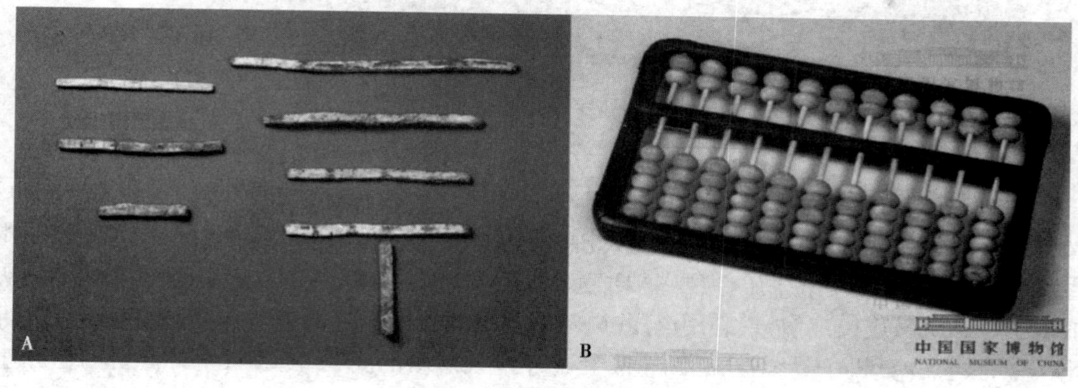

图 5-9 算筹及算盘
A 图的算筹为西汉时期的铅算筹；B 图为明朝时期的算盘

算筹、算盘等只能算作辅助计算的工具，还不能称为机器。1642 年法国科学家布莱士·帕斯卡（Blaise Pascal）利用算盘的原理，发明了第一步机械式计算器，在他的计算器中有一些互相联锁齿轮，一个转过十位的齿轮会使下一个齿轮转过一位。这台计算机只能实现加减运算，还不能称为完整的计算机。1694 年戈特弗里德·威廉·莱布尼茨（Gottfried Wilhelm Leibniz）将其改进成了可以进行乘除计算的计算机。查尔斯·巴贝奇（Charles Babbage）是机械式计算机的集大成者，他于 1820 年开始着手制作设想的差分机，但是由于经费问题最终没有完成。直到 1985 年，伦敦科学博物馆为纪念巴贝奇诞辰 200 周年（1991 年），计划完全按巴贝奇的设计重现二代差分机。该计划难度超过预期，最终用了 17 年时间，直到 2002 年，才完成了二代差分机的构建。建成的机器完全实现了巴贝奇当时设计的功能，这台机器现在还在伦敦科学博物馆展出。虽然巴贝奇的差分机没能完成，但是他的很多思想对后来计

算机的发展产生了重要影响，比如他在差分机中引入了存储单元，他甚至设想利用蒸汽机驱动差分机的运行。虽然机械式计算系统不断发展，但是由于机械式系统固有的笨重、速度缓慢等缺点，最终销声匿迹。

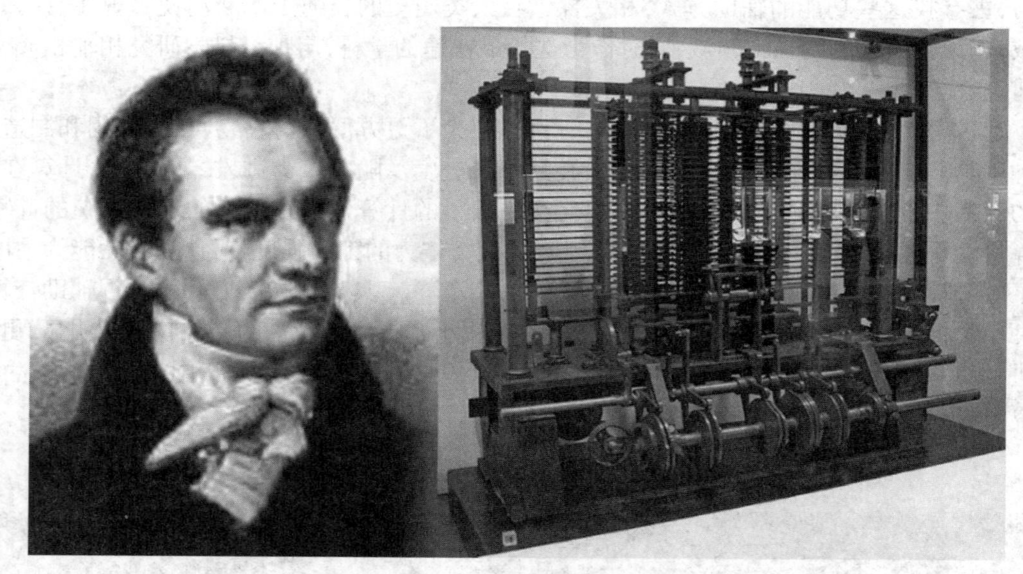

图 5-10　巴贝奇和他的差分机

现代计算机的理论基础，最早是由艾伦·麦席森·图灵（Alan Mathison Turing）提出的，他提出了一个抽象的计算模型——图灵机。图灵机的出现肯定了通用计算机实现的可能性，同时给出了计算机应用的主要框架，为以后电子计算机的出现奠定了理论基础。最初的电子计算机采用模拟信号，利用电压、电流等连续变化的物理量进行计算。与数字计算机比起来，模拟计算机不具弹性，必须重新装配才能处理新的问题，随着数字计算机的运算速度的提高，模拟计算机逐渐退出了历史舞台。世界上第一台数字电子计算机是 1946 年在美国诞生的，名叫 ENIAC，是电子数值积分计算机（the electronic numberical intergrator and computer）的缩写。它使用了 17 468 个真空电子管，耗电 174kW，占地 170m^2，重达 30t，每秒钟可进行 5 000 次加法运算。同年冯·诺依曼提出了存储程序原理并提出了计算机体系结构的设想。他提出把程序当作数据对待，程序和程序处理的数据用同样的方式存储，将计算机分为控制器、运算器、存储器及输入和输出设备。此后虽然计算机的运算能力发生了翻天覆地的变化，但是冯·诺依曼提出的计算机体系结构一直沿用至今。

人们习惯上将数字计算机的发展划分为四代，总的来说就是制造计算机所用的元器件越来越小，集成度越来越高，运算速度越来越快。戈登·厄尔·摩尔（Gordon Earle Moore）曾提出一个被称为摩尔定律的预言，认为当价格不变时，集成电路上可容纳的元器件的数目，约每隔 18~24 个月便会增加一倍，性能也将提升一倍。历史证明计算机基本是按照这个规律发展的。但是随着芯片上集成的原件密度越来越大，最终会达到一个极限。当容量变得有限之后，扩大体积就变成了一个行之有效的方法。现实中计算机也是这么发展的，现在超级计算机的规模变得越来越大。随着网络的发展,分布式的网络计算也会变得越来越流行。这些只是在原有的体系上的改进,那么有没有其他的替代方案呢?量子计算是目前被寄予厚望的一种方案。电子计算机存储信息采用的单位是比特,比特使用二进制,一个比特表示的不是“0”就是“1”。在量子计算机里,情况会变得完全不同。量子计算机的信息单位是量子比特,量子比特可以表示为“0”,也可以表示为“1”,还可以表示为“0”和“1”的叠加态。电子计算机的运算能力,随位数的增加呈线性增加,而量子计算机的运算能力,却随位数的增加呈指数增加。虽然看起来很美好,但是量子计算机目前也存在很多问题,比如量子计算机比较容易受到干扰,微小的扰动都可能带来极大的破坏,使得运算的正确率比较低。生物计算也是一个可能的发展方向。生物计算机又称仿生计算机,是利用生物芯片来代替半导体硅芯片的计算系统。生物计算机利用DNA、RNA或蛋白质为主要原料。生物计算机本身就具有并行计算的能力,同时还有低能耗和可以自我修复的特点。但是生物计算和量子计算仍然只存在于实验室中,要达到真正的实用还有很长的路要走。

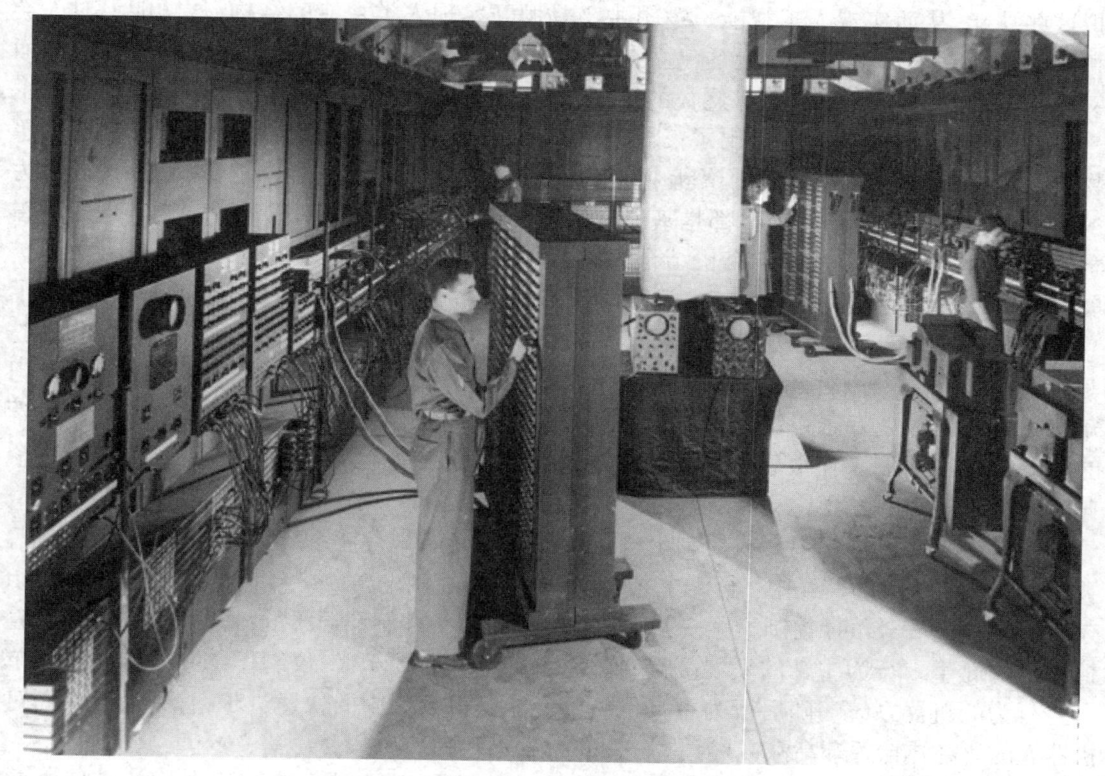

图5-11　第一台计算机ENIAC

第六节　人工智能——人类大脑的自我超越

前一节介绍了计算机的发展,就像人类发明各种机器来替代人类的体力劳动一样,计算机的发展极大地减轻了人的脑力劳动。但是计算只是人类众多智能活动中的一个，人类还具有物体识别、逻辑推理等众多高级智能活动。当计算机面临这些问题时就有些显得无能为力。人工智能的发展就是人类利用机器来模拟自己的高级智能活动的过程。人工智能仍然是一个很年轻的学科，一般认为1956年的达特茅斯会议标志着人工智能学科的诞生。在美国汉诺斯小镇宁静的达特茅斯学院中，约翰·麦卡锡（John McCarthy）、马文·李·闵斯基（Marvin LeeMinsky，人工智能与认知学专家）、克劳德·艾尔伍德·香农（Claude Elwood Shannon，信息论的创始人）、艾伦·纽厄尔（Allen Newell，计算机科学家）、赫伯特·亚历山大·西蒙（Herbert Alexander Simon，诺贝尔经济学奖得主）等科学家聚在一起对"用机器来模仿人类学习及其他方面的智能"这一主题进行了长达两个月的讨论。虽然大家没有达成共识，但是却为会议讨论的内容起了一个名字：人工智能。为了模拟人类的智能，很多研究者从不同的方向进行了探索，形成了人工智能发展的不同流派。

逻辑主义也称为符号主义，认为人工智能源于数理逻辑。人的认知基源是符号，认知过程即符号操作过程，通过分析人类认知系统所具备的功能和机能，然后通过计算机来模拟这些功能，从而实现人工智能。逻辑主义是抛开实现人类智能的结构，从功能上对人类智能的模拟。逻辑学派的发展是建立在逻辑学的发展基础之上的。逻辑学是一门古老而又年轻的科学。形式逻辑拥有悠久的历史，亚里士多德在他的著作《前分析篇》中提出了三段论的逻辑分析方法，他给出了三段论的定义："只要确定某些论断，某些异于它们的事物便可以必然地从如此确定的论断中推出。"亚里士多德开创了形式逻辑的先河，被称为逻辑学之父。但是最初的逻辑都是基于自然语言的，表达能力受到很大的限制。现代逻辑学的发展，以逻辑学与数学的有机结合为标志。利用物理的符号来进行逻辑推理极大地扩展了逻辑的推论能力。人工智能的逻辑学派自从诞生起就一直是人工智能的主流，彰显了数理逻辑在表征人工智能方面的强大。专家系统的出现是逻辑主义取得的一个重要成就。专家系统实现了人工智能从理论研究走向实际应用、从一般推理策略探讨转向运用专门知识的重大突破。专家系统在医学中也实现了广泛的应用，早在1971年就由斯坦福大学的Shortiffe等研制了血液感染病医疗诊断系统MYCIN，它已成为成功的专家系统的一个典型。

行为主义又称进化主义或控制论学派。行为主义认为智能系统无需知识表示及推理，智能体现在与环境的交互中。行为主义的理论基础是控制论。1948年诺伯特·维纳（Norbert Wiener）发表了著名的《控制论——关于在动物和机器中控制和通讯的科学》一书，这标志着控制论的诞生。行为主义的发展缓慢，到了20世纪六七十年代，仅制作了一些能进行简单自主行为的机器系统。随后行为主义也一直没能获得预想中的快速进步，直到最近人们对机器人的研究热情逐渐高涨，行为主义才重又焕发青春。

连接主义源于对人脑结构的模拟。连接主义希望通过对人大脑的结构的模拟来实现类人类的智能。它是随着人们对大脑的认识不断的深入及计算机计算能力的发展而不断发展的。1943年，心理学家沃伦·斯图吉斯·麦卡洛克（Warren Sturgis McCulloch）和数理逻辑学家沃尔特·皮特斯（Walter Pitts）建立了神经网络和数学模型，称为MP模型。他们通过MP模型提出了神经元的形式化数学描述和网络结构方法，证明了单个神经元能执行逻辑功能，从而开创了人工神经网络研究的时代。但是MP模型中神经元输入的权重都是预设的，没有学习功能。在1949年出版的《行为的组织》中，唐纳德·赫布

(Donald Olding Hebb)提出了其神经心理理学理论。赫布认为神经网络的学习过程最终是发生在神经元之间的突触部位,突触的联结强度随着突触前后神经元的活动而变化,变化的量与两个神经元的活性之和成正比。至此人工神经网络根基就建立起来了。结合这两点,1958 年,计算科学家弗兰克·罗森布拉特(Frank Rosenblatt)提出了由两层神经元组成的神经网络。他给它起了一个名字——"感知器"(Perceptron)。感知器可以学习识别简单的图像,这在当时引起了不小的轰动,掀起了第一个研究人工神经网络的高潮。可是后来发现感知器只能解决线性的问题,非线性的问题需要多层的神经网络才能实现。当时,由于没有有效的算法可以实现多层网络,因此在 20 世纪 70 年代,人工神经网络研究陷入了一个低谷。直到 80 年代反向传播算法变得流行,彻底解决了多层网络的训练问题,人工神经网络的研究才又开始变得热闹。反向传播早在 20 世纪 60 年代早期就有多位研究人员提出,70 年代,由赛普·林纳因马(Seppo Linnainmaa)引入电脑运行,在人工神经网络的研究低谷期,保罗·韦伯斯(Paul Werbos)在 1974 年的博士毕业论文中深刻分析了将 BP 算法运用于神经网络方面的可能性,成为第一位提出可以将其用于神经网络的研究人员,但是可惜的是他没有发表将 BP 算法用于神经网络这方面的研究。直到 1986 年,大卫·鲁梅哈特(David Rumelhart)、乔弗里·辛顿(Geoffrey Hinton)和罗纳德 J. 威廉姆斯(Ronald J.Williams)合著的 *Learning representations by back-propagating errors* 发表后,BP 算法才应用于神经网络。虽然 BP 算法解决了神经网络只能处理线性问题的缺陷,但是多层神经网络训练耗时太久,尤其是 20 世纪 90 年代,计算机的运算速度还太慢,导致人工神经网络无法投入实际应用。对于人工神经网络又陷入了一个发展的低谷期。直到 2006 年 Geoffrey Hinton 在《科学》杂志上发表文章,提出了"深度学习"神经网络。与传统的训练方法不同,深度学习神经网络引入了一个预训练的过程使得神经网络先找一个接近最优解的值,再利用反向传播等算法进行微调。这样大量减少了多层网络的训练时间,使得多层人工神经网络具备了广泛应用的可能性。之后关于深度学习的研究开始变得炙手可热,加上各大科技公司的大肆宣传,深度神经网络甚至已经家喻户晓。但是从神经网络的发展历程看,它的发展从来不是一帆风顺的,深度学习显然也不会是人工神经网络的终点。深度学习网络在商业上取得的成功虽然有算法上改进的功劳,但是,计算机运算速度的提高及并行计算技术的发展,在人工神经网络的发展中,也功不可没。

前面介绍的计算机的发展及人工智能的发展都是在某些方面对人的能力的一种模拟。计算机的计算能力已经远远地超过了人的计算能力。人工智能的发展也在有些方面接近甚至超过了人的水平,例如人工智能程序已经可以在围棋上战胜人类。人工智能加上计算机已经可以进行推理和解决一些特定的问题,但是这些显然不是人类智能的全部。现在的人工智能还无法像电影里描绘的机器人那样,拥有与人相同的思想和行为,还只能停留在弱人工智能阶段。机器人和人之间好像存在着一条未知的鸿沟,目前还无法看到实现像人一样的智能机器的任何可能性。实现强人工智能的方向在哪?赋予人工智能意识和创造性是实现强人工智能最大的困难。人的意识的载体—大脑是一个极度复杂的系统。在复杂系统的共性中,"涌现"是一种最引人注目的普遍现象。所谓"涌现",就是指系统中的个体遵循简单的规则,通过局部的相互作用构成一个整体的时候,一些新的属性或者规律就会突然一下子在系统的层面诞生。涌现并不破坏单个个体的规则,但是用个体的规则却无法加以解释。

那么人工智能与人类智能相比仅仅是现在的人工神经网络系统还不够复杂吗？当现有的人工智能系统复杂到一定程度会涌现类人的特质吗？也许会也许不会，可能只有等到人们探明人类意识产生的机制才能给这些问题一个明确的解答。人工智能也许不需要与人类智能拥有相同的物质载体、相同的体系结构，但是拥有可以学习和研究的对象总比摸着石头过河要快得多。在大力发展人工智能等相关技术的时候人们也不应忽略了对人工智能模仿的对象——人类智能的机制的研究。实现强人工智能需要现在各种人工智能方法的相互结合同时加强对脑科学的研究。

第七节　计算机、人工智能技术与医学

计算机技术虽然还是一个比较年轻的学科，但是自从计算机诞生以来就极大地促进了其他学科的发展。计算机技术在现代医学发展中也扮演了非常重要的角色。计算机对医学的贡献主要表现在以下几个方面：计算能力、管理能力、医学教育以及随着人工智能的发展而延伸出的自动诊断能力等。

随着医学技术的发展，医生可以观测的指标和采集的数据越来越多。如果没有计算机技术的发展，这些数据是很难进行分析的。比如心电图，心电图本身是快速变化的信号，而且现在的心电图记录一般采用十二导联，仅对其中一个通道的信号进行分析，尚且需要大量的人力来完成，且对分析者的数学能力、医学背景、临床经验等都有较高的要求，何况是要进行十二通道的信号的分析呢？所以说计算机的发展使得医学信息的分析变得更加快速便捷，使得临床的实时监护成为可能。

计算机技术对医学的另一重要贡献是医院管理系统的发展。计算机及网络技术的发展使得医院的管理实现了数字化和网络化。这极大地提高了医院的管理效率，节约了管理成本。

计算机的发展也促进了医学教育的进步。首先计算机的发展特别是最近虚拟现实技术的发展使得教学道具的展示更加生动形象。网络及远程教育的发展促进了边远地区医学教育的发展。

人工智能对医学也有深远的影响。医学专家系统是最早的人工智能技术在医学中的应用同时也取得了一些成效。但是之前的专家系统只是根据现有的医学数据库进行推理，虽然功能强大，但是不具备处理未知问题的能力。这使得医学专家系统未能在医院中大规模的应用。随着人工智能又一波研究热潮的兴起，人工智能在医学诊断中正在扮演越来越重要的角色。首先人工智能的发展将实现自动的健康管理及疾病的预测。人们可以将每次检查的数据存入数据库由智能算法自动地进行健康状况的诊断与预测人们将来的健康状况。其次智能机器人的发展将医生从辛苦的手术操作中解放出来，机器人可以实现更加精细的操作和更智能的判断。人工智能在新药的研发及疾病的自动诊断中也将发挥越来越重要的作用。

（郭庆臣　陈　默　刘　昱）

习　题

1. 讨论为何灵魂的概念在历史上能存在那么久？
2. 如何辩证地看待加尔的颅相学？
3. 为何高尔基和卡哈尔会对神经元持不同的观点？
4. 从人工神经网络发展的起起落落能获得哪些启示？
5. 请谈一下你对未来计算机的设想。
6. 现在的医学生应如何面对未来人工智能对医生的冲击？

第六章

医学发展简史

对生的渴望与对死的恐惧，深深地烙刻在每个人的基因中。从寻仙拜佛、访道炼丹到现代的医学，人类都在不断地与“熵增”对抗，保持自身的健康，并延续有限的生命。医学经历了数千年的时光，从顺应自然，到逐步掌握自然，不断提高着人类的健康水平，人类的平均寿命也得以逐步延长。在医学中，科学与艺术交相辉映，技艺的璀璨与人性的光辉相得益彰。

医学起源于救死扶伤，造福人民，每一位医疗从业人员都熟知的医学生誓言，最能涵盖这一领域每个人的心声。这份守护的誓言既是医生的职责，也是自我的承诺，贯彻古今，无分中外。

“仰赖医药神阿波罗，阿斯克勒庇俄斯，阿克索及天地诸神为证，鄙人敬谨直誓，愿以自身能力及判断力所及，遵守此约。凡授我艺者，敬之如父母，作为终身同业伴侣，彼有急需，我接济之。视彼儿女，犹我兄弟，如欲受业，当免费并无条件传授之。凡我所知，无论口授书传，俱传之吾与吾师之子及发誓遵守此约之生徒，此外不传与他人。

我愿尽余之能力与判断力所及，遵守为病家谋利益之信条，并检柬一切堕落和害人行为，我不得将危害药品给予他人，并不作该项之指导，虽有人请求亦必不与之。尤不为妇人施堕胎手术。我愿以此纯洁与神圣之精神，终身执行我职务。凡患结石者，我不施手术，此则有待于专家为之。

无论至于何处，遇男或女，贵人及奴婢，我之唯一目的，为病家谋幸福，并检点吾身，不作各种害人及恶劣行为，尤不作诱奸之事。凡我所见所闻，无论有无业务关系，我认为应守秘密者，我愿保守秘密。尚使我严守上述誓言时，请求神祇让我生命与医术能得无上光荣，我苟违誓，天地鬼神实共殛之。”

结合我国国情和人民的需要，1991 年中华人民共和国国家教委高等教育司颁布了中华人民共和国医学生誓词：

“健康所系，性命相托。

当我步入神圣医学学府的时刻，谨庄严宣誓：

我志愿献身医学，热爱祖国，忠于人民，恪守医德，尊师守纪，刻苦钻研，孜孜不倦，精益求精，全面发展。

我决心竭尽全力除人类之病痛，助健康之完美，维护医术的圣洁和荣誉，救死扶伤，不辞艰辛，执着追求，为祖国医药卫生事业的发展和人类身心健康奋斗终生。”

医学从诞生之初，无数医生、科学家，甚至一些默默无闻的人们，在无私奉献，砥砺前行，在这个领域不断做出重大的贡献。在本章节，编者们萃取医学发展中十大事件、十大人物和十大药物，以期对这一领域的发展历程进行概述。

第一节　推动医学发展的十大事件

医学的藤蔓沿着科学的巨树攀延上升，时缓时急，但其中一些事件，尤为璀璨，标志着整个医学发展中的重大进展。在这里，让我们跟随时间的脚步，展开近代医学发展史这幅恢弘的画卷，沿着历史的长河，纵观医学的发展历史。首先我们来纵览一下现代医学教育及医疗体系的建立。

一、现代医学教育及医疗体系的建立

公元9世纪左右，随着地中海贸易的再次繁荣，意大利逐渐成为了亚、非、欧经济与商品交流的中心节点，同时也成为希腊文明、基督教文明、阿拉伯文明与亚洲文明的汇集中心。思想的碰撞带来了科学与艺术的同步发展，在意大利不断有新的技术被开发出来。医学，作为科技的最直接的应用场景，也在此获得了长足的进展。

萨勒尼塔纳医学院（Schola Medica Salernitana）的出现，成为了现代医学教育的标志性事件。正如地中海区域是文明的汇集和融合之地，萨勒尼塔纳医学院也是不同医学理念的汇集中心。根据记载，萨勒尼塔纳医学院由四位创始人共同构建：希腊人本图斯（Pontus）、意大利人萨勒诺斯（Salernus）、阿拉伯人阿德拉（Abdela）和犹太人埃利诺斯（Helinus）。而这四位不同国籍的创始人，恰恰也代表了不同的文明。

在萨勒尼塔纳医学院，学校的课程包括三年的逻辑学、五年的医学（包括解剖学和外科手术），以及一年跟随经验丰富的医生进行的临床实践。学校的教学体系被分为理论和实践两个主要的部分。理论部分在于了解人体结构、构成这些结构的成分及其定量化，而实践部分则注重学习那些保护健康和对抗疾病的重要手段。在之后的一千年岁月里，萨勒尼塔纳医学院的这些古老传统，仍为大多数西方医学院校所采用。

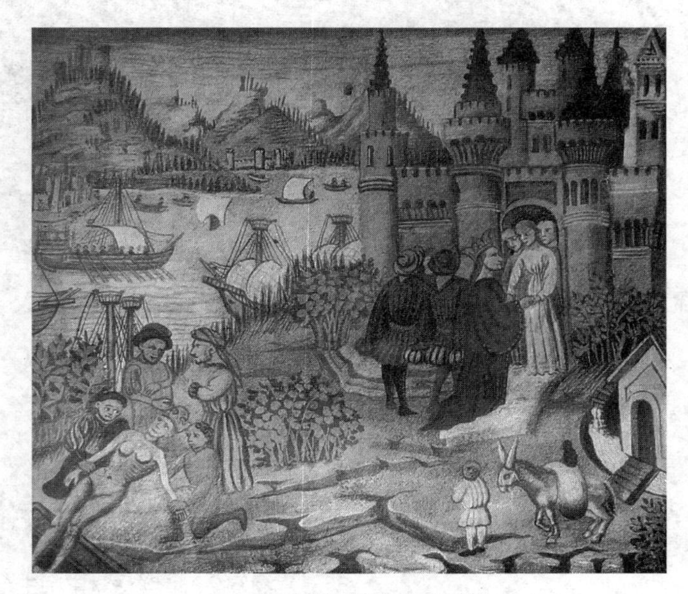

图6-1　萨勒尼塔纳医学院

伴随着文艺复兴的浪潮，萨勒尼塔纳医学院对西方世界的医学发展产生了重大影响，学院的研究成果和教育理念逐步推广到整个欧洲大陆。12世纪后期，其所在的城市萨莱诺（Salerno）被整个欧洲称为希波克拉底之城（Hippocratica civitas）。

12世纪以后，法国、德国和英国相继跟随意大利的脚步建立了医学院校：法国的蒙彼利埃医学院、德国的海德堡大学医学分部、英国的圣安德鲁斯大学医学分部，以及爱丁堡大学医学院相继成立。这些学

院承袭了意大利医学院校的传统，集中阅读和讨论希波克拉底、盖伦、阿维森纳和亚里士多德的医学和哲学理论，并且形成了开放的研究氛围。

集中的讲授、讨论和研究，促使生理学和医学的观测与理论推演达到了前所未有的高度。在 16 世纪，意大利帕多瓦大学的维萨里重新勘误了盖伦的解剖学，维萨里本人成为了现代解剖学及医学节点性人物。在 17 世纪，剑桥大学的医学博士哈维，定量研究了血液的流动，奠定了现代生理学的基础。医学教育的发展与医学研究的发展，同步前行，日趋完善。

西方医学以解剖和外科为主，与此不同的，在广袤的东方平原上，以天然植物为根基的药物治疗体系，获得了长足的发展，形成了截然不同的中医体系。中医体系，更适合小范围的传承，在整个封建王朝，医学以师承授受为主要的教育模式，家传、师承、私塾等方式普遍流行。但是，伴随着科技与战争的洪流，欧洲的医学理念开始席卷东方大地，中国的医学教育方式发生了翻天覆地的变化。

1893 年，经清政府授意，时任直隶总督的李鸿章，在原天津医学馆的基础上创建了北洋医学堂，以期为北洋水师培养军医人才。北洋医学堂将医学教育改革和当时的政治改革融合为一体，李鸿章亲自为该校附属医院题写了“为良相为良医只此痌瘝片念，有治人有治法何妨中外一家”的匾额，融会了中西医学体系的理念。以这种思想为基石，北洋医学堂确立了中国最早的 5 年制医学课程体系，包括国文、外文、化学、物理学、解剖学、生理学、医用化学等基础科目，以及内科学、外科学、妇科学、儿科学等临床科目。北洋医学堂为中国培养了一大批优秀的医学人才，其相关的学制与科目的设置，也成为了中国大学医疗教育的范本。1912 年“中华民国”建立后，医学院校的章程由民国教育部统一制定，规定了修业年限与必修科目，医学列入正式教育系统。

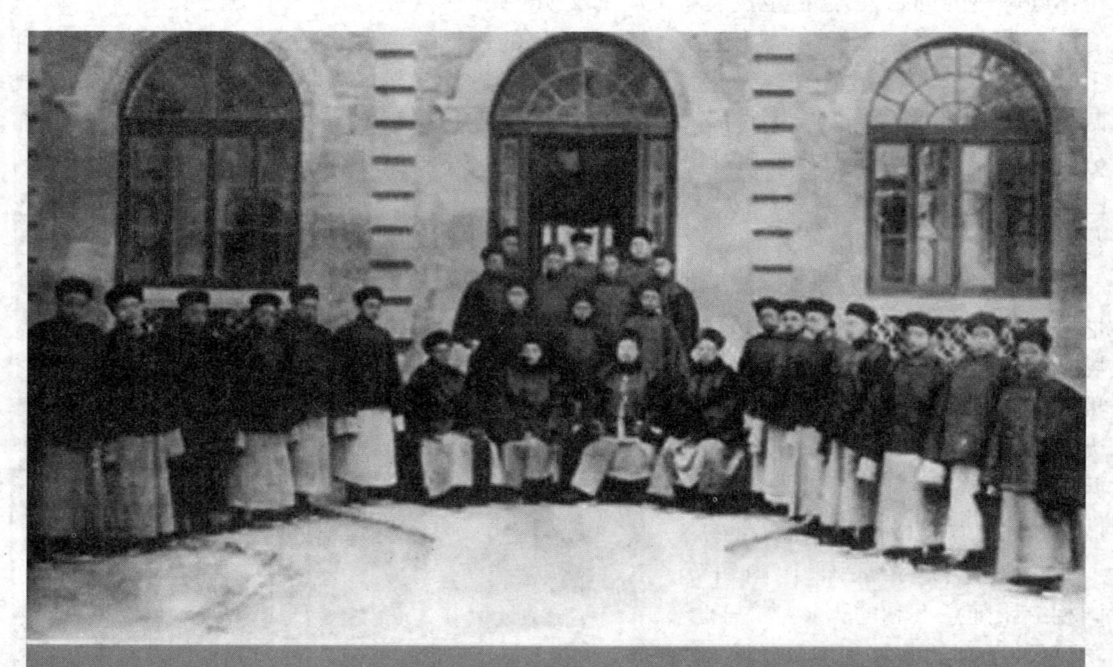

据《清末海军史料》记载，北洋医学堂（含医学馆）培养出12届毕业生共197名。1885年第一届6名毕业生中，两名高材生留校任教，其余4人被分配到陆军和海军任职

图 6-2　北洋医学堂师生合影

新中国成立后，经过数十年的发展，中国的医学院校及含有医学院系的大学超过百余所，为人民的健康和社会的发展培养了大批专业人才。对比于欧洲医学教育的发展，东方传承的医学教育在创立之初，就是为了满足当时社会发展对医学的渴求，因而更多以实用为导向；而西方的医学体系，则更深地植根于哲学和逻辑学，在学习治疗方法的同时，注重对于人体构成的本源问题的探索。

随着医学教育的发展，医疗体系的形态也随着社会、经济、科技的发展，在不断变化着。不同于相对宁静的东方平原，在中世纪以前，战争与动荡几乎是地中海区域的主题。因而，相对于比较温和的内科疾病，战争带来的创伤需要更多的集中治疗与护理。

在公元前 100 年左右，罗马人建造了名为瓦莱图迪纳利亚的建筑物来照顾生病的奴隶、角斗士和士兵。到了中世纪，这种传统被基督教所继承。公元 325 年，基督教规定在每座大教堂内设立医院，包括治疗各类病人的独立建筑物以及医生和护士的住所，同时还设有图书馆，并培训医护人员编撰医疗和健康档案。伴随着医疗的分工协作与集中治疗的发展，现代医院的基本概貌已逐渐浮现，但直到 18 世纪之前，几乎所有的“医院”仍都属于教会，教士们在宣扬上帝律法的同时，也进行着治疗的工作，而护理的工作多由修女完成。而治疗所需的费用由教会提供，主要收治重症的病人以及无家可归的贫困病人。这些教会医院在 15 世纪发展到了顶峰，教会医院在德国、英国、法国以及欧洲的其他国家蓬勃发展。仅在 1207—1577 年间，德国就建立了超过 155 家教会医院。

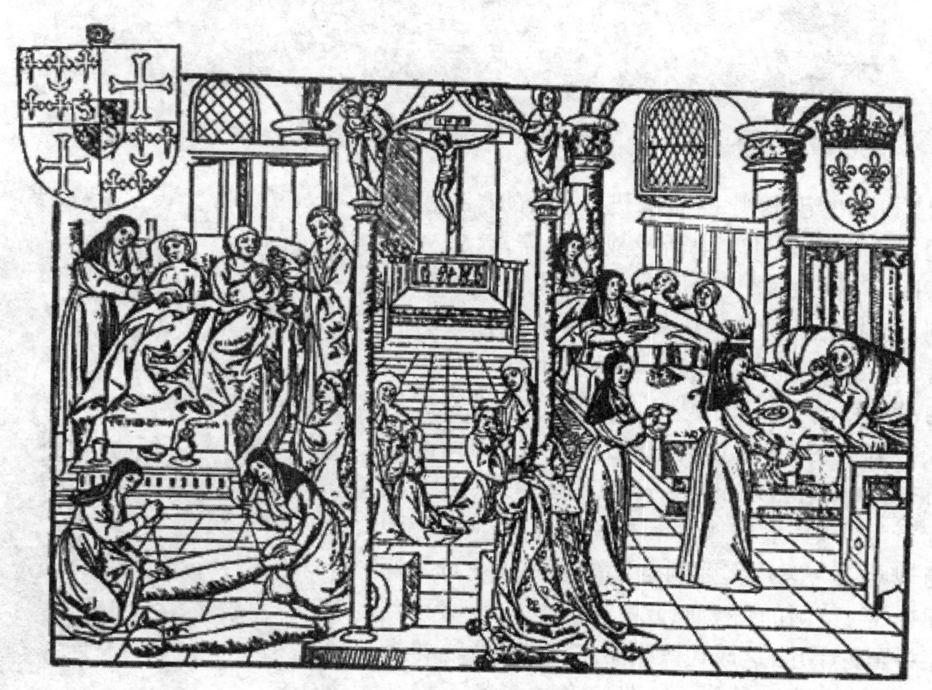

图 6-3　1500 年左右巴黎的教会医院

18 世纪，随着医学技术的快速发展，以及启蒙思想在欧洲的传播，对现代医疗的需求大幅度增加。同时，教会改革导致了医疗供给的大规模缺口。医院逐渐从日渐式微的教会体系中剥离出来，以商业为基础的慈善医院开始出现，以期填补供需缺口。为满足医疗需求的专门机构——现代医院，其雏形开始形成。在医院内，不同的病例越来越多地被单独治疗，并开始为不同类别的病人设立单独的治疗部门，现代医院的分科体系也开始形成。这些由医生和商业资本主导的医院，代表了医院职能的转变——医院，不仅仅是照顾病人的基本场所，也是医疗研究和创新的中心，并且还是教育和培训未来医疗从业人员的主要场所。

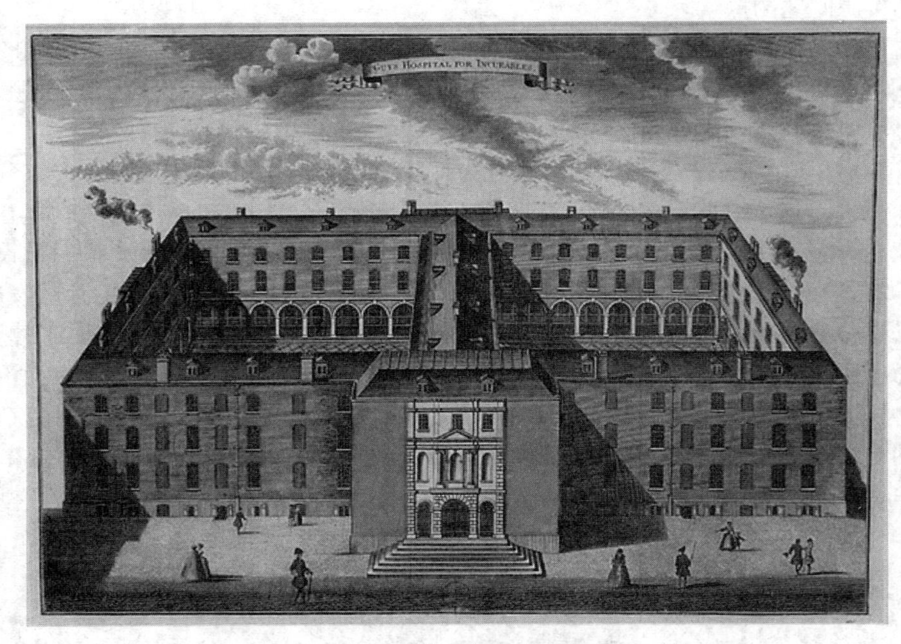

图 6-4 18 世纪英国伦敦慈善医院的代表——盖伊医院

到了 19 世纪，医疗的需求进一步增加，慈善医院已远远不能满足日常生活及战争的需求，公立与私立医院开始不断建立。同时，日趋成熟的政治管理体制，使成立国立卫生机构成为可能。在政府的统一管辖下，医院和医疗行业更为专业化、规范化，医院的设立目的，也从对病人的慈善救治，转变成致力于恢复健康的专门机构。1803 年，英国内科医生托马斯·珀西瓦尔（Thomas Percival）撰写了一套全面的医疗行为准则《适应医师和外科医生专业行为的制度与规则》，为医疗实践制定了诸多的职业行为标准。1815 年，英国的《药剂师法》规定医学生必须到医院实习至少半年，这成为医学生培训的基本标准。

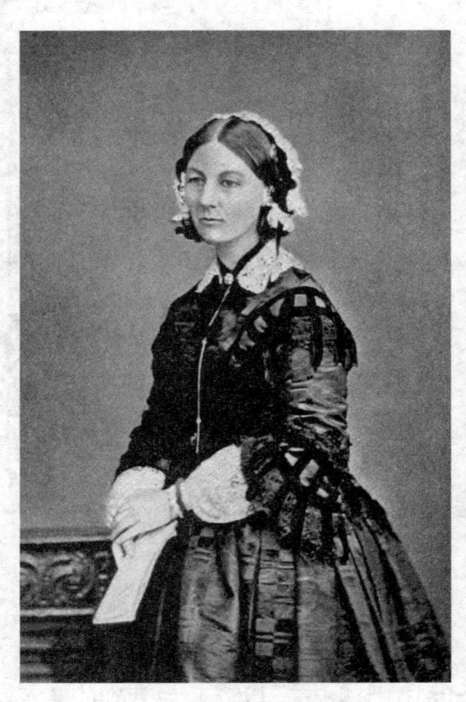

图 6-5 南丁格尔画像

在克里米亚战争期间，弗洛伦斯·南丁格尔（Florence Nightingale）建立了第一个正式的护士培训方案，开创了现代护理专业。同时她还改进了卫生标准，强调统计测量的重要性，并推动医院行政改革，成为现代护理理念及女性参与医疗实践的先驱。

同样是在19世纪，现代工业的发展打破了东方的宁静，东方开始接受西方数百年的科技成果，现代医院及医疗体系开始加速发展。在东方，公立医院、私立医院和慈善医院，大多沿袭了西方的医疗体系，如北京协和医院、上海华山医院、天津总医院和沈阳盛京医院等，都是这些体系的典型代表。1932年，国民政府内政会议决定筹设县立医院，开始了公共卫生机构的国家统一管理模式。到1947年，全国约有大小医院2 000多所、病床约为9万张左右，其中省立医院110所，市立医院56所，县立医院1 440所。

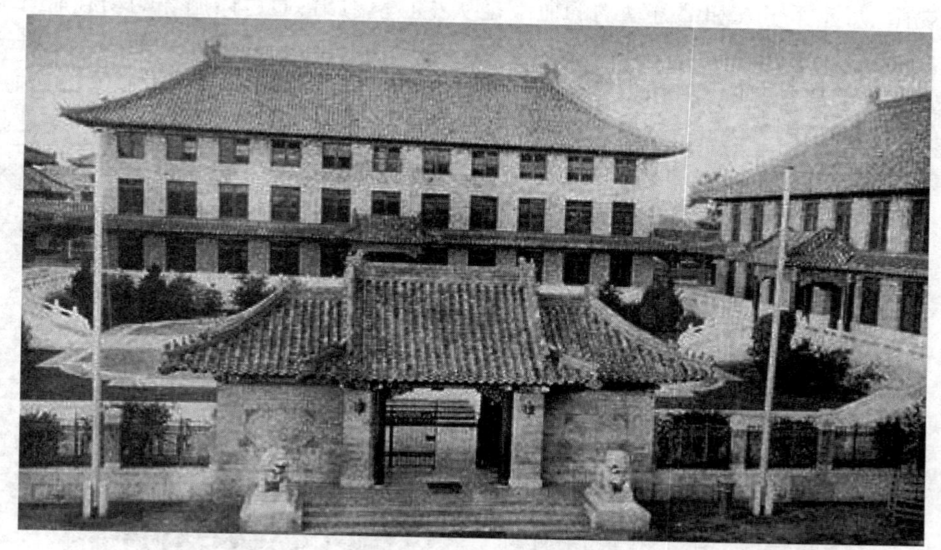

图6-6　北京协和医院历史照片

新中国成立后，医院建设发生了翻天覆地的变化：1957年全国县以上医院4 179所、病床29万余张、医务人员103万人；1997年全国医院总数16 376所、床位数215万张、总人员达307万人；2015年公立与私营医院共计27 587所、床位533万张、医疗相关从业人员近千万。医学教育与医疗实践，并行前进，医学在现代科技的引领下，蓬勃发展。

（曹君利）

二、血液循环的发现和输血术的发明

人类很早就意识到血液是周而复始循环流动的，然而对血液是如何流动的，动力在哪里，即对血液循环的解剖结构和生理学机制的正确认识，却经历了漫长的探索。

早在公元100年，被认为是仅次于希波克拉底的第二个医学权威，古罗马时期最著名最有影响的医学大师——盖伦，就提出了血液形成和循环的理论。盖伦解剖了大量的动物，提出人体血液在肝脏形成后，首先流入右心房，再入右心室，然后大部分血液经连通左右心室的微孔流入左心室，再从左心室射入血管。在血管里，血液像潮汐的涨落那样，先朝一个方向，然后再朝相反的方向往返流动，其动力是血管本身的收缩。在之后的1000多年中，盖伦的学说一直被作为经典的医学论述所传承。

直到1500年以后，西班牙神学家、医师迈克尔·赛尔维特（Michael Servetus）提出人体内有个通过肺脏的“小循环”系统，血液不能通过心脏中隔，而是通过肺脏循环，从右心到左心。

根据盖伦的理论，血液的供氧是左心室的功能，但是赛尔维特认为血液的供氧发生在肺部，然后鲜红的血液被输送到左心室，但是他没有考虑到体循环的作用。

血液循环理论的正式确立始于 1628 年，实验生理学的奠基人、英国医生哈维，首次通过实验的方法研究了心脏与血液运动的关系。通过对 80 多种不同类型的动物进行解剖观察，哈维系统性地研究了血液循环的机制，并于 1628 年出版了 72 页的《心血运动论》一书，在人类历史上第一次科学地、完整地、精辟地阐明了心脏和血液循环的关系，以及血液循环的途径和规律，并证实了人和部分动物的血液是从左心室射出，通过体循环的动脉血管流向全身组织，然后汇集于静脉血管回到右心房，再经过肺循环进入左心房。哈维认为心脏通过收缩和舒张产生的搏动是血液周而复始不断循环的动力，脉搏的产生是由于血管的充血扩张，两心室间没有通道。在这里，人类医学史上的一座里程碑被建立起来了，哈维彻底推翻了盖伦提出的血液循环理论，使生理学开始成为一门独立的科学，也奠定了实验生理学的基础。

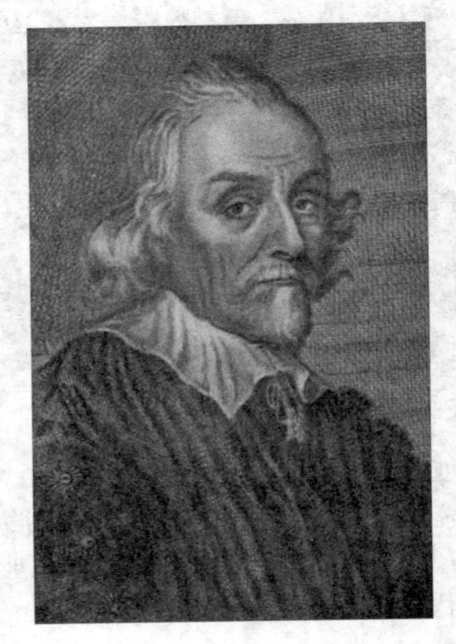

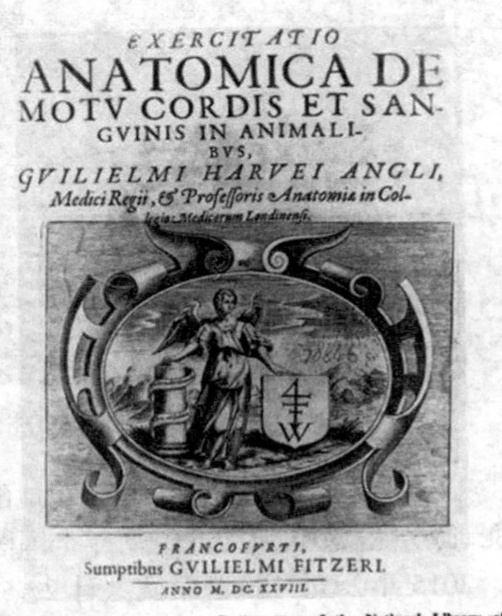

William Harvey's *De motu cordis* (courtesy of the National Library of Medicine).

图 6-7 哈维与《心血运动论》封面

哈维在实验中证实，心脏每小时泵出的血量超过了机体的总量，因而血液在流动中不可能被完全耗尽，而是在不断的循环流动。哈维用兔子和蛇反复进行实验，找到跳动的动脉血管后，他用镊子夹闭血管，随后发现近心端的血管很快膨胀起来，而远心端的血管马上空瘪了，这说明动脉血管中的血液是从心脏泵出来的。采用类似的方法，哈维用镊子夹闭大静脉血管后发现与动脉血管相反，近心端血管空瘪了，而远心端充盈起来，这说明静脉血管中的血液是流向心脏的。哈维在不同的动物上均发现了同样的现象，因此他认为血液从心脏“泵”出后，经动脉血管流向全身各处，然后再从静脉血管被运回心脏，完成一次血液循环。此外，哈维还通过实验的方法发现了静脉瓣，他认为静脉瓣的作用在于防止血液倒流，否定了盖伦提出的血液循环的起点在肝脏的论点。然而，由于没有使用显微镜，哈维在工作中无法解释的主要问题是，动脉和静脉之间是如何联系的？他推测动脉血管和静脉血管之间，一定有某种肉眼见不到的起连接作用的血管，他没有找到发挥“中介”作用的毛细血管，而是以“吻合”或“血管毛孔”的假设将动静脉联系起来。

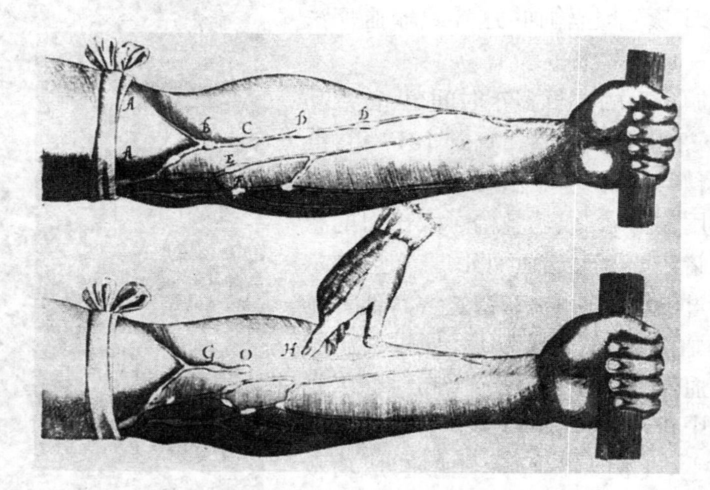

图 6-8 威廉·哈维描述血液循环中静脉瓣的作用

在此之后，意大利医学家马尔皮基等利用显微镜，发现了毛细血管网，才最终完善了心血管系统的整体理论。哈维利用比较解剖学的方法，阐明了人以及高等动物与低等动物心血系统之间的差别，胎儿与成人心血系统的差别，并建立了肺循环和体循环的学说，推动了生理学和医学的进步。

在现代医疗中，对创伤、手术等引起大出血的患者进行输血，已经成为一种常规的治疗手段和急救措施，但实际上输血作为一种应用于临床的有效治疗措施，迄今为止只有四百年左右的历史。与医学中的其他技术一样，输血医学也经历了从粗陋到精细、从神秘到科学、从非理性到理性、从古代的盲目和经验输血到现代的科学和安全输血的历史发展过程。

在早期，人们看到血液从动物或人的伤口中流了出来，动物或人甚至会因为失血过多而死亡，人类依此获得了对血液的感性认识。在古罗马的竞技场上，每当遇到斗士被打得头破血流之际，观众便会蜂拥而上，吸吮从斗士身上流出的鲜血，以期获得斗士的力量和强健的体魄。人们还通过放血来达到治疗疾病的目的，著名的科学期刊《柳叶刀》的名称就来源于放血疗法。

人类对血液和输血医学的真正的理性认识，起源于哈维提出的血液循环理论，以及马尔皮基用显微镜证实了血液在毛细血管内的流动。在这些科学发现的基础上，1665 年人类历史上诞生了第一次成功的动物输血实验。英国医生理查德·罗尔（Richard Lower）进行了狗与狗之间的输血：他把一只健康狗的动脉，和另一只放血后濒死的狗的静脉，用鹅毛管连接后，健康狗的血液流进濒死狗的体内，使其活了过来。在动物输血成功的基础上，1667 年，罗尔尝试着把绵羊血输给“癫狂症”患者，希望能解除其病痛，不幸的是实验没有获得成功，输血导致患者死亡；而在同一年，法国医生让 - 巴蒂斯特·丹尼斯（Jean-Baptiste Denys）则首次成功地将动物血输给人类，他将羊血输给一位长期发烧的男孩，奇迹般地治愈了男孩的嗜睡和精神错乱等症状。基于现在的医学知识，我们知道，将动物的血液输给人类，除了偶尔的成功外，大部分会由于严重的输血反应而导致死亡。在当时，人们也已经意识到输血是相当危险的，输血成为仅仅用于治疗某些绝症患者的无奈选择，并且在输血前，绝症患者需要立下生死文书，以声明如果出现输血死亡，与医生无关。在欧洲，许多国家禁止输血，这导致输血疗法的研究停滞了近一个半世纪。

在输血禁令颁布后的一百多年时间里，曾轰动一时的输血疗法变得无人问津。直到1817年，英国妇产科医生詹姆斯·布兰德尔(James Blundell)在历史上首次使用输血术，成功救治了大出血的患者。由于多次目睹产妇因大出血而死亡，布兰德尔想到是否可以通过给产妇输血来挽救生命，他首先利用动物进行输血实验，取得成功后，便进一步研究设计了一套输血器材。每次输血前，布兰德尔先将空气从注射器中排空，然后将健康人血输给大出血的患者。他共为11例大失血病人输血，成功救治了其中的5例。

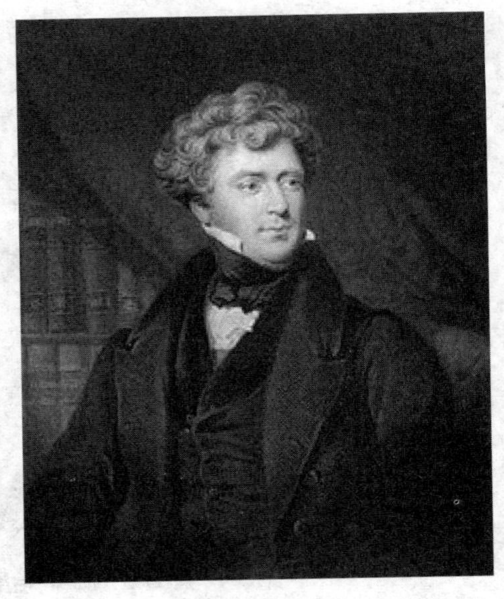

图6-9 詹姆斯·布兰德尔，1820年

1818年，布兰德尔在伦敦内科学会上作了关于输血的报告，并总结出两项输血的基本原则，即只能用人血，以及只适用于大失血而濒临死亡的人。1829年，《柳叶刀》杂志报道了布兰德尔的输血方法。该报告引起了极大的轰动，再次激起了医学界对输血的热情。但由于当时人们对血型还一无所知，无法解释为何输血后有些病患能获救，而有些病患反而由于输血反应而死亡。布兰德尔开创的直接输血法，此后被一直沿用了近100年左右。

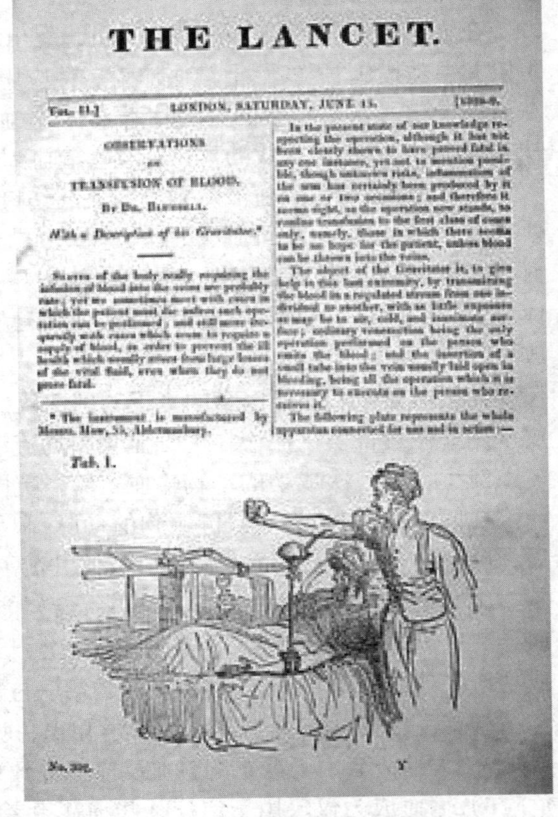

THE LANCET.

LONDON, SATURDAY, JUNE 13.

OBSERVATIONS

ON

TRANSFUSION OF BLOOD.

Tab. I.

图6-10 《柳叶刀》对布兰德尔的输血方法的报道

1900年，输血史上又有了一次划时代的重大突破，血型被发现了！这主要是基于红细胞表面抗原的ABO血型系统的发现。奥地利著名医学家、生理学家、血型之父卡尔·兰德斯坦纳(Karl Landsteiner)，发现了A、B、O血型，并于1930年获得诺贝尔医学奖、生理学奖。1900年，兰德斯坦纳在维也纳病理研究所工作时，发现一个人的血清有时会与另一个人的红细胞发生凝集，而这将威胁病人的生命。兰德斯坦纳对这个现象进行了系统的研究，他将22位同事的正常血液交叉混合，发现某些人的血浆能促使另一些人的红细胞发生凝集，但也有一些不会发生凝集。通过仔细分析对比，兰德斯坦纳终于发现了人类血液中的红细胞和血清存在着不同的抗原和抗体，他进而将血型分成3种：

A、B、O。不同血型的血液混合在一起可能发生凝血、溶血，进而危及生命。1902年，兰德斯坦纳的两名学生把实验范围扩大到155人，发现除了A、B、O三种血型外还存在第四种类型，即AB型。至此，现代血型系统正式确立，这极大的推动了输血术的发展，为人类的安全输血提供了重要检测标准。

随后的研究进一步发现，即使A、B、AB、O四种血型进行同型输血，偶尔也会发生溶血现象。1927年，兰德斯坦纳与美国免疫学家菲利普·列文（Philip Levine）共同发现了血液中的M、N、P因子，从而比较科学、完整地解释了某些多次输同型血发生的溶血反应，以及妇产科中新生儿溶血症问题。在此之后，随着研究方法的改进，科学家和医生们不断发现新的红细胞血型，如Rh血型、MN血型等。1907年美国病理学家路德维格·赫克通（Ludvig Hektoen）建议通过献血者和受血者之间进行交叉配血来提高输血的安全性，同年美国医生鲁本·奥腾伯格（Reuben Ottenberg）完成了首例血型和交叉配血的输血实验。

到这里，输血术的历史还远没有完结。在输血成为常规安全的治疗手段之前，还需要解决血液的收集、储存、输注、避免血液凝固等各个环节的问题。美国外科医生亚历克西·克莱尔（Alexis Carrel）改进了注射器，使用石蜡油管、注射针头、小接管、三通管、活塞等作为输血器材，让受血者和献血者同时躺在手术床上，将献血者的动脉和受血者的静脉相连接，缩短了输血时间，避免了血液凝固。从1914年开始，比利时的阿尔伯特·哈斯汀（Albert Hustin）和阿根廷医生路易斯·阿戈特（Luis Agote）等人先后报道了枸橼酸盐抗凝血作用，并可以保持红细胞活力。这些技术的发展极大地推动了输血医疗，至1920年左右，输血手术及输血前进行交叉配血试验均已得到普及。

在两次世界大战期间，由于伤员的激增，对输血的需求极大增加。医生们在实践过程中认识到，血液的长期保存十分重要，需求再次推动了输血术的发展。1918年，开始出现战地血库；1921年，伦敦建立了专门的输血服务所，对输血器具、采血及输血方法实行标准化、规范化的管理；1937年美国芝加哥成立了第一家血库，到1939年二战开始时，美国已有多处输血服务所；1943年，约翰·弗里曼·洛狄特（John Freeman Loutit）和帕特里克·娄登·莫里森（Patrick Loudon Mollison）配制出了酸式枸橼酸葡萄糖溶液作为抗凝血剂，全血储存时间延长至21d；1957年，约翰G·吉布森（John G.Gibson）提出在ACD保存液中加入磷酸盐组成CPD（citrate phosphate dextrose）保存液，全血的保存期被延长到28d；1979年，一种新的抗凝血剂CPDA（citrate phosphate dextrose adenine）被采用，其中添加了腺嘌呤（Adenine），从而延长红细胞保存期限至35d。

血液是无比珍贵的，且不容易获得。随着对血液成分的深入了解，单成分采血和输血也逐渐开展起来。1952年，威廉S·亚当斯（William S.Adams）等人试用血浆置换术治疗高黏滞血症；同年，第一台初级血细胞分离机问世；1959年，吉布森正式提出了成分输血的概念，在此之后，成分输血发展迅猛，血液中各成分制品的保存方法日趋成熟。到了80年代之后，成分输血已经普及。成分输血不仅使血液这一宝贵资源得到了充分额利用，达到一血多用的目的，同时也提高了输血的安全性和疗效，是输血史上的又一次革命。

输血术发展至今，由最初的迷茫荒诞走向成熟理性，挽救了无数人的生命。输血技术用涓涓热血使互不相识的人血脉相连、生命延续，每一位献血者都是英雄，每一滴血液都是生命的礼物！

（张咏梅）

三、麻醉术的发明

人类利用灵巧的双手开发和使用工具，这些工具不仅仅被用于改造环境、获取食物，也被逐步用于修复自己的身体，缓解病痛。考古学和人类学的研究表明，在美索不达米亚人、埃及人、希腊人、玛雅人等的文明中，很早都有关于手术的记录，第聂伯河河岸的考古发掘表明，在大约公元前 12 000 年的中石器时代的头骨上存在着钻孔，据推测这些钻孔可能是当时治疗癫痫或头痛留下的。

然而在医学和工业得到长足进展之前，手术往往极难广泛开展，因为横亘在外科医生面前的，还有三个无法克服的障碍：疼痛、感染和损伤。这三个困扰医学界、尤其是手术领域的三个难点，伴随着麻醉术、无菌术和手术术式的发展，得到了极大的解决，并推进了手术的普及，这些将在本书中陆续进行介绍。现在让我们先来看看，为了解决外科手术中最先碰到的问题——无法忍受的疼痛，而诞生的麻醉术！

1794 年 5 月 8 日，法国贵族、化学家拉瓦锡被革命党人押上了断头台，而他的好朋友，英国人约瑟夫·普利斯特（Joseph Priestley）也受到株连，实验室被捣毁。革命党人可能不知道，当然也许并不在乎，这两位科学家在 22 年前就已经成功制备了氧化亚氮（即笑气）。如果拉瓦锡和普利斯特里能把实验继续下去，或许在 18 世纪，人类就能进行第一次全身麻醉手术。

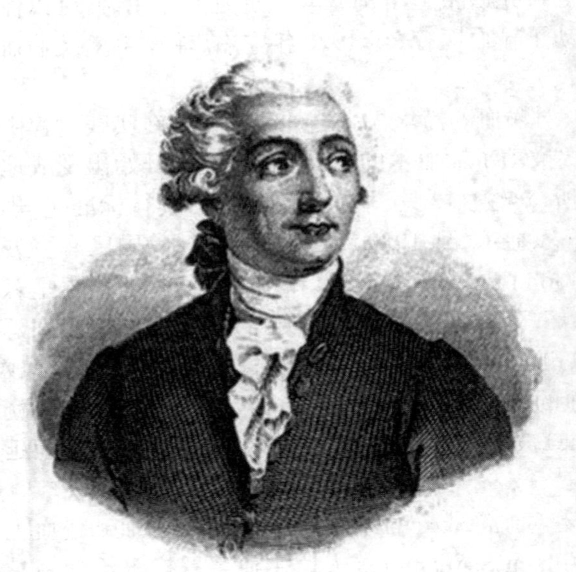
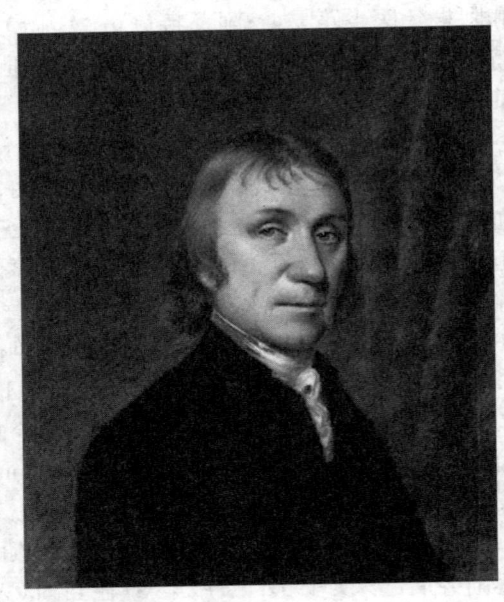

图 6-11　拉瓦锡和普利斯特里

随后，1799 年，汉弗莱·戴维发现了笑气的麻醉功效，他在试验记录里欣喜地写道：“五分钟后，它（一只健壮的猫）的脉搏很难感觉到，它不动了，似乎完全失去了知觉。五分钟后它被从容器中取出，几秒钟后它开始动了并做深吸气，五分钟后它试图抬它的腿，在八九分钟后它能走动，大约半个小时后它完全恢复了。”

戴维在实验中发现，吸入一定的笑气，会让人浑身轻快，忍不住大笑。他也发现了笑气的麻醉作用，但在用笑气麻醉后拔牙的公开表演中失败了。戴维还邀请朋友们参加他的“笑气”

聚会。令人遗憾的是，这种令人发笑也能让人忘却痛苦的气体，成为了贵族们聚会的玩物，没能向全身麻醉手术迈出那关键的一步。在此之后过了 44 年，才有医生试图用笑气进行麻醉。

1844 年 12 月 11 日，牙医霍勒斯·威尔士(Horace Wells)证实，笑气可以作为治疗患者的麻醉药，吸入笑气的患者对拔牙的疼痛不敏感。随后，他在十几名患者上进行了实验，据报道仅有两例患者失败。但当威尔士向医学界报告该发现时，这种新的麻醉方法并没有得到广泛应用。一部分原因是，在 1845 年威尔士公开进行演示时，实验部分失败，因而受到了诸多的怀疑。现代科学研究告诉我们，笑气研究的反复失败与实验结果的不稳定性，是因为笑气的麻醉效果浅，如今笑气仅仅被用于术前缓和患者的紧张情绪。

在一部分科学家和医生反复试验笑气麻醉效果的同时，另外一些人开始尝试一种比笑气更加稳定，更为强力的麻醉药物——乙醚。1846 年 10 月 16 日，在美国马萨诸塞州总医院(MGH，Massachusetts General Hospital)的一间阶梯教室里，威廉·莫顿用乙醚，通过吸入麻醉的方式，使病人陷入昏迷。随后沃伦用了 8min，切除了病人颈部的肿瘤。当病人苏醒后，描述手术过程中，仅感受到轻微的疼痛。乙醚麻醉诞生！这一消息迅速传遍美国，传遍欧洲，传遍全世界。从那以后，乙醚迅速得到广泛的应用。乙醚的使用，标志着医学麻醉的诞生，医学外科新纪元的开始。1846 年，也被称为人类全身麻醉手术纪元的元年。

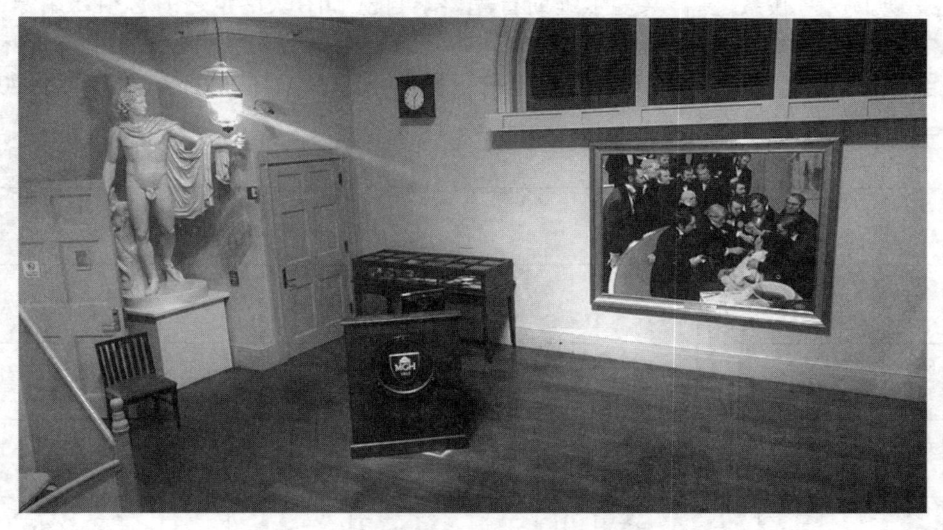

图 6-12　马萨诸塞州总医院的乙醚大厅
1846 年 10 月 16 日，在这里进行了首例乙醚麻醉手术

在医生和科学家们的不懈努力之下，麻醉已日益安全和广泛应用。1999 年，美国医学机构(Institute of Medicine，IOM)下属卫生保健质量委员会的报告指出，近年来麻醉安全得到了显著改善，已证实的麻醉死亡率由 20 世纪 80 年代的万分之二下降到 20 世纪末的二十万至三十万分之一。藉由麻醉术，手术中的巨大痛苦已经被人类所攻克。

（曹君利）

四、无菌术的发明

麻醉术的引入，促进了手术的广泛开展，但这也导致了大量的患者术后发生感染。在感染能够得到有效控制之前，只有当生死攸关或濒临死亡的情况下，医生才会采取手术治疗，因为即使病人顺利被麻醉，且幸运地免于大出血，那么手术之后的感染，也几乎是不可避免的。

在整个19世纪，由于细菌理论尚未得到发展，整个欧洲因为医院的兴起，但卫生条件却不能得到有效的保证和监督，院内交叉感染和医源性感染不可胜数。而其中最具代表性的、臭名昭著的，就是产褥热。它主要在分娩后的前三天内对妇女产生影响，且发展迅速，常引发严重的腹痛、高烧和衰弱等急性症状。产褥热的发病率很高，有时甚至会上升至40%，而且往往是致命的。

1846年至1849年间，在维也纳综合医院工作的伊格纳茨·菲力普·塞麦尔维斯（Ignaz Philipp Semmelweis）发现，第一诊所由于产褥热引起的平均产妇死亡率约10%，而第二诊所的死亡率相当低，平均不到4%。在排除了拥挤、气候等因素后，塞麦尔维斯得出的结论是，由于第一诊所同时为医学生提供教学服务，医生和医学生们常常在完成尸体解剖课程后直接接触病人，他们的手上都有某种未知的“尸体物质”，这些物质经由他们转移到在第一诊所就诊的患者身上。而在第二诊所的助产士，由于他们没有进行尸检与尸体接触，他们的病人死亡率要低得多。

在发现了这一联系之后，塞麦尔维斯首先要求自己和团队接生之前必须要用漂白粉洗手。他之所以这样做，是因为他发现这种含氯的溶液能最好地去除尸检组织的腐臭味，因此可能也会破坏“尸体物质”。在塞麦尔维斯的倡导之下，第一诊所的死亡率下降了90%，几乎与第二诊所的死亡率相当。

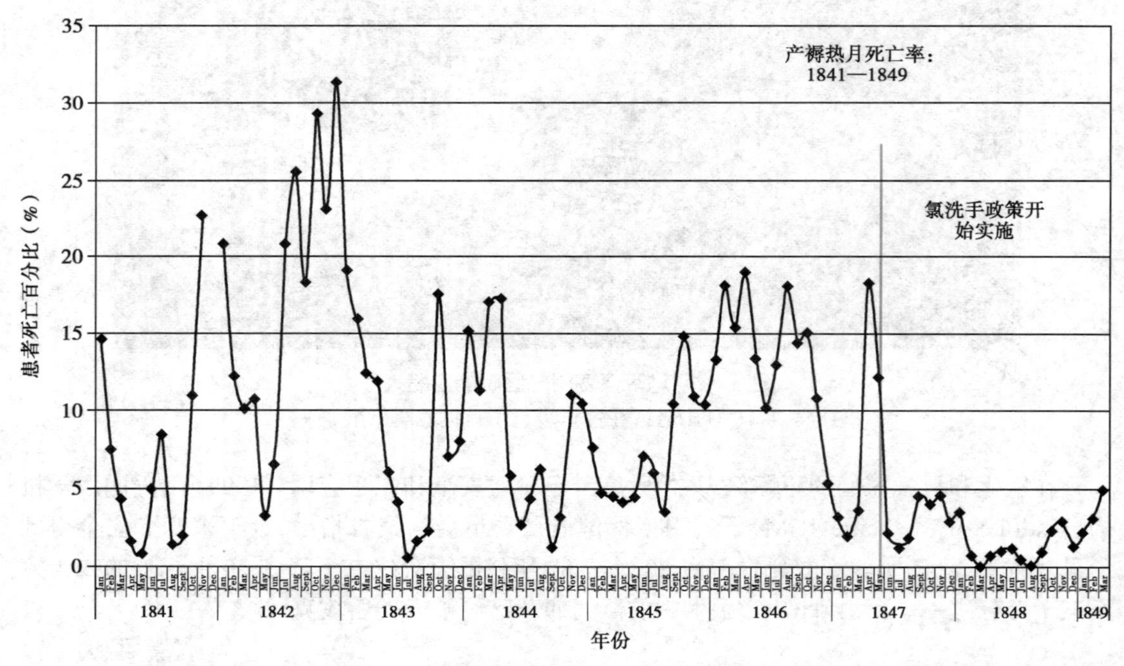

图6-13　塞麦尔维斯所报道的维也纳综合医院1841—1849年的产褥期妇女每月死亡率。塞麦尔维斯于1847年5月中旬设计并制定了氯洗手政策，即图中竖线标示的时间。但他的工作于1849年3月20日终止

塞麦尔维斯对这一结果进行反复验证，并于1861年将验证结果发表。他也积极呼吁同行们都用漂白粉洗手，却遭到了守旧势力的冷嘲热讽，很多医生为了自身的利益诋毁塞麦尔维斯。塞麦尔维斯对自己的倡议不被采纳深感遗憾，他在1861年的一本书中写到："大多数医学讲堂继续响应流行儿童发烧理论和反对我的理论……我的理论要么被忽略，要么……遭到拒绝。"由于受到各种排挤和责难，塞麦尔维斯非常苦闷，最终患抑郁症。1865年，塞麦尔维斯被送入精神病院，他饱受虐待，罹患败血症而死，享年47岁。

塞麦尔维斯致力于为病患解除伤痛，但他的理论却并没有被医学界和科学界接受，悲惨离世。然而塞麦尔维斯并不孤独，和他并肩作战的，还有很多的科学家和医生们。1676年，列文虎克就发现了细菌，只是当时人们并不清楚这种"微小生物"的作用。1861年，路易·巴斯德用他那著名的鹅颈瓶所做的实验，有力地证明了空气中是有细菌存在的。正是这种"微小生物"的存在，使得葡萄酒变酸。基于巴斯德在狂犬病、鸡霍乱、炭疽病、蚕病等方面的卓越贡献，医学开启了细菌学时代。而巴斯德的研究，直接促成了约瑟夫·李斯特（Joseph Lister）提出了外科消毒法。

1865年，李斯特在阅读巴斯德的一篇论文时，豁然开朗，他意识到，细菌是疾病的重要原因。基于巴斯德的理论，如果感染是由细菌造成的，那么防止感染最好的方法，就是在手术之前及手术中消灭细菌。通过实验，李斯特用碳酸溶液做灭菌剂，喷到手术器械、敷料上和伤口上。他发现，在伤口擦拭碳酸溶液可显著降低坏疽的发生率。

李斯特的工作具有开创性，他所开发改进的无菌方法，为感染的控制奠定了基础，这促进了无菌手术的兴起，现代无菌手术室的理念逐步形成。李斯特还使用蒸汽灭菌器对设备进行灭菌。

李斯特的发现，为外科手术铺平了道路。因为李斯特的巨大贡献，他被称为现代外科之父。麻醉术和无菌术，为现代侵入性外科技术奠定了基石。

但即使在今天，感染仍旧没有完全得到解决。美国的疾病控制和预防中心估计，在美国每年大约有170万医院相关感染，感染每年导致约99 000人死亡。在欧洲，据估计，革兰氏阴性感染约占每年25 000例死亡的三分之二。人类对抗感染的道路，仍旧漫长而艰难！

（曹君利）

五、微创手术

手术过程中的三个主要难题：疼痛、感染和损伤，在麻醉术、无菌术的提出，以及手术术式和技术的改进之下，前两个难题逐步被攻克。自此以后，手术广为普及，人们也开始了更高的追求，减少手术创伤，缩短预后时间，这即是微创手术。

微创手术，是一个动态的、不断变化的定义，它经历了一个从腹腔镜手术，到机器人辅助手术，再到经自然腔道内镜手术的发展过程，且这三种技术相互交织，彼此促进，共同发展。这三项技术的设备复杂程度逐渐提高，手术创伤逐渐减小。

腹腔镜方法的开创，应主要归功于两位医生。德国医生乔治·凯林（Georg Kelling），被公认是腹腔镜检查的先驱，他于1901年首次对狗进行了腹腔镜手术。在用膀胱镜对狗的腹部进行手术之前，凯林通过套管针用过滤空气吹气，以防止腹腔内出血。

在凯林之后，1910年，瑞典内科医生汉斯·克里斯蒂安·雅各布（Hans Christian Jacobaeus）报道了他在人类中使用腹腔镜技术的经验，这是在人类上进行的第一个腹腔镜手术。在1912年的一本专著中，雅各布描述了他在1910年至1912年在斯德哥尔摩社区医院所进行的97次腹腔镜检查。雅各布对有腹水和无腹水的患者进行了区分，并对腹水患者进行了腹腔镜检查。但对于无腹水患者，他的态度相当谨慎，仅进行了8项研究（总共97名患者）。雅各布主张采取谨慎态度，以避免发生肠道损伤。

跟随着凯林和雅各布的脚步，在随后的几十年中，更多的人参与到了完善和推广腹腔镜技术的队伍中。库尔特·卡尔·史蒂芬·塞姆（Kurt Karl Stephan Semm）是德国妇科和微创手术的先驱，他被称为“现代腹腔镜之父”。塞姆的个人传记也体现了技术尤其是工具的进步，对于医学技术革新的重要意义。塞姆在开始他的医学生涯之前，曾做过工具制造者。在20世纪60年代，塞姆开始使用腹腔镜作为妇科疾病的诊断工具。在工作中，塞姆意识到腹腔镜手术的可能性，而他作为工具制造者的经历，促使他在1959年创建了医疗器械公司。围绕着腹腔镜技术，塞姆开发了许多仪器，其中包括自动电子CO_2吹入器、子宫操纵器、止血热凝器，以及内置的打结装置。在20世纪70年代，塞姆率先开展了许多妇科腹腔镜手术，包括子宫肌瘤切除术、卵巢切除术、卵巢囊肿切除术、输卵管妊娠切除术等。1980年9月13日，塞姆进行了第一次腹腔镜阑尾切除术。

塞姆的内镜技术，也受到了广泛的批评和责难。起初，塞姆的行动遭到严厉批评，他甚至没有办法发表他的相关研究结果，美国妇产科杂志评价他的技术是“不道德的”，德国外科学会要求塞姆停止他的医疗实践。但塞姆却没有放弃，他继续沿着他所坚信的内镜技术探索，在他的一生之中，共出版700多种出版物，在1 300多个国家或国际会议和大会上发言。为传播他的技术，塞姆还制作了30多部内镜胶片和2万多张彩色幻灯片。随着普通外科手术逐渐被人们所接受，微创手术也逐步扩大了其应用范围，塞姆的卓越贡献逐渐被科学界所认可。塞姆在德国慕尼黑创建的WISAP医疗器械公司，至今仍在生产各种高质量的内镜仪器。

腹腔镜方法在提出之初，就旨在最大限度地减少术后疼痛并加快恢复时间。由于改善了患者的预后，在过去的几十年中，腹腔镜手术已被各种外科亚专科所采用，包括胃肠外科手术（包括病态肥胖的减肥手术）、妇科手术和泌尿科。基于众多随机对照试验结果，该方法已被证明有利于减少术后发病率，并可安全应用于癌症等手术中。

同时，基于计算机芯片技术的摄像机的出现，是腹腔镜领域的一个重大事件。这种技术创新使得将操作区域的放大视图投影到监视器上成为可能。计算机相关软硬件的发展，促使内镜技术产生了一次质的飞跃——机器人辅助手术诞生了。

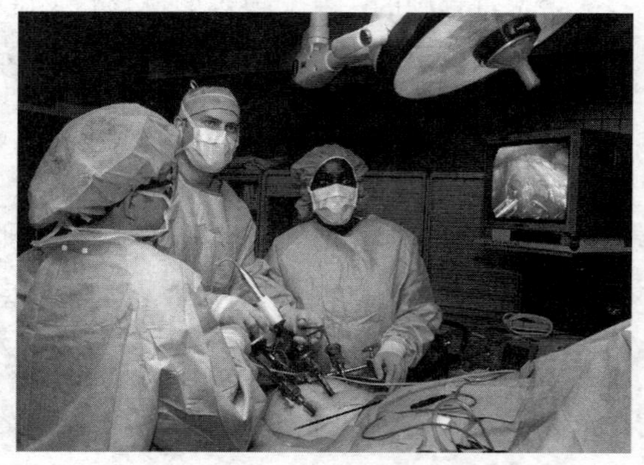

图6-14　腹腔镜胃部手术

机器人辅助手术是使用机器人系统来帮助开展外科手术，其设计目的在于克服微创手术的局限性，增强外科医生进行手术的能力，甚至是扩大手术的范围。在机器人辅助微创手术的情况下，外科医生使用两种方法来控制器械：直接遥控操纵器或通过计算机控制操纵器。在计算机控制的系统中，外科医生使用计算机来控制机器人手臂及其末端执行器。

与传统微创手术方法相比，机器人辅助

手术使外科医生能够更好地控制手术器械并更好地观察手术部位。此外，外科医生不再需要在整个手术过程中站立，这在一定程度上降低疲劳，且通过机器人的计算机软件，能够过滤掉自然发生的手颤。达芬奇手术机器人是目前最广为应用的手术机器人系统，截至 2017 年 9 月 30 日，全球已安装达·芬奇系统 4 271 个，其中美国 2 770 个，欧洲 719 个，亚洲 561 个，世界其他地区 221 个。

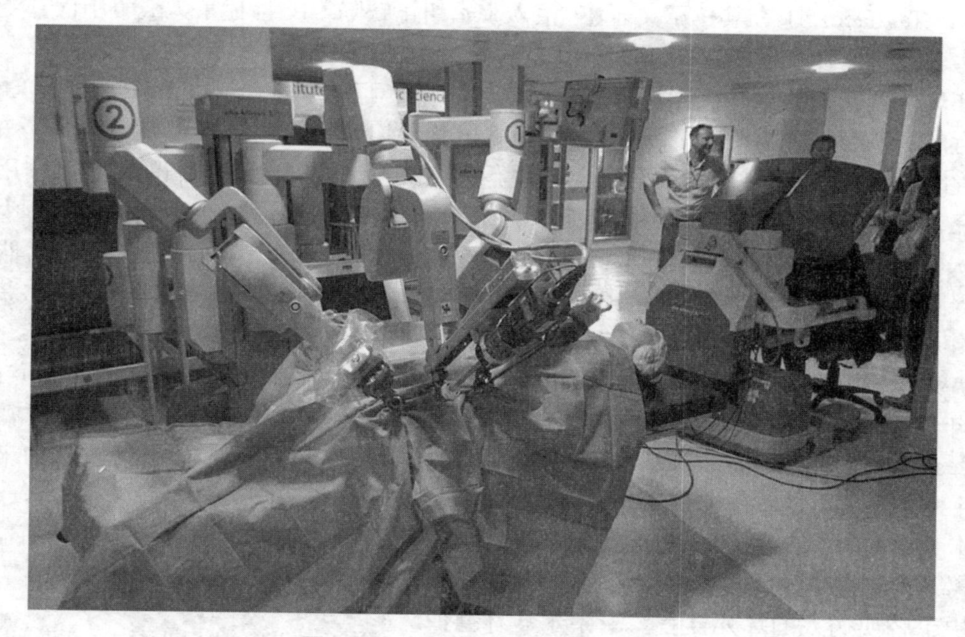

图 6-15　达·芬奇手术机器人系统

在中国，北京积水潭医院院长田伟带领团队所研发的天玑骨科手术机器人，是全球首台创伤及脊柱骨科手术机器人，拥有世界先进水平。目前，天玑骨科手术机器人已在的全国 18 省装机近 40 台，完成超 4 000 余例机器人辅助骨科手术，具有很好的临床效果。

天津大学王树新副校长带领团队研发的妙手手术机器人，也已进入临床，目前在中南大学湘雅三医院成功完成了胃穿孔修补术、阑尾切除术、胆囊切除术等 8 例临床手术。妙手手术机器人，其设计理念更为前瞻，王树新教授致力于将妙手手术机器人应用于经自然腔道内镜手术。经自然腔道内镜手术，目前仍是一个实验中的外科技术，旨在通过自然孔口（口、尿道，肛门等），进入人体，经一个很小的内部切口，进入人体内部进行手术，从而避免任何外部切口或瘢痕。

腹腔镜手术，到机器人辅助手术，再到经自然腔道内镜手术，技术在逐渐进步，手术创口逐渐减小。但不同的手术术式，并无绝对的优劣，它们都有着不同的适用范围和局限性，在临床应用中还需要酌情选择。

（曹君利）

六、器官移植及人工器官

输血术用涓涓热血把不相识的人们连接起来，而器官移植，把生命从一个人身上，延续到了另外一个可能完全不相识的人身上。器官移植把很多濒死的人，从死亡边缘拉回，重新恢复正常的生活，因而在这一领域，诞生了很多的诺贝尔奖得主，其数量远多于很多其他领域。但器官移植领域，也是一个黑暗的、充斥着欺骗和违法的地方。

器官移植的历史，很难界定一个起始，在中国古代的传说和西方天主教的报告中，都曾经提及器官移植。在记录中，公元前2世纪的印度外科医生萨什鲁塔使用自体移植皮肤移植进行鼻部整形。1597年，意大利外科医生、塑料和重建外科的先驱加斯帕雷·塔利亚科齐(Gaspare Tagliacozzi)，在其拉丁文著作《植入手术纠正缺陷》中，描述了为战争中面部受伤的人们所进行的整容手术，主要采用自体皮肤移植的方法。

在现代意义上的第一次器官移植是由埃米尔·特奥多尔·科赫尔(Emil Theodor Kocher)所进行的。科赫尔拥有高超的手术技术，他将甲状腺切除术的死亡率从18%降低至0.5%。但精确的手术操作，让科赫尔几乎完全切除了甲状腺，因此导致了克汀病的严重副作用。经过研究，科赫尔发现，完全去除甲状腺是有害的，并于1883年公开发表了相关结果。为了缓解甲状腺切除的这些症状，科赫尔将甲状腺组织植入患者体内，从而进行了第一次器官移植。因其在甲状腺生理学、病理学和外科手术方面的工作，埃米尔·特奥多尔·科赫尔获得了1909年诺贝尔生理学或医学奖。

克莱尔，法国外科医生、生物学家与优生学家，因其对血管以及器官移植的研究，获得1912年诺贝尔生理学或医学奖。在20世纪30年代，克莱尔和查尔斯·奥古斯都·林德伯格(Charles Augustus Lindbergh)成为挚友，他们一起发明并改进了一种玻璃灌注泵，为未来的心脏手术创造了可能。他们的工作最终实现了第一台心肺机的制造。

卡莱尔同时提出了人的任何脏器都可以移植的理论，该理论认为，人体中的任何器官都可以离开人体在体外的装置中继续存活，需要时则可以用于替换病人的坏死器官。卡莱尔与林德伯格合作制造的灌注泵，允许活体器官在手术期间存在于体外。这一成就在医学上的贡献是划时代的。

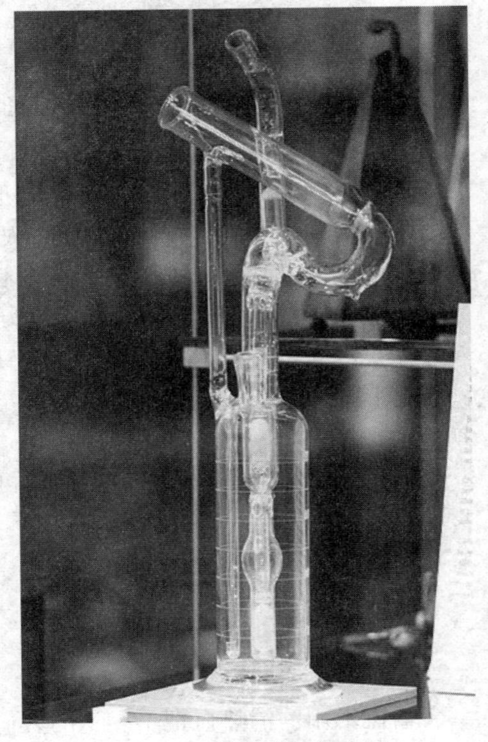
图6-16　林德伯格灌注泵

爱德华·约瑟夫·默里(Joseph Edward Murray)是一位美国整形外科医生，于1954年12月23日在同卵双胞胎上进行了第一次成功的人体肾移植手术。在手术后，接受器官移植的患者又活了八年。这一次器官移植成功的关键是，供体与受体是同卵双胞胎兄弟，不需要抗排斥药物。

在接下来的几年里，默里致力于免疫抑制剂的使用以及排斥机制的研究。在20世纪60年代，默里与很多科学家合作，一起研制了抗排斥药物。到1965年，从无关供体接受肾移植后的存活率超过65%。默里于1990年与爱德华·唐纳尔·托马斯(Edward Donnall Thomas)分享了诺贝尔生理学或医学奖，以表彰他们在“人体器官和细胞移植的研究”方面的贡献。托马斯的主要工作在于开发了骨髓移植治疗白血病的方法。

同时致力于免疫抑制研究的，还有彼得·梅达沃(Peter Medawar)。梅达沃是英国生物学家,他在第二次世界大战期间开始进行移植研究。在墨尔本工作期间,梅达沃提出了这样的假设:在胚胎期和出生后,细胞逐渐获得了区分自身物质和不需要的细胞以及异物的能力。随后他的团队在小鼠上进行了大量实验。梅达沃及其团队的工作,对移植排斥和获得性免疫耐受的发现具有重要意义。基于梅达沃在免疫学方面的工作,他被视为“移植之父”。由于发现了获得性免疫耐受性,梅达沃和弗兰克·麦克法兰·伯内特(Frank Macfarlane Burnet)分享了1960年诺贝尔生理学或医学奖。伯内特的主要贡献在于预测了获得性免疫耐受。

随着移植技术的发展和现代免疫抑制技术的不断改进,器官移植的成功率不断上升,这使得移植更加普遍。但紧接着,对移植器官的需求,变得尤为迫切。这直接导致了非法器官贩运的产生。根据《新英格兰医学》杂志的报道,在马尼拉人体肾脏可以以1 000美元至2 000美元的价格购买,但在拉丁美洲,肾脏的价格可能超过10 000美元,而南非的肾脏售价则高达20 000美元。

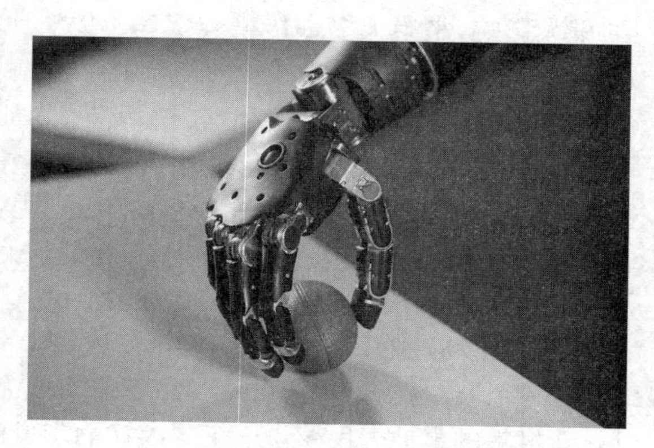

图6-17　脑控制假肢

非法器官移植,造成了严重的安全问题和道德问题,各个发展中国家和发达国家都制定了相关政策,以增加器官移植的安全性和可用性,避免犯罪。而人工器官的产生,在一定程度上缓解了临床对于移植器官的大量需求。人工器官是指经工程改造的仿人体组织或器官的人造器官,通过植入或集成到人体内,以替换天然器官。人工器官的范围非常广泛,包括人工心脏、假肢、人工耳蜗等。

人工器官中更为特别的是3D打印器官。作为制造人造器官的新兴技术,3D打印器官技术已经逐步成熟,目前主要针对人工心脏、肾脏和肝脏等器官进行研究,一些3D打印器官正在接近临床使用的功能要求,这是一项十分值得期待的技术。

除3D打印器官外,还有对异种移植或转基因器官的相关研究,但相关的移植尚未用于人类,仅进行了特定细胞类型的临床试验。在未来,伴随着器官移植的巨大需求,会有越来越多可靠的人工器官被制造出来。

(曹君利)

七、天花的消除

在器官移植中,引发器官移植失败的一个重要原因,就是免疫排斥反应,在接受他人捐赠的器官时,人体会产生强烈的免疫排斥。免疫是人体的一种重要生理保护功能,正是依靠着这种功能,人体

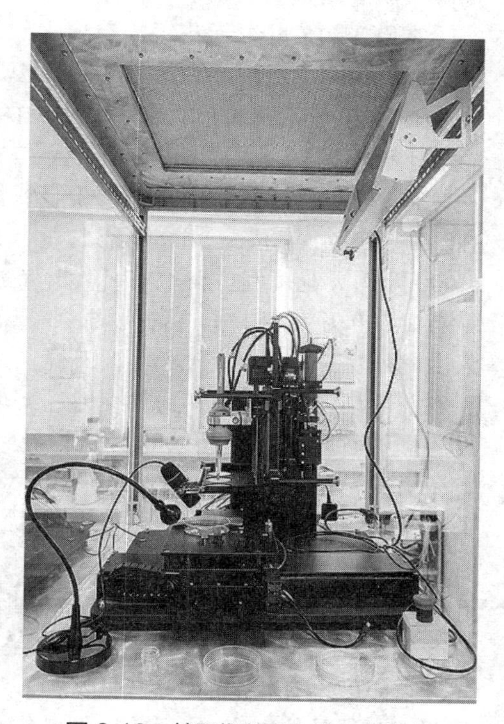

图6-18　俄罗斯的3D生物打印机

才能识别“自己”和“非己”的成分，从而破坏和排斥进入人体的抗原物质（如病菌等），或人体本身所产生的损伤细胞和肿瘤细胞等，以维持人体的健康。免疫还能帮助机体抵抗或防止微生物或寄生物的感染，或其他所不希望的生物侵入的状态。

在对抗人类历史上最古老也是死亡率最高的传染病之一——天花的战斗中，免疫也起到了至关重要的作用。天花是由天花病毒感染而引起的一种烈性传染病，其危害显著，对未免疫的人群，感染后15~20d内致死率高达30%。天花在感染后无特效药可治，但天花痊愈后，患者即可获得终生免疫。在天花存在的几千年里，它的传染性之强、肆虐范围之广、死亡率之高，在传染病的历史上无可匹敌。

天花的历史延伸到史前，这种疾病可能在公元前10 000年的人类中就已经肆虐。最早的可靠天花证据，是在距今约3 000年前死亡的埃及木乃伊中发现的。天花对世界历史产生的重大影响，是绝大多数传染类疾病所无法比拟的。欧洲对美洲和澳大利亚的殖民侵略进程，甚至都因为天花而改变。在与外国人接触后，美洲和澳大利亚的本地居民被天花（以及其他引入的疾病）迅速摧毁和削弱。天花，为征服和殖民化铺平了道路。

1520年至1527年，天花杀死了墨西哥数百万当地居民。天花可能随着西班牙探险家庞费罗·德·纳瓦埃兹（Panfilo de Narvaez）的队伍，于1520年4月23日进入韦拉克鲁斯，并在西班牙对阿兹特克帝国的战斗中起到了至关重要的作用。天花杀死了印加统治者怀纳·卡帕克（Huayna Capac），以及他的20万名臣民，这极大地削弱了印加帝国。1617年至1619年，天花杀死了90%的马萨诸塞湾印第安人。

一些人认为，新世界90% ~95%的本地人口死亡，是由在与欧洲人和非洲人首次接触后，新世界的本地人民感染旧世界疾病而引发的，而天花是罪魁祸首。200多年来，这种疾病影响了所有新世界人口。

在欧洲，18世纪天花每年造成大约40万欧洲人死亡，其中包括多名在位的君主。在所有受感染者中，有20%至60%死亡，超过80%的受感染儿童死于该疾病。

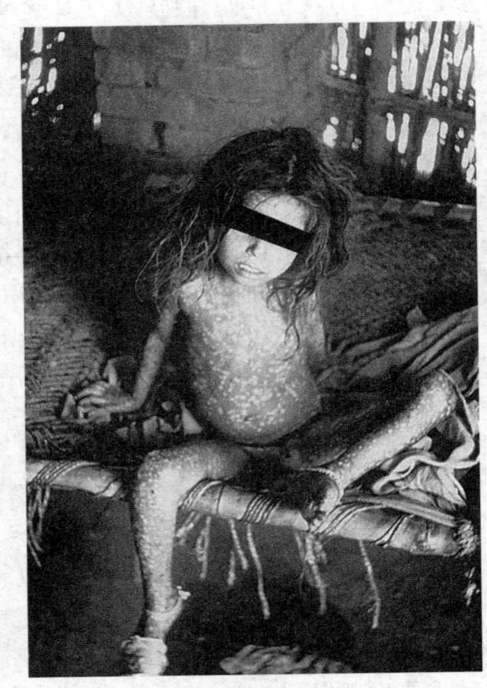
图6-19　一名因天花而出现皮疹的儿童

在20世纪，估计天花导致3至5亿人死亡。在20世纪50年代早期，世界上每年估计发生5 000万例天花病例。在1967年，世界卫生组织估计有1 500万人患上了这种疾病，那一年有200万人因此死亡。

在早期，人们就观察到曾经患过天花的人再也没有被这种疾病所袭扰。这种认识导致了人们故意用天花结痂感染人，以保护他们以后免受更严重的感染，这即是人痘接种。在中国古代，人们将患有轻度天花患者的结痂干燥，在研钵中压碎它们，并通过一个弯曲的银管经鼻给药。在此之后一周，接受粉末给药的人开始产生天花症状，但很快恢复。在印度也有相似的方法，且这种方法印度传播到西南亚的其他国家，然后传播到巴尔干半岛。这种人痘接种的预防方法虽然原始而危险，但却是当时防止天花的唯一保护措施。

爱德华·安东尼·詹纳（Edward Anthony Jenner）是世界上第一个成功用接种方式预防天花的人。他发现，通过用牛痘病灶中的物质接种人，可以使人产生对天花的免疫力。詹纳于1749年出生在英国格洛斯特郡伯克利小镇上，多年的乡村行医的经历使他注意到，乡村里的牛患了与天花相似的病，那些挤奶女工在接触到牛身上的疱疹时受到感染，身上也会长出小一些的疱疹，这就是牛痘。而感染过牛痘的人都不曾被传染上天花。在观察到挤奶女工通常对天花免疫的普遍现象后，詹纳推测挤奶女工从牛痘上接触的脓液，可以保护她们免受天花的伤害。

1796年5月14日，詹纳在詹姆斯·菲普斯（James Phipps）身上接种，来测试他的假设。菲普斯是一个8岁的男孩，是詹纳的园丁的儿子。詹纳从挤奶女工的手上取出牛痘水泡的脓液，并为菲普斯进行了接种。3d后菲普斯的接种处出现小脓疱，第7日腋下淋巴结肿大，在第9日轻度发烧后接种处留下小瘢痕。48d后，詹纳用手术刀将菲里普斯的手臂划破，将天花患者脓疱中的提取液滴在了菲里普斯的伤口上。幸运的是，菲普斯的免疫系统抵抗住了天花病毒的侵害，接种被证明有效！

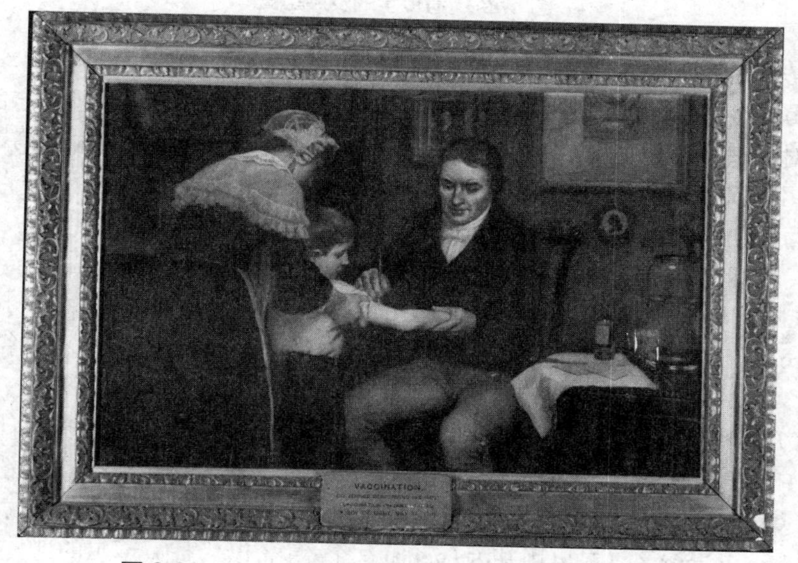

图6-20　1796年5月14日，詹纳对詹姆斯·菲普斯进行了他的第一次疫苗接种（这是一个8岁的男孩）

由于詹纳的这种接种疫苗比人痘接种更安全，并且不涉及天花传播的风险，世界各地很快就开始接种预防天花的疫苗。在19世纪和20世纪成功接种疫苗后，世界卫生组织于1979年12月通过全球根除天花的认证。目前为止一共有两种传染病被根除，天花是根除的唯一一种人类传染病，另一种是动物传染病牛瘟，其于2011年被宣布根除。

（曹君利）

八、遗传检测与干预

作为帮助人类恢复健康的重要手段——手术，通常发生在患者已处于病痛、甚至是死亡威胁的情况下，但这属于事后纠正性的医疗手段。而对于疾病的积极检测和预防，是属于事前预防性的医疗手段。事前预防性医疗手段，虽然不易引起重视，但往往能够更大程度地减少疾病的发生和病患的痛苦。伴随着近年来科技的迅猛发展，遗传检测和干预，作为尤为重要的事前预防性医疗手段，逐步获得了公众的认可，并广泛应用于临床。

遗传检测和干预，是植根于遗传学的建立和发展的，而遗传学的发展，又是伴随着生命科学和医学科学的发展而逐渐完善的。医学与遗传学的结合，逐步形成了我们现在称之为医学遗传学的交叉学科，这也经历了一个漫长的历史过程。

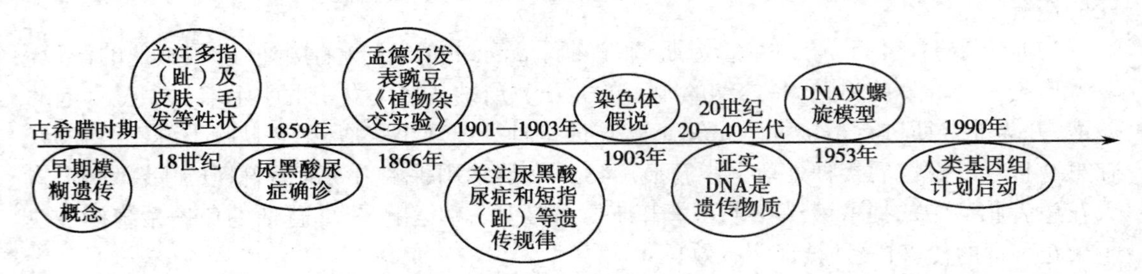

图 6-21　遗传学的发展历史

现代遗传学奠基人，格雷戈尔·约翰·孟德尔（Gregor Johann Mendel）于 1866 年发表了著名的豌豆实验《植物杂交实验》，率先提出遗传性状是由成对的遗传因子决定的，在生殖细胞形成时成对的遗传因子分开，分别进入不同的生殖细胞，这被称为孟德尔第一定律（即分离律）；同时，不同对的遗传因子可以自由组合，这被称为孟德尔第二定律（即自由组合律）。这些发现成为“遗传学”学科诞生的标志。

1901 年，阿奇博尔德·爱德华·加罗德（Archibald Edward Garrod）爵士描述了尿黑酸尿家系，并推断这种疾病的性状属于隐性遗传性状；1903 年威廉·柯蒂斯·法拉比（William Curtis Farabee）指出短指（趾）性状为显性遗传，此后相继发现多种遗传性状都符合孟德尔显隐性规律。

1903 年沃尔特·斯坦布罗·萨顿（Walter Stanborough Sutton）和西奥多·海因里希·波弗利（Theodor Heinrich Boveri）分别发现生殖细胞和受精过程中染色体行为与遗传因子行为一致，提出了染色体是遗传因子的载体，即染色体遗传学说。1909 年威廉·路德维希·约翰森（Wilhelm Ludvig Johannsen）提出用基因（gene）这个术语，以代替孟德尔的遗传因子，其意思与 Mendel 的遗传因子相一致。约翰森还区分了个体遗传结构（基因型，genotype）和个体在环境中呈现性状（表现型，phenotype）。

1910 年前后，托马斯·亨特·摩根（Thomas Hunt Morgan）和他的学生开始研究果蝇的遗传方式，并提出同一条染色体上的基因是一起传递给下一代的（连锁律），而在生殖细胞形成过程中同源染色体之间有时可以交换一个片段（交换律）。

20 世纪 20 年代到 40 年代，弗兰克·金斯利·格里菲斯（Frank Kingsley Griffith）和奥斯瓦尔德·西奥多·埃弗里（Oswald Theodore Avery）用肺炎双球菌转化实验证实 DNA 是遗传物质。1953 年沃森和克里克提出 DNA 分子是呈双螺旋结构，揭示了遗传物质的化学本质。

1952 年，徐道觉等人建立了低渗制片技术。蒋有兴等人使用秋水仙碱获得了更多中期细胞分裂像，最终证实人体细胞染色数目为 46 条。随后发现唐氏综合征为 21 三体，克兰费尔特综合征为47XXY等。染色体显带技术的出现，让更多的染色体畸变相关疾病不断被发现和报道。

20世纪70年代，限制性内切酶的使用，使研究者们首次能够操作DNA。到了80年代，聚合酶链反应（PCR）技术的发展，让人们能在体外快速实现DNA分子的扩增。这些技术的进步让临床上某些DNA变异相关疾病的常规检测成为可能。

1990年，人类基因组计划（Human Genome Project，HGP）正式启动。美国、英国、法国、德国、日本和中国科学家们共同推进了这一预算达30亿美元的宏伟计划。人类基因组计划旨在测定组成人类染色体的30亿个碱基对组成的核苷酸序列，进而绘制人类基因组图谱，辨识所包含的基因及其序列，包括绘制遗传图、构建物理图、测序、绘制转录图和基因鉴定等，最终破译人类遗传信息，为遗传多样性研究提供基本的数据库。该研究揭示了近万种单基因异常（有临床意义的约5 000种）和近百种多基因病（例如糖尿病、心血管疾病、恶性肿瘤、自身免疫性疾病等）的致病或易感基因，建立了对多种基因相关遗传病的新的诊治方法，从而推动了生命科学和医学的发展。

2001年，人类基因组工作草图发表，到了2003年4月14日，人类基因组计划的测序工作已完成。人类基因组计划是人类为了探索自身奥秘所迈出的重要一步。

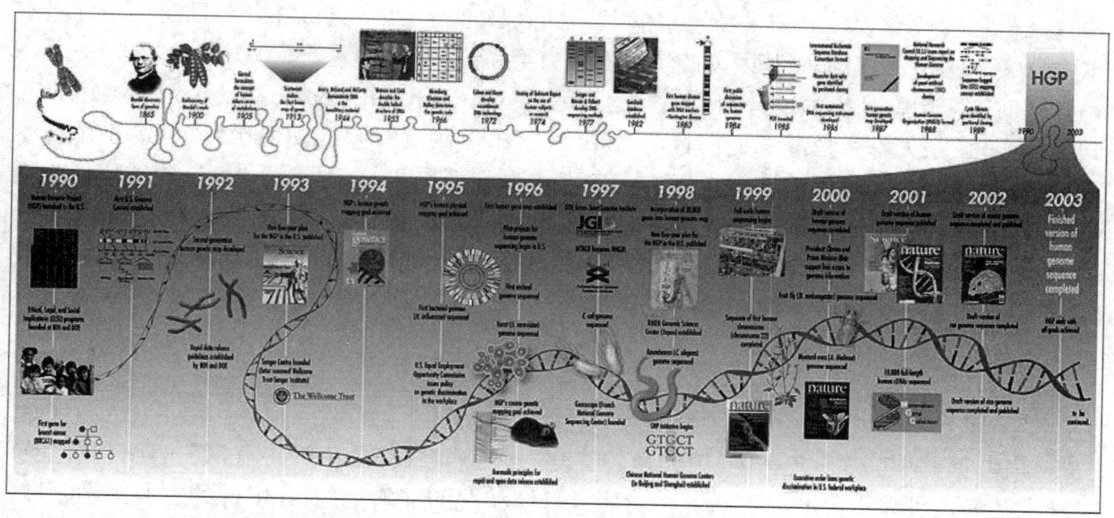

图6-22 人类基因组计划时间表，包含1865年至2003年的主要里程碑

随着人类基因组计划的完成，以及相关研究的广泛开展，众多疾病的遗传本质不断被发现，相关技术也逐步使用于医疗实践。染色体或基因改变所引发的先天遗传性疾病，如先天愚型、多指（趾）、先天性聋哑、血友病等，常常给患儿带来极大的生理缺陷。遗传病患儿的出生给患儿、家庭和社会造成了巨大的负荷。其中比较典型的案例，就是英国王室的血友病。维多利亚女王（Alexandrina Victoria）就是血友病携带者，她把这种病遗传给了三个子女，包括一位王子和两位公主。女王的孩子们和欧洲王室联姻的结果，使得血友病在欧洲王室中蔓延，导致很多王室成员因此病离世。基于遗传学的进展，对于遗传病，人类不再局限于后天的特殊照料，很多可以通过对高危人群的孕早期筛查得以避免。

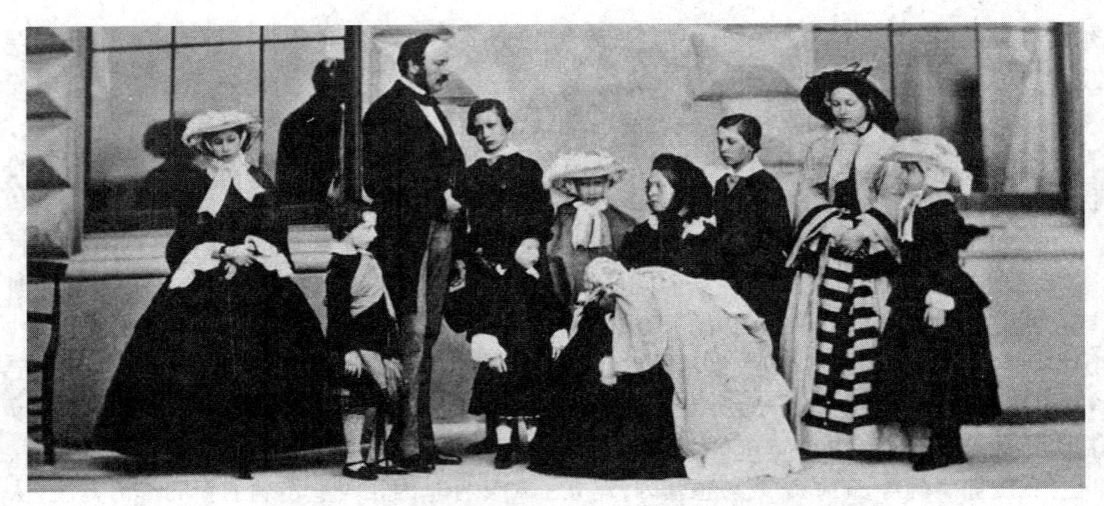

图 6-23　维多利亚女王和她的丈夫，及他们的九个孩子。由于女王是血友病携带者，其中一位王子和两位公主也患有血友病

随着研究的进一步展开，一些常见病、多发病，如高血压、糖尿病、老年痴呆、癌症等的遗传基础也相继被发现。对携带特定致病基因的人员进行定期检查，并开展预防性治疗具有重大意义。此外，针对不同基因型的个体医疗方案也在逐步推广。

同时，基于基因技术的体外受精 - 胚胎移植（in vitro fertilization-embryo transfer，IVF-ET）手段，也为众多家庭带来了福音。自 1978 年第 1 例试管婴儿诞生至今，辅助生殖技术（assisted reproductive techniques，ART）目前已成为治疗不孕症的主要手段，且成功率稳步提高。与此同时，生殖遗传学技术获得了长足进步，植入前遗传学筛查（preimplantation genetic screening，PGS）技术日渐成熟。不孕症诊断和治疗，以及体外受精 - 胚胎移植技术的日益规范，使得全球范围内活产率和胚胎质量逐步上升。

（王中山）

九、医学成像技术

《扁鹊见蔡桓公》一文有述，神医扁鹊曾言"君之病在肠胃，不治将益深"，表明扁鹊能够准确了解病人身体内部的损伤状况。对病人身体状况的准确把握，在中外的古典医学领域，一直是衡量医生水平的重要标准，也是无数医生毕生追求的境界。伴随着检测技术的进步，现代医生已经具备了超越古代"神医"的检查与诊断水平。在这里我们主要介绍无创、或轻度损伤情况下观测人体内部状态的技术进步。

能够透过皮肤与肌肉看到骨骼的形态，是医学领域数千年的梦想，而这一梦想伴随着物理学的发展而得以实现。在任何一本医学影像学的书籍里，都会谈到 X 线与伦琴。受益于欧洲自然科学体系的蓬勃发展、物理与光学理论的成熟以及实验技术的进步，例如我们曾讲到的与电子发现密切相关的克鲁克斯管，1895 年伦琴发现并系统地研究了具有穿透能力的 X 线，并拍下了世界上第一张 X 线的照片——伦琴的夫人安娜·贝莎的手，这张照片我们在前面的章节中曾展示过。

在伦琴之后，X 线的相关技术迅速被应用于临床。一年之后，英国的医生便在 X 线的帮助下，从伦敦一名妇女的手部软组织中取出了一根缝针。如此伟大的进步，获得了全世界的赞许。1901 年,伦琴由于这个伟大的发现而获得了诺贝尔物理学奖。

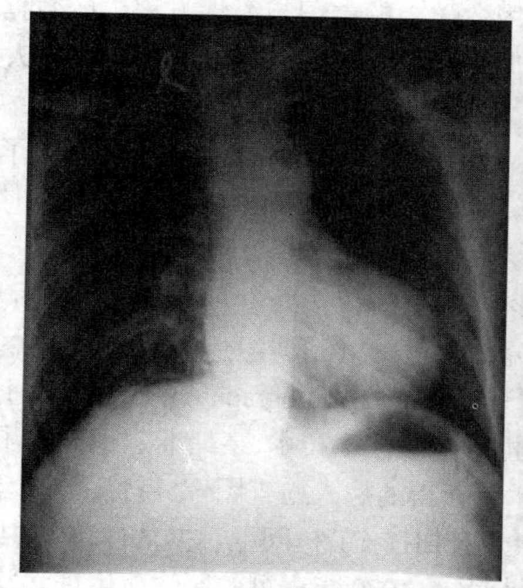

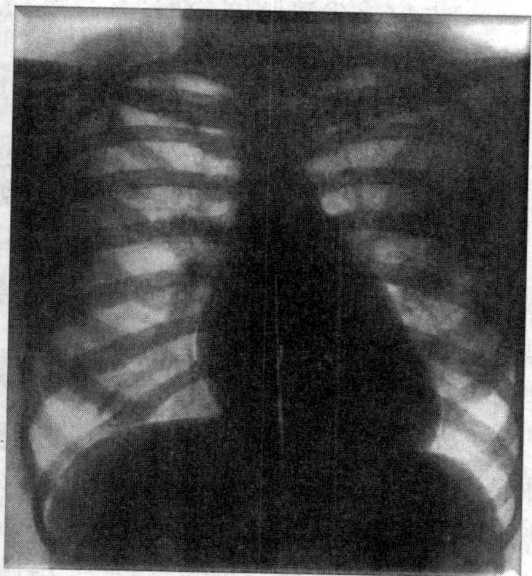

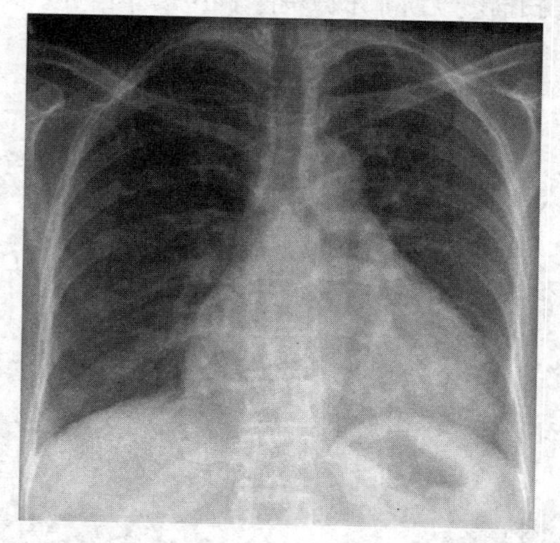

图 6-24 靴形心、梨形心和烧瓶心的 X 线片

在 X 线胸片上,可以清晰地看到这三种类型心脏病的形态差异。左图为患有法洛四联症(TOF)的患者的胸部 X 线片,由于这类患者的心脏看起来像一个木靴,所以被称为靴形心脏。靴形心常见于主动脉关闭不全,也可见于主动脉瓣狭窄,又称为主动脉型心,也可见于高血压性心脏病,法洛四联症。中间为梨形心,又称二尖瓣型心,在该类患者中,由于肺动脉段凸出及心尖上翘,主动脉结节缩小或正常,其心脏状如梨形。多见于右心负荷或以其为主的心腔变化。常见疾病有二尖瓣病变、房间隔缺损、肺动脉瓣狭窄、肺动脉高压和肺心病等。右图为烧瓶心,即在 X 线胸片上,其心影呈烧瓶样球形扩张,双侧心室增大圆隆,下大上小类似烧瓶,这是心包积液的特征性表现。这三类心脏病,都可以在 X 线的帮助下,清晰地展示在医生眼前

随后,X 线技术被广泛应用于骨骼损伤、结核病、肿瘤、肺部损伤、消化道穿孔等疾病的诊断中,发挥了不可替代的作用,直到今天仍是最方便与快捷的影像诊断技术之一。

在 X 线技术被发现和推广之后,在成像领域,还有很多重要的进步,主要包括:

1. 电子计算机断层扫描——高清影像的起始　在 X 线成像过程中,X 线在穿透组织的

过程中，会受到反射与吸收，因而最终影像的亮度取决于全层组织对于 X 线的阻挡。那么在理论上，如果进行较小范围的环形扫描，再利用数学中的卷积与线性方程组的数据处理方式，是能够还原出每个空间位置的密度值的。但这一数据处理的计算量，却远非人力可以完成。

到了 20 世纪 60 年代，二战中发明的电子管计算机逐步被晶体管取代，这开启了浩荡的计算机民用化进程。计算机的处理速度呈指数级增长，这带领着 X 线成像从平片时代走入了电子计算机断层扫描的时代。

战争往往会促使技术出现爆发式进步，并影响弥远。高弗雷·纽博·亨斯菲尔德（Godfrey Newbold Hounsfield），作为二战时期进行雷达研究的工程师，在战后为英国设计了第一台全晶体管计算机，这为他在电子计算机断层扫描技术（Computed Tomography，CT）的发明上积累了足够的经验。从 1967 年到 1971 年的五年时间里，围绕着 CT 技术，亨斯菲尔德设计了一整套系统，并申请了专利。1971 年，依据这种 CT 技术所获得的病人检查图像，震惊了整个医学界。随后该技术得到迅速发展及应用，1975 年第一台全身扫描 CT 机问世。据估计，在 2015 年，仅美国就进行了 8 000 万次 CT 扫描。亨斯菲尔德获得了 1979 年诺贝尔医学或生理学奖。

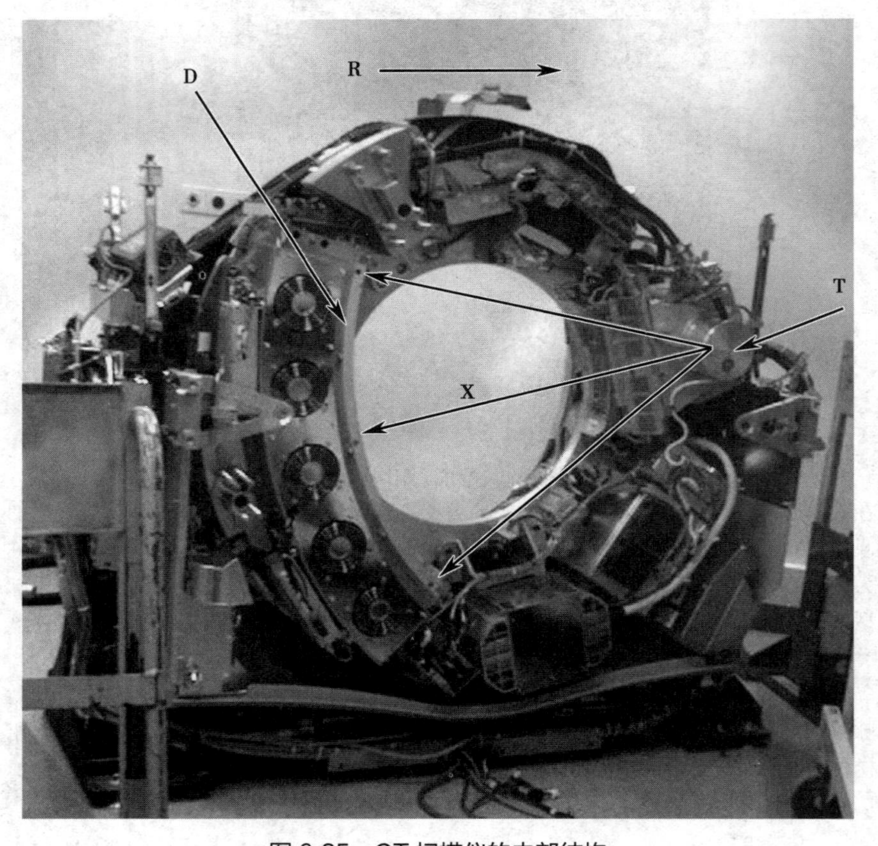

图 6-25　CT 扫描仪的内部结构

当把 CT 扫描仪的外壳去掉后，可以清楚地看到其内部运作模式。X 线管（T）发射 X 线（X），X 线检测器（D）检测 X 线，而环形内舱（R）带动 X 线管和 X 线检测器环绕病人转动

CT技术进一步推动了医学诊断的发展，脑部疾病、心肺疾病的诊断精度得到了前所未有的提高。我国在1977年引进CT扫描仪，1984年全国CT装机量达到30余台，1998年全国CT机装机量约3 800台，而到了2015年，我国CT设备保有量为19 592台，基本覆盖全国县级医院，为人民群众的医疗诊断保驾护航。

2. 磁共振成像技术——影像诊断精度的进一步提高

X光平片和CT扫描，都是依据X线投射原理，大体呈现不同密度的人体组织对于X线的阻挡状况。但其扫描精度不高，且对密度相近的组织分辨度低。在这里，原子物理学再一次发挥了不可思议的力量。

20世纪30年代，犹太裔物理学家伊西多·艾萨克·拉比（Isidor Isaac Rabi）在哥伦比亚大学设计了分子束实验装置，对原子分子在磁场中的性质进行了一系列的研究，这是原子核自旋现象研究的起源。拉比基于其对原子自旋的研究，获得了1944年诺贝尔物理学奖。

1946年，美国物理学家费利克斯·布洛赫（Felix Bloch）和爱德华·米尔斯·珀塞尔（Edward Mills Purcell）发现，将具有奇数个核子（包括质子和中子）的原子核置于磁场中，再施加以特定频率的射频场，就会发生原子核吸收射频场能量的现象，这是人类对磁共振现象的最初认识，两人因此共同获得了1950年度诺贝尔物理学奖。基于这些物理学观测，1983年第一台超导磁共振仪Gyroscan S5面世，磁共振成像技术正式应用于临床。

在磁共振成像方面，有多名科学家获得诺贝尔奖，可见其重要的理论及应用价值。2003年10月6日，美国的保罗·克里斯汀·劳特伯（Paul Christian Lauterbur）和英国的皮特·曼斯菲尔德（Peter Mansfield），由于其在磁共振成像技术，尤其是梯度磁场理论方面的突破性成就，共同获得了诺贝尔医学或生理学奖。

3. 动态的医学影像检测——PET与fMRI

在获得了高清晰度的静态影像的基础上，医生、科学家与工程师们开始思考另一个问题，即能否应用影像学技术，观测组织的动态状态？这主要是基于两方面的迫切需求：① 疾病情况下组织的代谢状态可能发生改变，例如肿瘤组织的代谢水平通常高于周边正常组织；② 代谢水平的变化能够反映动态的大脑功能进程，因为当神经元发放动作电位后，星形胶质细胞开放周围毛细血管，血液中的氧含量随之改变。代谢的动态变化与脑活动及脑功能密切相关。

影像技术的进步，往往依赖于物理学原理的突破。1932年，卡尔·戴维·安德森（Carl David Anderson）第一次观测到了正电子。在之后的40年时间里，不断有科学家进行利用正电子检测医学信号的尝试，直到20世纪70年代，随着计算机技术的成熟，米歇尔（Michel Ter-Pogossian）等人建立了最早的正电子发射断层成像（Positron emission tomography，PET）扫描仪原型，使可定位的代谢水平检测成为现实。

与PET技术相比，功能性磁共振成像技术（Functional magnetic resonance imaging，fMRI）具有更高的精度，不仅其时间分辨率更高，就连空间分辨率也可达到毫米水平。fMRI技术主要依靠磁场来检测血液动力的改变，利用人体自身内部血氧浓度变化，即血氧水平依赖（Blood oxygen level dependent，BOLD）效应，作为天然造影剂成像。BOLD效应由贝尔实验室的小川诚二（Seiji Ogawa）等研究者于1990年首次提出，基本原理为，血液中含有含氧血红蛋白和脱氧血红蛋白两种物质，其中含氧血红蛋白为抗磁性，而脱氧血红蛋白为顺磁性。当大脑功能活跃时，活跃区域的含氧血红蛋白含量会增加，使横向磁化弛豫时间，即原子核从激化状态回归到平衡状态所需要的时间，延长的效应，进而导致磁共振信号增强，以得到人脑的功能性磁共振图像。fMRI 开启了大脑功能成像研究的新时代。由于 BOLD 信号即为天然的造影剂，因而 fMRI 技术具有简单、损伤小、方便等优点，已广泛应用于人类脑功能的检测、诊断和研究中。

4. 另外的途径——超声

第二次世界大战广泛促进了医疗领域的蓬勃发展。1947 年至 1949 年，曾在美国海军医学研究所接触过雷达系统的美国医生乔治·路德维格（George Döring Ludwig），制造了第一台用于人体检测的超声仪器，是超声影像学的开拓者，被称为“超声医学之父”。1951 年，移民美国的剑桥医学博士约翰·朱里安·怀尔德（John Julian Cuttance Wild）所领导的研究小组研制出了世界上第一台能够二维成像的超声成像仪，超声诊断正式进入临床。

与其他的成像技术相比，超声具有很多缺点，如诊断范围小，诊断精度低，受骨骼遮挡的影响大，需要受过良好训练的医生操作等。但同时，超声诊断也具有极大的不可替代性，包括：①便携性，超声设备可以轻易带至床边进行诊查；②实时性，信号的延迟极小；③经济性，费用低廉；④ 无辐射及其他损伤，因而广泛应用于胎儿健康诊断。因而，超声与 X 线、CT、磁共振成像，并称为四大医学影像技术。

（刘 昱）

十、生物电检测

无论古代人们认为的灵魂、心脏等作为意识的载体，还是现代人们认为的大脑作为意识的载体，在逻辑上都需要有一个媒介进行信息的传递。在亚里士多德看来，心脏是意识的载体，而信息在人体中的传递是由他称之为“元气”的物质所介导的。亚里士多德认为“元气”是类似元素的东西，它在心脏转变为有活力的元气，通过血液传递到身体的其他部位。在之后的很长时期内，精灵、精神等类似元气的概念一直被认为是意识中信息传递的载体。

随着医学机械学派的发展，人们开始逐渐放弃了元气、精灵等这些非实体的理论。笛卡尔，作为医学机械学派的创始人之一，认为某种机械的“小颗粒”在神经系统中的运动介导了信息的传递。18 世纪初，荷兰显微镜学家列文虎克利用显微镜观察到了神经纤维的结构。随后，伽尔瓦尼发现，蛙的神经传导是依赖于生物电的。

伽尔瓦尼是意大利的医生和动物学家，他发现生物电起源于一个偶然。当时伽尔瓦尼的同事无意中用手术刀碰了一下蛙肌肉上暴露的神经，引起了蛙肌肉的收缩。细心的伽尔瓦尼发现，这位同事正好位于摩擦起电器的旁边，这时摩擦起电器正好产生了电火花，这导致手术刀感应生电。伽尔瓦尼马上将两者联系在了一起。为了证明这一想法，随后伽尔瓦尼进一步研究了这一现象。他把剥离的蛙腿和脊髓样本装在一个封闭的瓶子内，给脊髓电刺激的时候，青蛙腿就会收缩。这个实验证明蛙的神经确实是传导电的。1794 年，伽尔瓦尼将一段损伤的神经放在正常的神经上面，这同样引起了肌肉的收缩，证明了神经上面有一个电位，电流可以在神经上面流动。

伽尔瓦尼发现了神经可以传导电，并且神经上面有电位，但是由于技术所限，他没能检测到神经上的生物电。直到 19 世纪，埃米尔·海因里希·杜布瓦雷蒙（Emil Heinrich du Bois-Reymond）发明了能用来检测出神经和肌肉中的微弱电流的装置，人们才真实的观察到神经中的生物电，这开创了科学的电生理学。

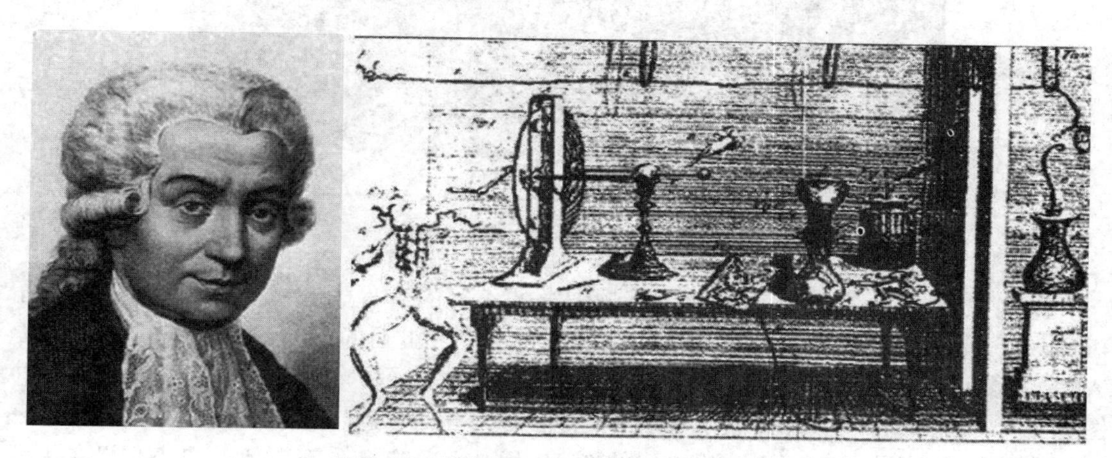

图 6-26　伽尔瓦尼及其发现生物电的装置

在发现了生物电之后，人们都认为电流在神经上的传导是非常快的，类似于光的传导。赫尔曼·路德维希·费迪南·冯·亥姆霍兹（Hermann Ludwig Ferdinand von Helmholtz）的老师曾经说过："我们可能没法测量神经传导的速度，因为我们没有无限长的神经纤维，只有在很长的距离上我们才能测量光速，而神经传导的速度与光速是一样的"。但是亥姆霍兹设计了一种精确的方法，测定了从电刺激开始到肌肉收缩的延时。利用这一方法，亥姆霍兹在 1849 年 12 月 29 日测得了蛙的神经传导的速度是 30.8m/s。这一实验证明了神经传导速度是有限的，而且是可以测量的。

在测定了神经传导速度之后，人们意识到神经传导虽然伴随着电流，但是神经中的电流传导与电流在导体中的传导是不同的。神经中电信号传导的速度比导体中电信号传导的速度慢的多，那么是不是神经上电的传导有什么特别呢？由于当时测电机响应速度太慢，亥姆霍兹无法测量神经上电压的变化及其传导速度。

尤利乌斯·伯恩斯坦（Julius Bernstein）是亥姆霍兹的学生，他在 1869 年设计了一个精巧的实验，测定了神经上电压负变的传导速度，发现神经上电压负变的传导速度与神经传导的速度是一致的。根据这一观察，伯恩斯坦提出了神经兴奋的膜学说。他认为神经细胞和肌肉细胞等的细胞膜是半透性膜，如只允许细胞内某一种阳离子通过，则阳离子透出于膜外，但这时由于残留在膜里面的阴离子的电吸引，于是便产生内部为负电、外部为正电的双电层。神经的兴奋是由于原来静息状态的消失，而这个静息状态的打破是由离子通透性的升高而导致的。现在的医学生对神经细胞的双层膜结构，及膜结构上存在离子通道和泵等介导离子电流，已经很熟悉了，但是在当时人们既无法看到膜结构，更不可能看到上面的离子通道。伯恩斯坦能提出膜学说，确实是一个很前瞻、伟大的猜想。

近 200 年来，人们对生物电的认识不断的深入，生物电在医学上的应用也获得了长足的发展，其中最成功的应用就是心电的检测。人类历史上对人的心电的第一次记录发生在 1887 年。在这一年，英国皇家学会玛丽医院的奥古斯特·塔斯·沃勒（Augustus Desire Waller）举行了一场具有划时代意义的科学演示。在演示中沃勒教授利用毛细管静电计成功的记录了人类的第一例心电图。

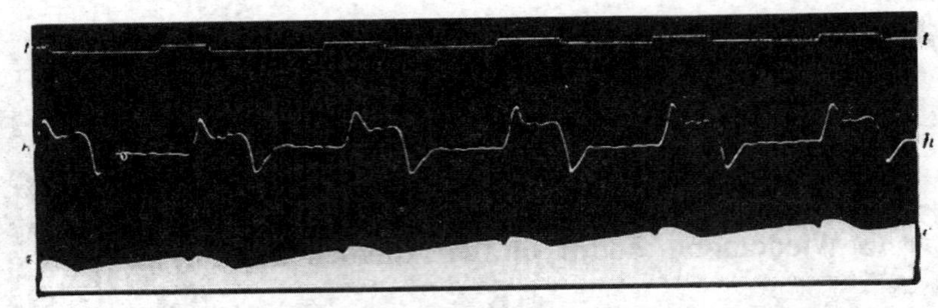

图 6-27　沃勒记录到的心电图

在这次观摩中，有一位来自荷兰莱顿大学的年轻的生理学家威廉·爱因托芬(Willem Einthoven)。沃勒的演示极大地吸引了爱因托芬的兴趣。在此后的 13 年，爱因托芬全身心的投入到了毛细管记录心电图的研究中。在这个过程中，他改进了多项关键技术，使记录到的心电图更加清晰，能够显示更多的波形。但是他也遇到了一个难以逾越的难关，即记录到的心电图极易受周围环境的影响，这阻碍了此技术的临床应用。经过 13 年的努力，爱因托芬仍没有获得进展，他决定放弃毛细管静电计的方式，开始寻找新的出路。最终，爱因托芬于 1897 年发明的弦线式电流计可通过改造用于心电信号的记录。1901 年，爱因托芬利用弦线式心电图机成功的记录到了第一份心电图。1903 年，他发表了《一种新的电流计》，这标志着心电图临床应用的开始。

爱因托芬虽然解决了心电信号记录的工具问题，但是最初记录电极放在哪个位置并没有统一的标准，不同的人将电极放在不同的位置。据说心电图机刚问世时，记录导联系统竟有 100 种。在这种情况下，医生们所记录到的心电图让人眼花缭乱，这严重影响了基于心电图对心脏功能的诊断。1906 年，爱因托芬提出了双极肢体导联的概念。七年后，标准双极肢体导联问世，心电图的记录有了一个标准的电极位置。1942 年，标准 12 导联系统问世。生物电在医学上的应用，除了心电图外，肌电图和脑电图的检测也获得了广泛的应用。肌电和脑电的检测，作为一种无创的检测方式，一直沿用至今。

（郭庆臣）

习　题

1. 简述自然科学与医学发展的相互关系。
2. 简述内科学与外科学的发展历史。
3. 未来医学发展的关键技术会有哪些，请举例说明？

第二节　推动医学发展的十大药物

药物仿佛跳动的精灵，与身体内的元素发生强烈的反应，清除体内的顽疾，重塑强健的体魄。数百万年前，我们的祖先开始拾取自然的馈赠，治疗伤痛。而随着人类知识的进化，药物褪去神秘的面纱，美丽的姿容逐渐在我们面前展现，人类开始合成、改进药物。

一、青霉素

抗生素以及其他抗菌药物的发现和生产可以说是现代医学最伟大的成就之一，不仅能够治愈肺结核等不治之症，还延长了人类的寿命。青霉素是人类发现的第一个抗生素，后经纯化后应用于临床对抗感染。那么在青霉素发现之前，人类是如何治疗感染性疾病的呢？

从公元前1000年的埃及，一直到20世纪中期的欧洲，人们一直采用放血疗法治疗感染。当时人们认为感染是由过多的血液造成的，所以用小刀切开静脉或动脉、水蛭吸血或拔火罐等方式进行放血治疗。此外，一些天然的化学物质也被用来治疗感染，如在皮肤上涂抹碘、溴和含汞化合物治疗伤口的感染和坏疽，使用汞化合物治疗梅毒等。经过简单的推断，我们知道，这些化合物本身的毒副作用所造成的对人体的危害不亚于疾病本身，但在当时，连最优秀的医生和科学家都不了解这些，病人往往由于药物中毒而身亡。此外，就是使用天然的中草药治疗伤口感染。虽然这些古老的方法有时是见效的，但远远不能比拟现代抗菌药物的抗感染效果。

在1928年弗莱明发现青霉素以前，人类死亡的第一位原因便是细菌感染引起的炎症，以及猩红热、白喉、脑膜炎、淋病、梅毒等传染病，这些疾病严重地威胁着人们的生命。由于缺乏有效的治疗方法，人们只能无助地看着病人悲惨地死去。

青霉素是在1928年，由英国细菌学家、生物化学家、微生物学家弗莱明发现的。弗莱明自幼家境贫困，当了几年的小职员后进入伦敦圣玛丽医学院读书。1908年毕业之后，弗莱明幸运地成为著名的细菌学家阿尔姆罗斯·爱德华·赖特(Almroth Edward Wright)爵士的助手。一战期间，弗莱明加入皇家陆军医疗队，在法国西线战地医院工作。在战争中，他目睹了大量的伤员因伤口感染而死于败血症。由于经常护理伤员，弗莱明意识到当时常用的化学抗菌药的毒性大于其杀菌作用，这激起了他研究抗菌药物的斗志。

一个偶然的机会，当弗莱明度假回到实验室后，发现受到污染的培养皿被扔到一堆脏的培养皿中。他并没有一扔了之，而是仔细观察了受污染的培养皿，发现某些落在培养基上的青霉菌长出的菌落周围没有金黄色葡萄球菌生长。弗莱明敏锐地意识到这是一个重要发现，他认为是青霉菌产生了某种化学物质分泌到了培养基里，抑制了细菌的生长，这种化学物质便是最早发现的抗生素——青霉素。弗莱明的经历验证了一句古话：机会是留给有准备的人的。青霉素的发现，是偶然中的必然。一个具有划时代意义的发现，就在看似的不经意间诞生了。

由于弗莱明不是医生和化学家，也没有进行动物实验来证实青霉素的作用，青霉素的应用被延后了。直到20世纪40年代，青霉素才真正被应用于临床治疗，这得益于牛津大学病理学家弗洛里和德裔生物化学家钱恩的杰出工作。1939年，弗洛里和钱恩决定对青霉菌培养物中的活性物质，即今天我们所熟知的青霉素，进行提取和纯化。经过18个月的艰苦努力，他们终于得到了100mg黄色粉末状的青霉素，纯度可用于人体肌内注射。在加入100万倍溶剂配成青霉素溶液后，青霉素可以抑制小鼠体内链球菌的生长。他们给8只小鼠注射了致死剂量的链球菌后，给其中的4只小鼠用青霉素治疗。几个小时内，只有4只用青霉素治疗过的小鼠还健康活着。弗洛里认为“这真像一个奇迹！”。此后的一系列临床实验研究也进一步证实了青霉素对链球菌、白喉杆菌等多种细菌感染的疗效。同年8月，钱恩和弗洛里把对青霉素的研究成果刊登在著名的《柳叶刀》杂志上。基于在青霉素发现、使用上的杰出贡献，弗莱明与钱恩、弗洛里共同获得了1945年诺贝尔医学奖和生理学奖。

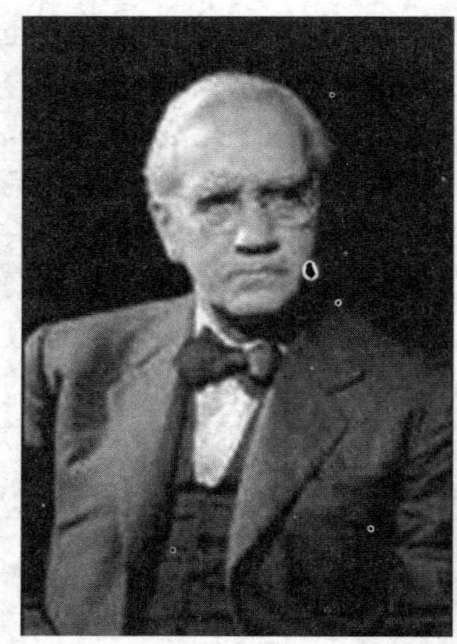
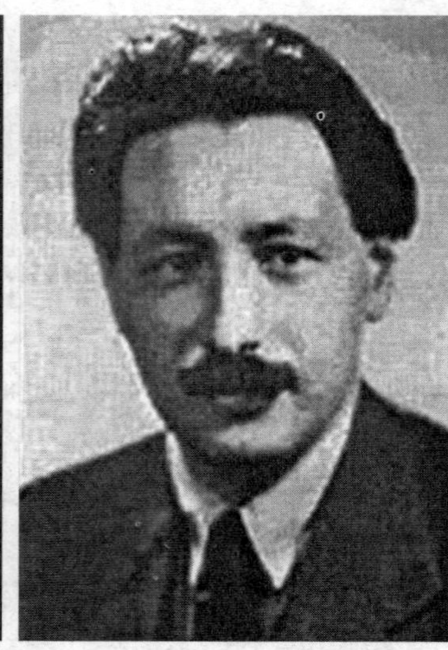
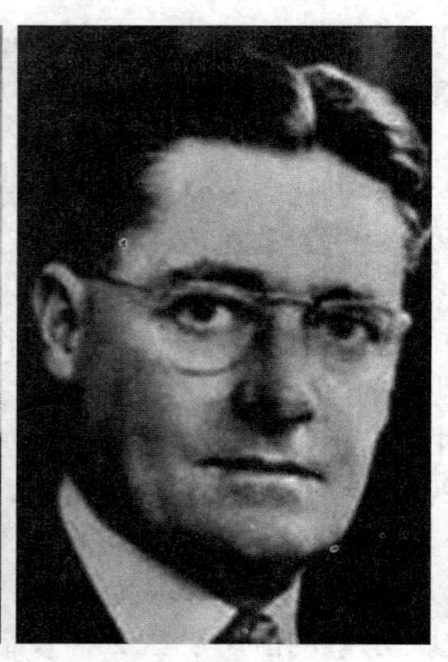

图 6-28　弗莱明、钱恩与弗洛里共同获得了 1945 年诺贝尔医学奖和生理学奖

但青霉素的生产和普及，也历尽艰辛、苦难重重。由于当时英国的药厂都借口战时困难，不愿意大量投产这一大有前途的新药，钱恩和弗洛里只能带着满身的疲惫和残存的希望，远涉重洋来到美国。在美国，弗洛里和钱恩惊喜地发现，早在他们研究青霉素结构的同时，美国就已经大规模地开展了该项研究。弗洛里等人终于得到了自己需要的帮助。

然而青霉素在应用之初，也阻挠重重，多数医务工作者都质疑它的药效。直到 1944 年，英美联军在诺曼底登陆，开辟了第二战场开始大规模地同德国法西斯作战。受伤的士兵越来越多，对抗菌药物的需要也越来越迫切，青霉素开始展现它的强力功效，在医治伤员时的疗效使得许多医护人员对青霉素刮目相看。最终，在军方的大力支持下，青霉素开始走上了工业化生产的道路。战争带来了伤亡和阴霾，但在另一方面，不仅推动了输血术的发展，对抗菌药物的生产和研制也起到了促进作用。

在青霉素的巨大临床应用的引导下，更多的研究者抱着极大的热情开始探寻新的“神奇真菌”，希望找到更多的抗生素。20 世纪 40 年代到 50 年代，是抗生素发现的黄金时期。1943 年，俄国生化学家瓦克斯曼博士发现另一种有效的抗生素——链霉素，它是由生长在土壤里的一种放线菌产生的，可以有效治疗包括对青霉素不敏感的肺结核在内的一些疾病。青霉素从弗莱明发现到大规模应用经历了很长时间，而链霉素从实验室到批量生产只用了短短的几年时间。科学界、医学界、工业界和普通民众，经过青霉素的洗礼，都已做好了接受新药的准备。青霉素和链霉素的成功应用，极大地推动了制药业的发展，金霉素（1947 年）、氯霉素（1948 年）、新霉素（1949 年）、土霉素（1950 年）、制霉菌素（1950 年）、红霉素（1952 年）、卡那霉素（1958 年）等陆续被发现和生产。

但到了 60 年代，由于抗生素的大量及错误使用，产生了许多副作用，多达 10% 的人对青霉素有过敏反应，而且促进了耐药菌株的发展。抗生素至今已有一万多种，其中人工合成的超过 4 000 多种，并且每年都会开发新品种。人类经过长期地广泛地使用抗生素，已经认识到滥用抗生素的严重后果，目前已经对抗生素的使用越来越谨慎。

只要有细菌的存在，就会有抗生素的存在，人类与细菌的战斗将会是一场持久战，没有永恒的赢家。随着各种病症和各类抗生素新药的涌现，抗生素的使用和管理将会越来越规范，也将会给人类带来更多的帮助。

（张咏梅）

二、疫苗

人类繁衍生息的历史，也是人类不断同疾病和自然灾害斗争的历史。在这个过程中，人类的健康受到各种疾病的困扰，其中传染性疾病的危害大、传播快、影响范围广，是威胁和挑战人类健康的重要杀手。青霉素致力于在感染后帮助机体恢复健康，而疫苗则致力于在疾病前的积极预防。疫苗的发现和应用是人类发展史上具有里程碑意义的事件，接种疫苗是预防和控制传染病最经济、有效的公共卫生干预措施。对于家庭来说，接种疫苗也是减少成员疾病发生、减少医疗费用的有效手段。

可追溯到的最早的天花证据，是在大约 3 000 年前死亡的埃及木乃伊中发现的。在 18 世纪，天花杀死了大约 6 000 万欧洲人，每年大约 40 万人，其中包括四名在位的君主和女王的配偶。高达 30%的受感染者，死于该病，而对于 5 岁以下儿童，死亡率甚至高达 80%，且三分之一的幸存者失明。

在天花疫苗被成功制造之前，人们在生活中观察到，已经得过天花的人，不会第二次患病。这直接导致人们依照经验，进行原始的、粗糙的人工诱导免疫。人工诱导免疫是指通过人工诱导的方式，使人类产生对特定疾病的免疫。在古代，人工诱导免疫使人们在被动等待疾病降临之外，有了其他的免疫疾病的方法。人类最早记录的人工诱导免疫，就是针对天花所进行的。这主要是通过人痘接种，使未感染过天花的人，接触已感染天花患者的衣物或脓痂，使接触者免疫更致命的自然形态的天花。这种人痘接种，或者从学术方面定义的人工诱导免疫，在古代中国和印度就有实行，并在 1720 年左右由蒙塔古夫人和其他人通过土耳其引入到欧洲。这种技术又从英格兰，迅速传播到其殖民地，并且也由非洲奴隶传播到波士顿。

人痘接种具有 0.5% ~2.0% 的死亡率，虽然这远低于疾病本身的 20% ~30%死亡率，但其风险是不可忽视的。乔纳森·爱德华兹（Jonathan Edwards）是 18 世纪启蒙运动时期著名的清教徒布道家。1757 年，他应普林斯顿大学之聘，出任校长，时值普林斯顿爆发天花瘟疫。爱德华兹几乎立即成为天花接种的坚定支持者，他决定接种自己，以鼓励其他人也这样做。不幸的是，爱德华兹因注射疫苗而染病，于 1758 年 3 月 22 日与世长辞。还有多位名人死于人痘接种，还有一些人在进行人痘接种后，没有任何反应，接种失败。直到爱德华·詹纳的工作，结束了这一肆虐数千年的传染病。

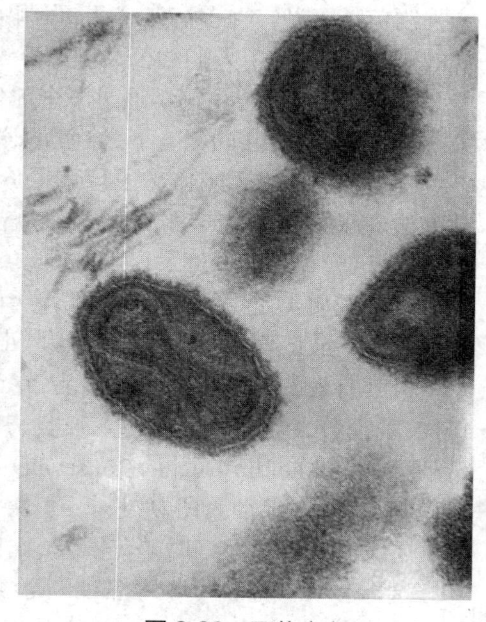

图 6-29 天花病毒

詹纳在工作中观察到，与牛一起工作时得过牛痘的人，都不会患上天花。1796 年，当地挤奶女工萨拉·奈尔梅斯（Sarah Nelmes）患上牛痘并向詹纳寻求治疗。詹纳借此机会测试他的理论，他从萨拉手上的牛痘病灶中取出脓液，并对八岁男孩詹姆斯·菲普斯进行了接种。在轻度发烧和可预期的局部病变后，菲普斯于几天后康复。一段时间后，詹纳用天花病毒在菲普斯身上测试，菲普斯没有任何感染，这个男孩对天花免疫。

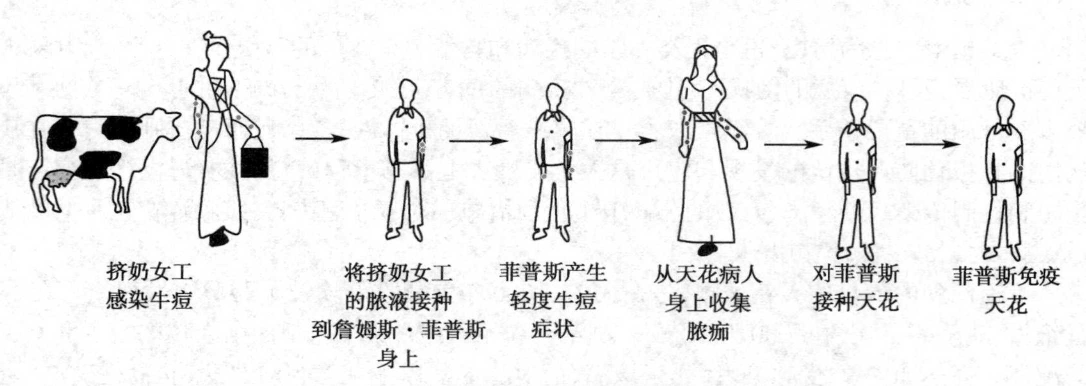

图 6-30　爱德华·詹纳接种疫苗所采取的步骤

詹纳于 1797 年 4 月向皇家学会递交了一份报告，详细描述了他的观察结果。尽管对疫苗接种的安全性仍存在一些担忧，但使用严格制备的疫苗的死亡率逐步接近零，并且很快就在整个欧洲和美国广泛使用。1804 年，天花疫苗由弗朗西斯科·哈维尔·巴尔米斯（Francisco Javier de Balmis）指挥的船队，传播到整个西班牙帝国。随后他的副手何塞·萨尔瓦尼（José Salvany）把疫苗带到南美洲。

随着疫苗接种的推广，一些欧洲国家开始强制实施天花疫苗接种。1853 年，《疫苗接种法》在英格兰实施，该立法强制婴儿进行疫苗接种。在美国，1809 年首先在马萨诸塞州进行强制免疫接种。在美国各个州，强制疫苗接种受到了广泛的抵制，这也促成了相关法律法规的建立，并促进了人们的公共健康意识的提高。

2011 年，世界卫生组织通过了全球根除天花认证。天花，这种杀死不可计数的人类的传染病，在全人类的共同努力下，被彻底根除！

1885 年，巴斯德制作出了疫苗家族另一位成员——狂犬疫苗，他利用物理、化学、生物学方法来减弱微生物毒力，获得减毒疫苗，让疫苗能够更好更安全地为人类服务。巴斯德的工作，为试验免疫学开辟了广阔的前景，从此以后，疫苗家族的成员们相继诞生。

脊髓灰质炎是由脊髓灰质炎病毒引起的一种急性传染病，多发生于 5 岁以下小儿，患儿通常出现下肢瘫痪或行走困难，俗称“小儿麻痹症”。除天花疫苗外，脊髓灰质炎疫苗是另外一种极其有效的预防接种生物制品，它帮助人类避免了一场又一场灾难。在 20 世纪二三十年代，美国曾大规模爆发脊髓灰质炎，其中有一名特殊的患者就是美国总统富兰克林·德拉诺·罗斯福（Franklin Delano Roosevelt）。罗斯福在成为美国总统后，成立了美国国家小儿麻痹症基金会，督促加紧研制疫苗。但由于脊髓灰质炎病毒种类繁多，直到二战结束，疫苗的研制还没有成功。在当时的美国人心中，小儿麻痹症是仅次于战争的阴霾。

这时候，出现了两名著名的科学家，其一便是乔纳斯·爱德华·索尔克（Jonas Edward Salk）。索尔克于 1914 年 10 月 28 日出生在纽约一个俄裔犹太移民家庭，他在纽约大学医学院念书时就相当优秀，参与了流感疫苗的研发，毕业时他选择去实验室工作。索尔克对研发脊髓灰质炎疫苗产生了强烈的兴趣，他想出的办法跟绝大多数科学家不一样，别人都是研发毒性较弱的活病毒注射进人体内，以激活人体的免疫系统，但索尔克惊世骇俗地提出，活病毒还是有风险，不如简单用福尔马林把病毒杀死，再注射进人体内，这也能激活免疫系统。但这个理论不是索尔克凭空想出来的，是他牺牲了1万多只猴子后提出的。这个结论被整个学术界无情地嘲笑了，尤其是顶尖科学家阿尔伯特·布鲁斯·萨宾（Albert Bruce Sabin）。萨宾用的是传统方法，他要研发毒性较弱的活疫苗，这得到了大多数科学家的支持和认可。

尽管被学术界所孤立，索尔克的研究还是得到了官方的支持。索尔克的研究很快在很多动物身上被证明有效，他欢天喜地地准备进行大规模人体试验。但当时，眼看着小儿麻痹症越来越肆虐，索尔克心急如焚。为了博得大家的信任，索尔克竟然以自己、妻子和三个儿子为试验对象，并最终获得了成功，赢得了大家的信任，美国政府同意在全国范围内试验索尔克的疫苗。这是美国历史上最大的公共卫生试验，大约有200万名儿童注射了索尔克的疫苗。经过一年的观察，1955年4月12日，也是罗斯福逝世10周年的日子，官方举行报告会，宣布试验结果：索尔克的疫苗不仅安全，而且有效！索尔克一夜之间成了国家英雄，艾森豪威尔亲自在白宫授予他总统特殊勋章，以表彰他对全人类的贡献。索尔克的疫苗迅速得到推广，很多国家在报告会后立即引进疫苗，小儿麻痹症不再是让全人类恐惧的噩梦。

但索尔克却万万没想到，在报告会开完还不到一个月时间，疫苗就出事了。当时因为要注射的人太多，美国政府匆匆发放疫苗生产许可，对生产商没有进行严格监管，后果十分严重。1955年4月24日，开始不断有报告指出，有儿童在接种疫苗后瘫痪或死亡，所有患者接种的疫苗均来自加州伯克利的卡特实验室。政府宣布暂停注射所有小儿麻痹症疫苗，并彻查生产商，最后发现卡特实验室在用福尔马林灭活病毒时不够彻底，导致儿童在接种疫苗后瘫痪或死亡。

然而，在索尔克成功之时，曾被学术界认可的萨宾也没有放弃自己的观点，他继续研制毒性较弱的活病毒疫苗。萨宾的默默努力也终于有了突破，他研制出的减毒活疫苗不需要注射，只要口服。试验证明，萨宾的糖丸也是有效的，而且免疫效果更好，成本却只有索尔克疫苗的百分之一，简直是物美价廉。很快，萨宾疫苗横扫美国市场，索尔克疫苗落败出局。

1993年和1995年，萨宾和索尔克先后去世。两位科学家竞争了一辈子，很多人都以为他们去世了，脊髓灰质炎疫苗的故事告一段落，一切都成定局，却没想到还有转折。20世纪90年代，自然发生的小儿麻痹症几乎在西半球消失，美国疾控中心开始关注服用糖丸的效果，并得出结论：活病毒疫苗带来的好处，并不足以弥补它的风险。从2000年开始，美国又全面回归使用索尔克疫苗，而不允许儿童口服糖丸。

索尔克和萨宾，两位顶尖的科学家，选择了不同的道路向着为人类造福的目标而前进。他们一辈子都在互相否定，因为他们都坚信自己的疫苗才代表更高的标准。但他们一生中，做了一件相同的事，就是没有给自己的疫苗申请任何专利。在博爱的引导下，两人都走向了成功。

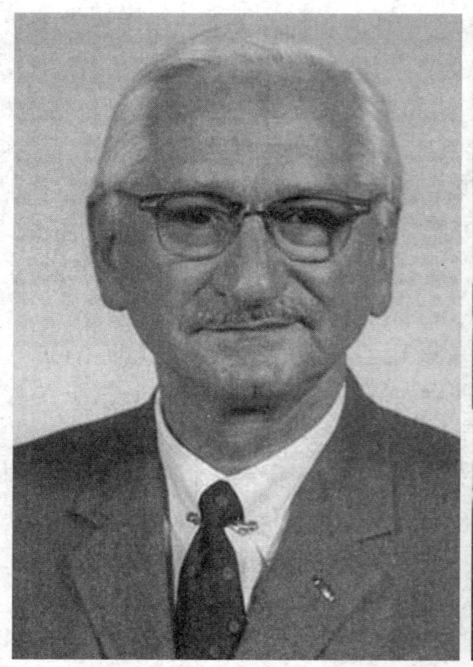
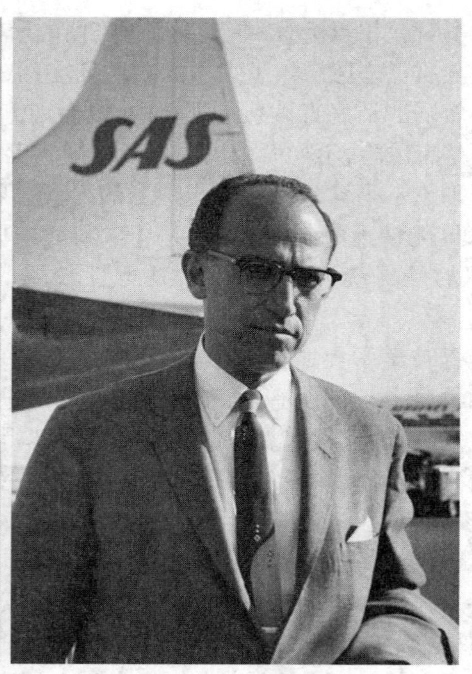

图 6-31 脊髓灰质炎疫苗的发现者索尔克和萨宾

在我国，从 20 世纪 50 年代末开始，中国医学科学院顾方舟教授带领团队，在昆明建立医学生物学研究所进行脊髓灰质炎疫苗的研究、开发和生产。1959 年至 1961 年，顾方舟团队制备了 9 批脊髓灰质炎活疫苗毒种和疫苗，在北京、上海等 15 个城市 450 万 7 岁以下儿童中开展活疫苗的安全性、免疫原性及流行病效果研究。1963 年顾方舟成功研制出小儿麻痹糖丸剂型，提升了儿童服药的体验，为我国消灭脊髓灰质炎发挥了至关重要的作用。1964 年，他制定出活疫苗脑内试验判定标准，制定了我国脊髓灰质炎疫苗制造及检定规程，并获批准生产。1982 年成功研制出脊髓灰质疫苗病毒单克隆抗体杂交瘤技术，参与设计建立脊髓灰质炎活疫苗生产基地，后又研制出第一个 OPV 糖丸新剂型，使我国在 2000 年成为无脊髓灰质炎国家并保持无"脊灰"状态。经过近 30 年科研攻关，2015 年 6 月，中国医学科学院医学生物学研究所自主研发生产出我国第一剂脊髓灰质炎灭活疫苗——Sabin 株脊髓灰质炎灭活疫苗（简称 sIPV）正式上市，填补了我国在脊髓灰质炎灭活疫苗生产领域的空白，提高了疫苗接种的安全性，打破了发达国家的生产技术垄断，对全球、特别是发展中国家消灭脊髓灰质炎产生了积极影响。就在本书的编纂期间，顾方舟教授永远地离开了我们，这位救人无数，为孩子们发明糖丸疫苗的爷爷永远的走了……顾老，从盛年到古稀，不遗余力地献身于科学事业，为几代中国人带来了健康与平安。他是守护千万人民远离脊髓灰质炎侵害的参天大树。现在，虽大树不再，但信念永存，作为医学生，作为科研工作者，我们需谨记顾老自强、奉献的医学精神，并贯彻终生！

现代医学发展到今天，在抵御疾病风险、防治各类疾病、延长人们生命、提高生活质量等方面已取得了巨大的成就，已经成为各国社会稳定和经济发展的重要支撑。其中疫苗对人类的健康功不可没，在人类历史长河中发挥了不可替代的作用，但任何事物都是一把双刃剑，利用不当则会带来灾难性的后果。

1955年加州伯克利卡特实验室的卡特事故是一个分水岭，此后制药厂对疫苗，尤其是针对儿童的疫苗研制都极为重视，儿童疫苗的生产成为社会焦点，但问题仍旧不断涌现。1974年，有关百日咳疫苗会导致大脑永久损伤的研究在英国发表，之后两年英国百日咳疫苗接种率从八成下降到三成，十万小孩因为没有防疫而罹患百日咳，40人因此死亡。1976至1979年，日本暂停百日咳疫苗接种，结果113人因此死亡。到了1990年美国研究者发现，接种百日咳疫苗后发生癫痫和痴呆的比例并没有增加，也就是说1974年的研究其实是把接种疫苗后发病的偶合，算作了因果关系。可是当年造成的健康损害已经无法挽回。由于疫苗的生产工艺复杂，监管严苛，在2000年之后，越来越多药厂放弃疫苗，专注于利润丰厚的常用药和治疗慢性病的药物，疫苗短缺在2000年的美国也成为了大问题。

疫苗是一把双刃剑，既可以治病救人，也可能害人杀人。疫苗的发展和应用是公共卫生事业的使命，严格把关疫苗研发和使用的每一个环节，科学引导人们应用疫苗防治疾病，将是一项任重道远的艰巨任务。

（武玉清　曹君利）

三、乙醚

青霉素可以在身体发生感染时，提供强有力的抗菌效果；疫苗能够预防危害严重、传染性高的传染病。但当机体已经发生严重感染，有部分组织已经坏死，或者遭遇外伤，需要对部分组织进行切除或缝合时，手术就变得必须且不可替代了。而这时，乙醚以及后面将提及的吗啡，将巨大的改善手术体验，缓解患者的痛苦。

关于乙醚的最初合成，已经变得难以考证。可能是在8世纪，由炼金术士穆萨·贾比尔·伊本·哈扬（Mūsā Jābir ibn Hayyān）所合成，也可能是在1275年由雷蒙·卢尔（Ramon Llull）合成。可以确定的是，在1540年，植物学家和药剂师瓦勒里乌斯·科达斯（Valerius Cordus）发明了乙醚的合成方法。科达斯称之为“硫酸的甜油”——这一名称反映了乙醚是通过蒸馏乙醇和硫酸的混合物（当时称为硫酸油）得到的事实。科达斯注意到了乙醚的一些药用特性。

1729年，德国化学家奥古斯特·西格蒙德·弗罗贝尼乌斯（August Sigmund Frobenius）首先详细描述了乙醚的性质，并将这种物质命名为“以太（ether）”。弗罗贝尼乌斯将他对乙醚性状的研究发现，发表在1729年英国皇家学会哲学汇刊中，十分可惜的是，他的实验细节已经丢失。

乙醚的分子结构为$(C_2H_5)_2O$，它是一种无色，高挥发性的易燃液体。乙醚是常见的低沸点溶剂（沸点34.6℃），它可用作柴油发动机的起动液，也可用作制冷剂和无烟火药的制造，以及用于香水。

乙醚是最早用于外科手术的全身麻醉药。1846年10月16日，威廉·莫顿在波士顿麻省总医院，成功示范了使用二乙醚麻醉病人进行手术。在莫顿诱导麻醉后，外科医生约翰·沃伦从病人的脖子上切下了一个肿瘤。这场公开手术示范，发生在现在称为以太圆顶的地方。此前对乙醚麻醉

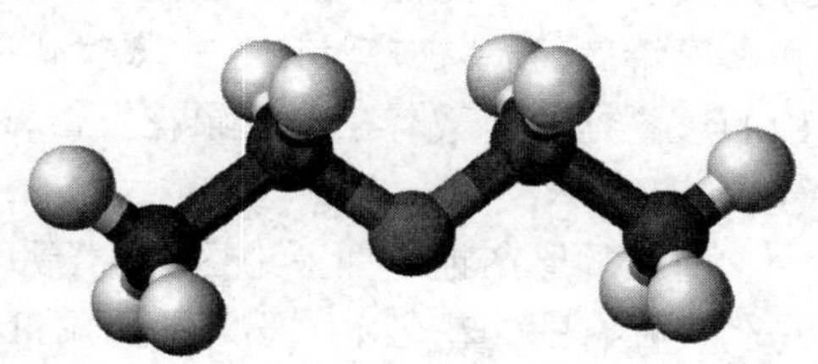

图6-32　乙醚的分子结构

效果持怀疑态度的沃伦对此非常高兴，并公开表示："先生们，这不是骗子。"

但令人遗憾的是，莫顿试图隐瞒他使用乙醚的事实，并为此申请了专利。但麻醉成功的消息，仍旧在1846年末迅速传播。欧洲和美国的医生们竞相开始使用这种"前所未有"的麻醉剂。在欧洲，诸多的医生陆续开始使用乙醚进行手术。

随着乙醚的广泛使用，用乙醚引起的过度呕吐及其易爆性、易损性，促使科学家们开始积极寻求乙醚的替代品。大约在1831年左右，几位研究人员各自独立合成了氯仿。1842年，伦敦的罗伯特·莫蒂·默格洛弗（Robert Mortimer Glover）在实验动物身上发现了氯仿的麻醉特性。1847年，苏格兰产科医生詹姆斯·扬·辛普森（James Young Simpson）率先证明氯仿对人体有麻醉作用，并积极推广将氯仿用于临床。氯仿在20世纪初开始取代乙醚作为麻醉剂。然而，随后的研究表明，氯仿会导致致命的心律失常。在发现其毒性后，氯仿很快就被放弃了。

在现代，乙醚由于其易燃、易爆、气味难闻、刺激呼吸道使腺体分泌增加、易发生意外事故等缺点，已很少使用。氯仿因毒性大，也已被淘汰。氧化亚氮具有镇痛作用良好及毒性低等优点，但麻醉作用较弱，常与其他全麻药配合使用。

在烃类及醚类分子中引入卤原子可降低易燃性，增强麻醉作用，但却使毒性增加。后来发现引入氟原子，毒性比引入其他卤原子小，从而相继发现了具有应用价值的氟烷、恩氟烷、异氟烷、七氟烷、地氟烷等。

包括乙醚在内的几乎所有麻醉药物，都具有一定的损伤性，具体可能包括疲劳、肌肉酸痛、咽喉痛、恶心和认知问题。更严重的可能包括过敏反应、改变血压、呼吸困难等。且麻醉可能造成脑损伤，影响学习记忆能力。因而任何麻醉药的使用，都必须谨慎，且保证严格的监督管理。

（曹君利）

四、吗啡

无论是抗感染的青霉素，抑或是预防传染病的疫苗，甚至是用于麻醉的乙醚，它们都是缓解或治疗病人的病症，但吗啡却与绝大多数药物截然不同——吗啡能带给人们欢愉，有代价的欢愉。

在与疼痛的对抗中，没有任何一种药物像吗啡一样如此广泛地被应用。吗啡，是阿片类毒品一种，天然存在于许多植物和动物中。它通过直接作用于中枢神经系统以减轻疼痛。

吗啡的主要来源是罂粟，而罂粟的使用历史，甚至可以追溯至公元前4000年。在古代苏美尔人的文物（大约公元前4000年）中，发现了罂粟的图像。考古学家发掘出的大量文物提供了米诺斯文明中使用罂粟的丰富信息，揭示了至少从公元前5世纪开始，在东地中海和克里特岛，鸦片被广泛用于邪教仪式或治疗目的。公元前1300年的米诺斯"罂粟女神"，她的形象是头上戴着三个罂粟花发髻，这是米诺斯世界中使用鸦片进行治疗和催眠的重要代表。

罂粟的原产地是西亚地区，在六朝时传入中国，并开始种植。直到明朝末年，罂粟花仍是名贵稀有的佳花名木。鸦片的药用价值，宋朝以来历代医书多有记载，被看成治痢疾等症的良药。但到了元朝时，中医对罂粟的巨大副作用已有初步的认识，建议慎用。

鸦片有着严重的成瘾性，但同时，它也有着一定的药物特性，如镇痛和止咳。为了降低鸦片的成瘾性，同时为了保留其药物特性，科学家们开始进行研究，以期改良这种药物。

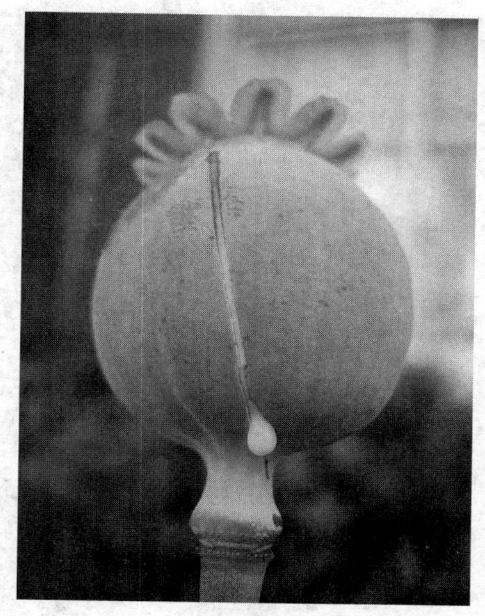

图 6-33　被切开的罂粟流出了白色的汁液，里面含有鸦片

1803 年到 1805 年之间，德国药剂师弗里德里希·威廉·亚当·赛尔杜纳（Friedrich Wilhelm Adam Sertüner）对鸦片做了大量研究，成功从中分离出一种生物碱——这就是吗啡。吗啡不仅是从鸦片中提取出的第一种生物碱，而且是从任何植物中分离出来的第一种生物碱。因此，赛尔杜纳成为第一个分离与药用植物或药草相关的活性成分的人。他首先在一些流浪狗上测试此化合物，结果流浪狗们确实如预期的那样，进入了深度睡眠。为了进一步验证自己的研究结果，赛尔杜纳请来了几个朋友，把分离来的生物碱捏成谷物大小，每个人都服用一颗，他发现这种生物碱具有镇痛的作用，且能够给人带来幸福感。就这样，赛尔杜纳终于证明，自己分离出来的这种物质，就是鸦片的主要有效成分。因为这种物质可以引起昏睡，所以，他用希腊传说中的梦幻之神 Morpheus 为这种物质命名，称之为 Morphine，即吗啡。同时，赛尔杜纳也注意到，这种药物的大剂量可能导致精神类作用，并可能引起恶心、呕吐，咳嗽、便秘，并减缓呼吸。赛尔杜纳认为，吗啡能够引发成瘾，因而他曾警告说“我认为我有责任让大家注意到这种新物质的可怕影响，我称之为吗啡，以免灾难发生。”吗啡于 1817 年作为止痛药首次向公众销售，与 1827 年开始进行商业生产。紧接着，人们发现，吗啡比酒精或鸦片更容易上瘾，它在美国内战期间的广泛使用，据称导致超过 40 万人患有吗啡成瘾。

吗啡的结构式，由英国有机化学家、诺贝尔奖获得者罗伯特·罗宾逊（Robert Robinson）于 1925 年确定。基于罗宾逊的研究，马歇尔·D·盖茨（Marshall D.Gates Jr.）于 1952 年宣布世界上第一次在实验室合成吗啡。

吗啡的结构被解析后，距离吗啡科学的、有效的临床应用，却仍旧缺失一环，那就是吗啡的作用机制及作用靶点。这缺失的一环，在张昌绍教授和他的学生邹冈院士的杰出工作中，被补齐了。1953 年 9 月，年轻的邹冈在参加高级师资培养班时，有幸受教于著名药理学家张昌绍教授，两人的师生之缘在此就已经结下。1957 年 3 月，邹冈以优异的成绩考入中国科学院上海药物研究所，成为了张昌绍教授的研究生，实现了他多年的夙愿，开始了神经药理学的研究生涯。在张昌绍的指导下，邹冈开始从事吗啡镇痛机制的相关研究。1961 年，年仅 29 岁的邹冈在研究生论文答辩中第一次提出了吗啡镇痛的作用部位在第三脑室和大脑导水管周围中央灰质的新观点，受到了科学界泰斗张香桐教授等在场答辩老师的充分赞赏。1962 年，邹冈与张昌绍教授在生理学报上发表《脑室内或脑组织内微量注射吗啡的镇痛效应》，引起了国内外学术界的高度重视，后被联邦德国药理学会副会长、生理学家赫尔茨和美国等国的科学家誉为吗啡作用原理研究的“里程碑”。

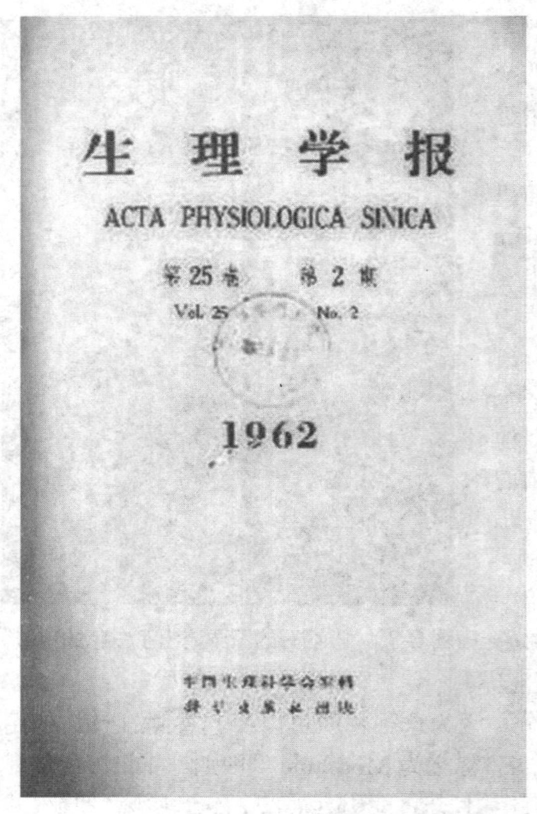

第25卷 第2期 1962年6月
生理学报 ACTA PHYSIOLOGICA SINICA
Vol. 25, No. 2 June 1962

脑室内或脑組織内微量注射嗎啡的鎮痛效应

鄒冈 张昌紹
（中国科学院药物研究所，上海）

嗎啡是一个对中枢神經系統具有高度选择性作用的药物，在鎮痛剂量下，对其他感觉并无明显影响[1]。这显然是由于它能选择地作用于中枢神經系統与痛有关的結构。然而嗎啡发挥鎮痛作用的确切部位并不清楚[2]。本研究所周、许的工作[3]証明，小白鼠脑内直接注射嗎啡产生显著的鎮痛作用。本文报告采用家兔脑室内注射及脑内微量注射方法研究其作用部位的結果。

方 法

（一）鎮痛試驗 按光热辐射刺激原理[4,5]。在試驗前将家兔鼻毛剪去，涂上墨汁，然后使光聚焦照射，以所引起的突然移头动作为痛反应指标。或者剪去后腿侧面膝关节以上部分的兔毛，同样涂上墨墨，然后聚焦照射，以突然的缩腿动作为痛反应指标。試验过程中采用4个由弱到强的光热刺激，每一刺激照射不超过30秒。凡有反应时立刻停止照射，并記下反应潜伏期。每个刺激相隔1分钟，通常每10分或20分試验一回。一般情况下，給嗎啡后家兔对4个由弱到强刺激的痛反应都消失，而作用减弱时，对强刺激的反应先恢复。在計算作用时間时，我們则以每回有三次痛反应为恢复标准。

（二）脑室内注射 预选对光热刺激敏感的家兔，在局部麻醉下将一特制的家兔脑室套管插入侧脑室，并固定于颅骨上。套管用塑料制成，管长6毫米。钻孔位置在冠状缝离中线4毫米处。套管插好后其尖端位于侧脑室内。药物均先溶于生理盐水内，注射的容积为0.05毫升，随后再注射0.02毫升生理盐水，将剩留在套管内的药液注入。实验結束后，注射0.05毫升硫堇(thionin)或溴酚蓝溶液，再注射0.02毫升生理盐水，最后剖视套管是否插入侧脑室以及颜色的分布范围。

根据几十只家兔的实验，脑室插管手术及生理盐水注射本身，均不影响家兔原有的痛反应。

（三）脑内微量注射 预选对光热刺激敏感的家兔，体重1.5—1.8公斤。在局部麻醉下钻开颅顶准备微量注射处的颅骨。这项手术本身經証明也不影响原有痛反应。然后静脉緩慢注射超短时肌肉松弛药琥珀酰胆碱，浓度为0.025%。家兔經最初震颤后，即进入四肢麻痹，这时小心控制注射量，以免导致呼吸停止。立即将头部固定在定向仪上，通过該仪器所附的微量注射器装置，将药液（溶解于生理盐水中）注入脑内左右对称的一定

* 吳时祥同志和陆荣惠同志参加技术工作。
本文1961年11月2日收到。

图6-34 1962年，邹冈院士与张昌绍教授在生理学报上发表的《脑室内或脑组织内微量注射吗啡的镇痛效应》一文

20世纪70年代初，全世界掀起痛觉研究的高潮，邹冈的发现又被许多国外学者重复证明，并在此基础上得到进一步发展。如用受体结合和受体放射自显影方法，证明中央灰质是阿片受体的密集区域，而且直接用电刺激该一区域可以在人及动物身上产生明显镇痛效应，因而证明脑内存在着一个以中央灰质为核心的内源性痛觉调制系统。邹冈的吗啡镇痛作用部位的研究是开创性的，不仅为内源性阿片肽的科学研究奠定了基础，也揭开了痛的下行抑制系统研究的篇章。

基于吗啡的结构研究，科学家和医生开发了更多的临床镇痛药物。二乙酰吗啡（即海洛因）于1874年由吗啡合成，并于1898年由拜耳推向市场。由于二乙酰吗啡的脂溶性，它可以比吗啡更快地穿过血脑屏障，更快起效，但也更易成瘾。

鸦片、吗啡、海洛因，可以统称为毒品。根据《中华人民共和国刑法》第357条规定，毒品是指鸦片、海洛因、甲基苯丙胺（冰毒）、吗啡、大麻、可卡因以及国家规定管制的其他能够使人形成瘾癖的麻醉药品和精神药品。《麻醉药品及精神药品品种目录》中列明了121种麻醉药品和130种精神药品。毒品通常分为麻醉药品和精神药品两大类，其中最常见的主要是麻醉药品类中的大麻类、鸦片类和可卡因类。

毒品问题是全球性的问题，毒品的滥用，对社会和个人造成了巨大的危害。据联合国的统计表明，全世界每年毒品交易额达5 000亿美元以上，全世界吸食各种毒品的人数高达

2亿多,其中17~35周岁的青壮年占78%。请务必“远离毒品,珍爱生命”!

(曹君利)

五、阿司匹林

在吗啡、海洛因之后,人们渴求着一种安全、无成瘾的镇痛药物,阿司匹林在期盼中产生了。阿司匹林问世已有一百多年,堪称百年老药、疼痛克星。起初,阿司匹林是以解热镇痛药而闻名,但在20世纪80年代,又发现其有预防心血管疾病的作用,使阿司匹林获得了新生,再次成为最常用药物,成为了老药新用的典型。现在每年阿司匹林在全世界要消耗掉4万吨,1 200亿片。阿司匹林的化学名称是乙酰水杨酸,即乙酰柳酸,它与柳树渊源甚深。

柳树,是一种极为常见的植物,但其也有着不可替代的药用价值。公元前5000年,两河文明(底格里斯河和幼发拉底河)时期的石板书中就刻有包括柳树在内的十多种药用植物名,3500年前的古埃及、古希腊、古罗马帝国也记录了柳树皮的药用价值,可用于消炎止痛。我国东汉的《神农本草经》及明代《本草纲目》中均有柳树皮的用药记载。现在我们已经明确柳树皮中主要的活性成分就是水杨酸。

在18世纪,伴随着欧洲殖民者的脚步,寒热病(疟疾)在欧美大陆肆虐,当时西班牙人通过秘鲁土著已知金鸡纳树皮磨成粉(提取物即奎宁)可以治疗寒热病,但由于路途遥远,价格昂贵,人们一直在寻找能够替代金鸡纳粉的药物。18世纪中期的一个夏天,英国爱德华·斯通(Edward Stone)牧师在回家时停在一颗新栽的柳树下休息,他掰开一节柳树皮,百无聊赖的嚼起来,发现它的苦味和秘鲁金鸡纳树皮有些相似,他想到能否用发苦的柳树皮治疗寒热病呢?他严谨地研究了不同剂量的柳树皮粉末的效果,试验长达5年,治疗了50位寒热病的患者,确认治疗效果后他写信给伦敦皇家学会,描述了他的发现。

法国大革命后,拿破仑与英国争夺世界霸权。当时,世界上最强大的英国海军封锁了大西洋,南美的金鸡纳树皮无法顺利运到欧洲,迫使欧洲科学家加快寻找其替代药物的步伐,柳树皮也引起了注意,1838年,意大利化学家拉法埃莱·皮里亚(Raffaele Piria)用树皮的活性成分水杨苷成功制备了“水杨酸”,并发现另一种名叫线秀菊的植物也含有水杨苷。19世纪下半叶,水杨酸盐被广泛用于治疗疼痛、发热和炎症,但其引起的副作用,尤其是胃肠道的副作用很明显。

由于水杨酸能够引起胃痛等严重的副作用,人们开始致力于寻找一种水杨酸的替代物以避免这些严重的副作用。1897年,一名年轻的化学家费力克斯·霍夫曼(Felix Hoffmann)首次完成了阿司匹林的合成。由于霍夫曼的父亲患有风湿性关节炎,需要经常服用水杨酸消炎止痛,水杨酸导致了其胃痛。为了减轻父亲的痛苦,霍夫曼通过查阅文献,在一次实验中偶然发现了乙酰水杨酸,并成功合成出纯净稳定的化合物,中和了水杨酸的酸性化合物。事实上,德国化学

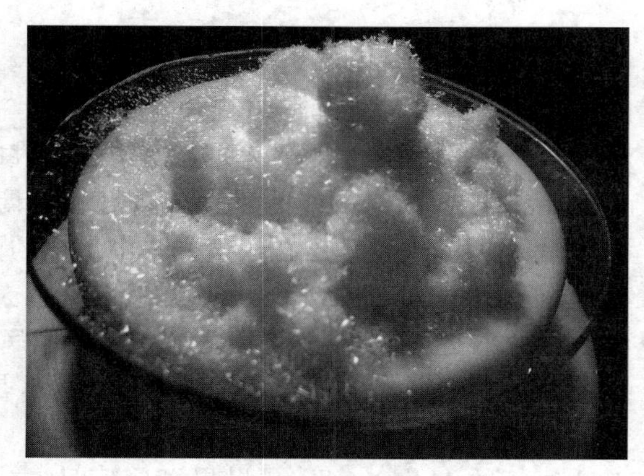

图6-35 水杨酸样品

家查尔斯·弗雷德里克·格哈特(Charles Frederic Gerhardt)曾经推算出乙酰水杨酸的化学结构,并于1853发表了其结果,但是没有继续研究。乙酰水杨酸经过临床试验后获得生产批准,并将商品名命名为阿司匹林,取自绣线菊的拉丁文名字*Spiraea*,而不是柳树的拉丁文名字*Salix*。阿司匹林于1899年7月投入市场,并很快得到广泛应用。

阿司匹林作为镇痛药,没有水杨酸的种种副作用,并且比能够导致严重的成瘾的镇痛药吗啡、海洛因和可卡因要安全得多,为人类解除了各种疾病导致的疼痛。

阿司匹林的疗效,还不仅仅限于此,它还要再创辉煌。早在1940年,美国加州耳鼻喉科医生劳伦斯·克莱文(Lawrence Craven)就注意到一个奇怪的现象:当扁桃体发炎的病人使用相对大剂量阿司匹林后会导致出血。如果单纯的看作是一种医疗意外,就该停止或减少使用这种药物。而克莱文却联想到阿司匹林可能有抗血小板作用而用于心肌梗死的预防。于是他从1948年开始用阿司匹林治疗他的高龄男性病人,希望能够帮助他们减少心脏病的发病几率,并发表了相关论文,他的8 000多例病人无人遭受心脏病突发事件,而且阿司匹林还能帮助他们预防中风。虽然他的结果当时没引起太大关注,但他的发现和设想无疑开创了阿司匹林防治心脑血管病的新时代。

20世纪,世界进入繁荣发展的新阶段。生活条件的改善和经济条件的宽裕,久坐的生活方式等为人类健康带来新的影响,心血管病的发病率及死亡率急剧上升。1971年英国药理学家约翰·罗伯特·范恩(Sir John Robert Vane)发表了阿司匹林以及一系列的非甾体类抗炎的作用机制,并获得了1982年获得诺贝尔生理学与医学奖和皇家爵士头衔。他发现该类药物通过抑制环氧化酶的作用而抑制前列腺素的合成,由于前列腺素参与炎症反应、疼痛传递以及体温的调控,因此阿司匹林通过抑制前列腺素的合成而发挥解热镇痛抗炎的效应。此外,由于阿司匹林具有稀释血液,抗血凝等作用,开辟了阿司匹林防治心脑血管病的新时期。1977年美国*Stroke*杂志上首次发表一项研究证明阿司匹林可以预防脑卒中之后,其预防心脑血管疾病的效应已经得到肯定,目前,阿司匹林已经成为预防脑卒中的首选药物,当年的神药再度大显神通。目前对于阿司匹林的研究仍在继续,并认为其可改善老年痴呆患者的认知功能等多种疾病。

谁也没有想到,一块小小的柳树皮为人类带来这么大的福音,经过百年的社会变革与科技革命,今天的阿司匹林仍然对人类健康具有重要价值,而有关阿司匹林的传奇故事仍在继续。

(张咏梅)

六、胰岛素

当严重的感染已被青霉素控制,有针对性的镇痛药已被安全的应用于临床之后,科学家们开始将眼光,转向一些更为基础的疾病,如糖尿病。

“糖尿病”这一术语在医学文本中最早的记载为1425年,全称为“diabetes mellitus”,由希腊词“diabetes”和拉丁词“mellitus”组成。从发现那天起,人类逐步在糖尿病的治疗上取得了很大的进展,其中胰岛素的应用是糖尿病治疗史上的重要里程碑,一直到今天,胰岛素仍然是治疗糖尿病的不可替代的手段。那么是谁发现了胰岛素,又是如何把它应用于糖尿病的治疗中呢?

每年的11月14日,是世界糖尿病日,之所以选这天,是因为这一天也是一位伟大的科学家的生日。这位科学家就是胰岛素的发现者——弗雷德里克·格兰特·班廷(Frederick Grant Banting)。

班廷于1891年11月14日出生于加拿大的一个普通家庭,小班廷开始学的是神学,打算做牧师,后来班廷放弃神学改学医学,立志救治人类的身体疾病。一战爆发时,他成了一名军医,并因为在战场上的英勇表现而获得了勋章。再后来,因为受伤,他离开了军队,在高校谋得一个教授生化课程的职位。

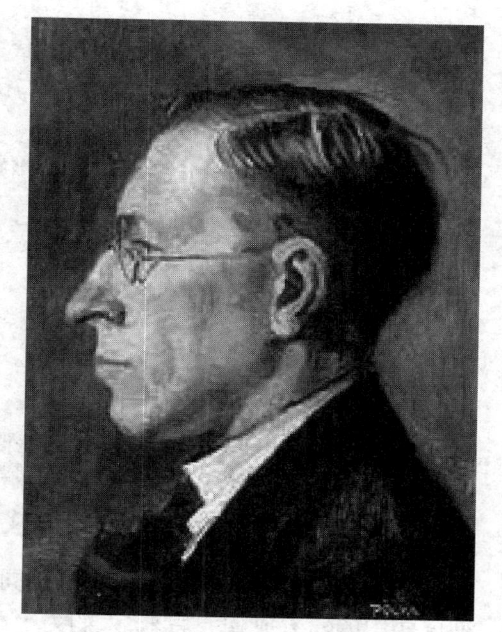

图6-36 胰岛素的发现者:班廷

1921年一个炎热的夏夜,幸运女神敲了他的门。他热得睡不着,于是坐起随手翻看杂志,偶然看到一篇文章,说把狗的胰腺结扎后,狗会出现糖尿病。年轻的班廷看到那则消息后,在笔记本上写了一段话:"糖尿病,将狗的胰管绑住,使胰脏的外分泌腺体退化,需使狗存活,然后设法分离内分泌的分泌物来减轻糖尿。"这句简单的话,正是后来那一系列重要的科研实验的最初设想,是无数糖尿病患者的福音。

为了实施自己的实验设想,班廷找到了当时的生化学教授、糖代谢权威约翰·詹姆斯·理查德·麦克劳德(John James Rickard Macleod)教授。麦克劳德教授给班廷提供了助手和20条狗作为实验对象。一开始由于实验不熟练,20条狗都在开刀过程死了,无奈之下,班廷和助手只好上街抓野狗继续实验,经过几个月的艰苦努力,终于初见曙光:给几条狗注射胰腺提取液,起到了降低血糖、尿糖的作用,持续注射,狗就能正常存活,而一旦停止注射,糖尿病症状立刻显现。这种提取液中的重要物质最终被命名为:Insulin,即我们现在知道的"胰岛素"。

1921年年底,班廷和助手把他们的研究成果先在美国生理学会口头发表,后在杂志文字发表。但他们的研究招到很多质疑,人们普遍认为他们的研究还是会造成低烧等诸多的副作用,并没有比前辈们的实验有实质性的进步。这时,麦克劳德找来了另一位专家,生化教授詹姆士·伯特伦·科利普(James Bertram Collip),请他帮助进一步提纯胰岛素,以减少低烧等不良反应。科利普在3个月后,就通过一系列方法得到了胰岛素结晶,并且在动物实验中获得了成功。

1922年1月,胰岛素首次应用于加拿大一位14岁的1型糖尿病患者上,当时该患者已经濒临死亡,当使用了胰岛素后,奇迹发生了。在注射改进纯度的胰岛素数日后,患者的血糖恢复正常,尿糖和尿酮也都消失了,从此,开启了胰岛素治疗糖尿病的新纪元,解救了无数1型糖尿病患者的生命,极大地改善了糖尿病患者的生活质量。1922年5月,班廷和他的研究团队再一次在美国生理学会发表研究成果,这一次,因为临床试验的成功,他们的研究得到了大家的一致肯定和极大称赞,满堂喝彩,被誉为当代医学的最大成就。班廷和他所创造的奇迹很快传遍全世界,各地的糖尿病患者纷纷要求能得到治疗。巨大的需求,促使班廷带领团队很快研制出在酸性和冷冻的条件下,用酒精直接从动物胰腺里提取胰岛素的方法,并开始在美国的制药公司进行大规模的工业生产。

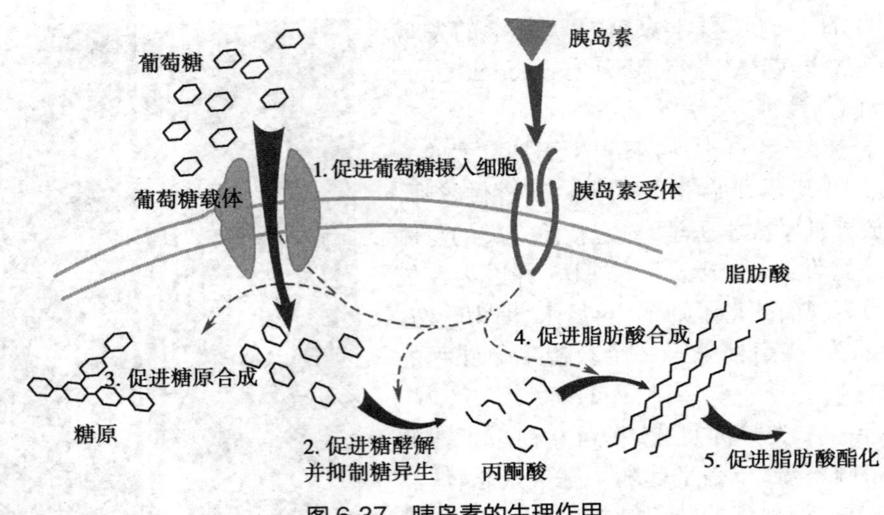

图 6-37　胰岛素的生理作用

1923 年，班廷和麦克劳德教授共同获得诺贝尔医学奖，表彰他们在发现胰岛素和治疗糖尿病中的伟大成就。后来，人们为了纪念班廷在胰岛素发现和糖尿病治疗中的巨大贡献，把他的生日即每年的 11 月 14 日，定为“世界糖尿病日”。

胰岛素的发现，是人类在糖尿病治疗领域取得的突破性进展。近年来，人们不断发现胰岛素可能还具有一些新的用途，主要包括：胰岛素的抗炎作用；抗动脉硬化作用；抗血小板聚集作用等。

对班廷而言，胰岛素的发现看似偶然，实际上也是必然的。班廷这位无名的外科医生，能解决半个世纪以来许多学者都束手无策的难题，决不是凭运气。他有一种善于发现问题，敢于尝试新方法解决问题的能力，他这种知难而上，不达目的不言放弃的精神是值得每一个科学者学习、借鉴的。

1955 年，英国科学家弗雷德里·桑格（Frederick Sanger）领导小组测定了牛胰岛素的全部氨基酸序列，开辟了人类认识蛋白质分子化学结构的道路。1965 年 9 月 17 日，中科院生物化学研究所、北京大学、中科院有机化学研究所协作，成功人工合成了具有全部生物活力的结晶牛胰岛素，这是第一个在实验室中用人工方法合成的蛋白质，随后美国和联邦德国的科学家也完成了类似的工作。70 年代初期，英国和中国的科学家又成功地用 X 线衍射方法测定了猪胰岛素的立体结构。这些工作为深入研究胰岛素分子结构与功能关系奠定了基础。

在 80 年代初，用于临床的胰岛素几乎都是从猪、牛胰脏中提取的。随后，科学家成功地运用遗传工程技术由微生物大量生产人的胰岛素，现在人们已经能够用化学全合成和半合成方法制备胰岛素类似物，并已用于临床。

在加拿大安大略省伦敦镇的班廷广场上，有一个希望火炬，它是于 1989 年 7 月 7 日由英国伊丽莎白女皇亲手点燃的。这束火炬将一直燃烧，直到人类最终发现治愈糖尿病的方法，并由这一方法的发明者亲手熄灭。这束火炬是纪念更是激励——激励人们在最终战胜糖尿病和其他人类疾病的道路上不断地努力，创造更多的奇迹。

（武玉清）

七、二甲双胍

胰岛素主要针对1型糖尿病，而二甲双胍则是2型糖尿病患者的福音。二甲双胍(metformin)自首次应用于临床至今，已经走过了60多个年头，历经考验，成为国内外2型糖尿病(T2DM)患者降糖治疗的基石。目前二甲双胍是糖尿病的核心治疗药物，可以单药或与其他药物，包括胰岛素，联合使用。那么二甲双胍是如何发现的，又是如何成为重要的降糖药物的呢？

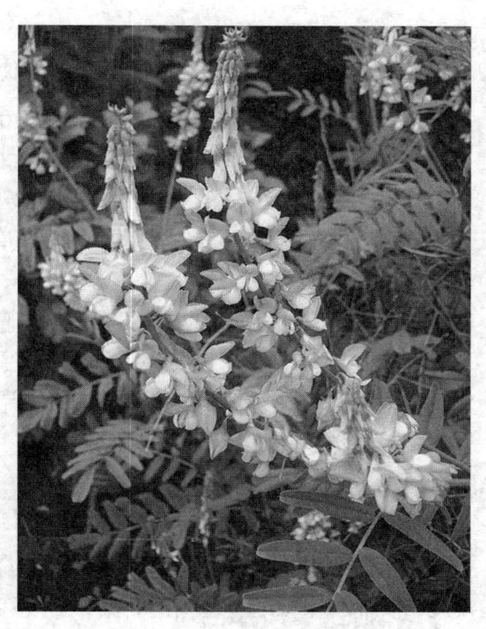
图6-38 山羊豆，二甲双胍最早的来源

二甲双胍来自于大自然的馈赠——山羊豆(Galega officinalis)，一种原产于欧洲南部和亚洲西部的豆科多年生草本植物。这种植物有多种名称，如山羊芸香、法国紫丁香等。在一些国家用于园林种植，具有广泛的药用价值。在中世纪起就被用来治疗糖尿病的多尿，并在治疗鼠疫中用来发汗。最初山羊豆是准备用作饲料而被引入美国的，但是由于此植物中富含胍类化合物，毒性太强，有引起严重低血糖，肺水肿、胸腔积液、低血压、麻痹甚至死亡的潜在毒性，对放牧的牲畜是一种威胁，被美国联邦政府列为A类毒草。

二甲双胍于1922年由埃米尔·沃纳(Emil Werner)和詹姆斯·贝尔(James Bell)首次在科学文献中描述，作为*N*,*N*-二甲基胍合成的产物。1929年，在兔子身上的研究发现了它的降糖作用。但是二甲双胍有点生不逢时，1922年加拿大科学家班廷发现了胰岛素。胰岛素是个时代巨星，如耀眼的太阳，几乎完全掩盖了二甲双胍发出的微弱光芒。几乎所有医生都沉浸在对胰岛素的欣喜和狂热中，他们甚至信心满满地认为糖尿病被完全攻克了，以后的工作就是修修补补。

但是随着胰岛素临床应用的全面展开，胰岛素的不良作用开始暴露。胰岛素是一种蛋白质，必须注射才能保证生物学活性。注射时引起低血糖、疼痛、感染及体重增加等问题比较突出。人们开始寻找更多、更好的抗糖尿病药物，于是又掀起了药物研发的热潮。在这样的氛围下，双胍家族顺理成章地从幕后走到台前。

20世纪中叶，二甲双胍在法国上市，苯乙双胍在美国上市，丁双胍则在德国上市。1957年，随着二甲双胍开始在临床上应用，人类与糖尿病抗争的历史翻开了崭新的一页。在最初的竞争中，由于降糖作用较弱，与降糖作用强大的苯乙双胍相比，二甲双胍几乎没有什么竞争力。苯乙双胍在60年代大出风头，但1968年，美国“大学联合糖尿病研究计划(UGDP)”研究结果提示，苯乙双胍可增加乳酸酸中毒风险。对于任何药物，有效性永远让位于安全性，这样在70年代末，苯乙双胍和丁双胍几乎完全退出了市场。城门失火，殃及池鱼，本是同根生的二甲双胍难免不受牵连，被建议退市，再次陷入被冷落和误解的境地。

但是随后陆续进行的研究发现，二甲双胍因为分子结构不同，不会抑制乳酸的释放和氧化，导致乳酸酸中毒发生率远远低于它的两个兄弟，是相当安全的药物。美国食品药品监督管理局(FDA)认可二甲双胍的大量实验安全证据后，于1995年批准二甲双胍上市。

每个成功药物的背后，都有一个伟大的试验，二甲双胍也不例外。"UKPDS 研究"（英国糖尿病前瞻性研究）最终帮助二甲双胍成为了治疗 2 型糖尿病的一线药物。这项研究从 1977 年开始到 1997 年结束，之后又随访了 10 年，时间跨度 30 年，不仅是医学史上耗时最长的研究之一，也是糖尿病治疗史上一个划时代的里程碑，对糖尿病的防治规范和指南的制定具有极大的影响。在这个试验中，二甲双胍被首次证实在降低血糖的同时还具有心血管保护作用。二甲双胍终于绽放了作为明星药物应有的光芒，它的适应证也随着各种研究的不断开展而延伸。

2002 年糖尿病预防试验（DPP）证实，二甲双胍能预防糖耐量受损（IGT）向糖尿病的转化。2005 年，国际糖尿病联盟（IDF）指南颁布，进一步明确了二甲双胍是 2 型糖尿病药物治疗的基石。近些年来，各大糖尿病专业学术团体不断发布指南指出，对于 2 型糖尿病，除非存在特殊禁忌，均应从开始就使用二甲双胍治疗，且联合治疗方案中也应包括二甲双胍。

目前，糖尿病的发病机制尚未完全明确，还没有根治该疾病的理想方法，其主要危害在于长期血糖过高导致的各器官的损伤。因此长期有效地控制血糖是改善患者生活质量和延长寿命的重要手段。由于糖尿病患者需要长期服药，这对降糖药的降糖效应、不良反应和药物价格都提出了很高的要求。而二甲双胍恰恰满足了上述的条件：二甲双胍的降血糖效应显著且确切，长期应用对心血管具有很好的保护效应，更重要的是二甲双胍的价格低廉，大大减轻了患者的经济负担，这些都促使二甲双胍成为一种可长期使用的理想口服降糖药。

经过 60 多年的风雨洗礼，二甲双胍作为传统的降糖药物，凭借着卓越的控糖疗效和良好的药物安全性，成为全球控制糖尿病的核心药物。而它的神奇既在于它的"价廉物美"，也在于它在多系统各领域产生的多种疗效。随着未来研究的深入，我们期待可以挖掘出二甲双胍更多的神奇之处。

（武玉清）

八、氯噻嗪与利血平

2018 年，国家心血管病中心发布的《全国高血压控制状况调查》显示，我国高血压患病率已高达 23.2%，患病人数超过 2 亿。预测到 2025 年，全球将有 10.5 亿高血压患者。高血压这种进展缓慢的长期疾病，是多种严重疾病如冠状动脉疾病、卒中、心力衰竭、心房颤动、外周血管疾病、视力丧失、慢性肾病和痴呆症等的首要风险因素。如何长期、稳定、低副作用地控制患者的血压情况，是全民健康的重要环节。

对于高血压这一疾病的认识，起始于哈维对心血管系统的研究工作。哈维在《心血运动论》中，系统地描述了血液循环的基本原则。

1733 年，英国牧师斯蒂芬·黑尔斯（Stephen Hales）首次通过将细管插入动脉，并测量血液柱升高的高度，来测量几种动物的血压。同时，他还描述了渐进性出血和失血性休克的影响，以及同步的血压测量值，解释了动脉的弹性波动，并将血流阻力归因于血液通过小血管引起的摩擦。

对血液循环及血压的基础研究，为高血压疾病的发现和治疗奠定了科学基础。但高血压作为一种独立的疾病在临床的确立，仍缺乏无创、便捷的血压测量手段。1896 年，意大利医生希皮奥内·瑞瓦·罗西(Scipione Riva-Rocci)发明了基于袖带的血压计,使在诊所无创测量血压成为可能。1905年,俄罗斯外科医生尼古拉·科罗特科夫(Nikolai Korotkoff)描述了当血压计袖带放气时,用听诊器时听到的声音(即科罗特科夫音),至此血压测量的通用方法得以确立,并为高血压疾病的诊断与治疗提供了必要条件。

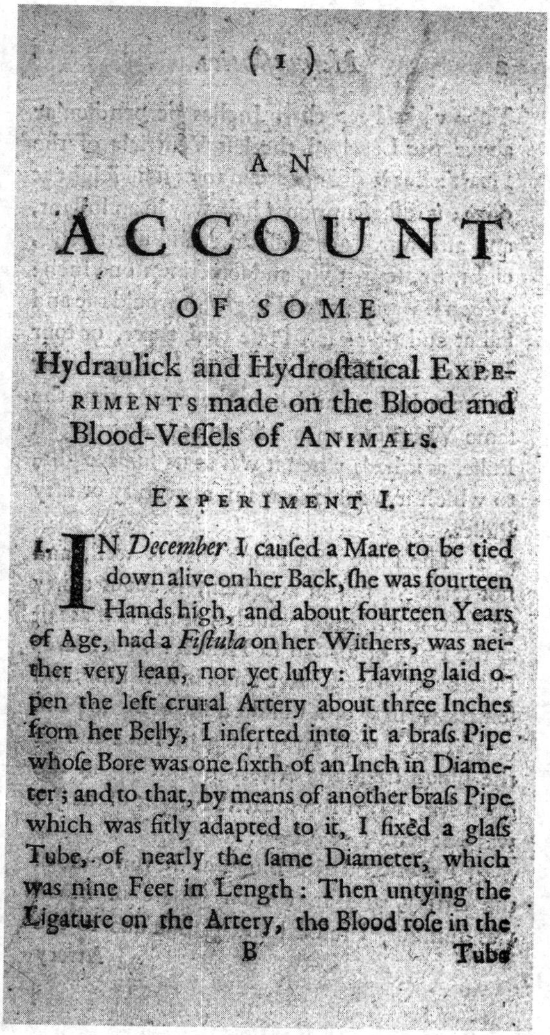

在治疗高血压的化学药物出现之前,人们试图采用多种方法缓解血压过高。在东方和西方历史上,都曾通过水蛭或者放血疗法缓解“脉动过硬”,即高血压症状。19世纪末和20世纪中期,严格限制钠的摄入、交感神经切除术、热原疗法(注射能导致发烧的物质,可间接降低血压)都曾被用于高血压治疗,但相应的损伤较大,且效果微弱。

随着高血压检测手段的完善,越来越多的医生和科学家投入到高血压治疗药物的研究中。1900年,第一种高血压化学药物硫氰酸钠问世。第二次世界大战后,四甲基氯化铵及其衍生物六甲铵也被用于高血压治疗,但由于其具有较大的副作用,一直未得到广泛应用。高血压缺乏有效治疗药物这种情况,直到20世纪50年代,随着两种药物的陆续发现才得到突破。

(1)

AN

ACCOUNT

OF SOME

Hydraulick and Hydroftatical EXPERIMENTS made on the Blood and Blood-Veffels of ANIMALS.

EXPERIMENT I.

1. IN *December* I caufed a Mare to be tied down alive on her Back, fhe was fourteen Hands high, and about fourteen Years of Age, had a *Fiftula* on her Withers, was neither very lean, nor yet lufty: Having laid open the left crural Artery about three Inches from her Belly, I inferted into it a brafs Pipe whofe Bore was one fixth of an Inch in Diameter; and to that, by means of another brafs Pipe which was fitly adapted to it, I fixed a glafs Tube, of nearly the fame Diameter, which was nine Feet in Length: Then untying the Ligature on the Artery, the Blood rofe in the

B Tube

图6-39 黑尔斯首次测量血压的文献

第一种是氯噻嗪(diuril),这种在研究磺胺类抗菌药物时偶然发现的化合物,于1958年上市,并迅速在高血压治疗领域表现出无比的优越性。

第二种药物是利血平(sarpagandha),它来源于印度蛇麻草(*Rauwolfia serpentina*)的干燥根。在印度,这种药草已经使用了几个世纪,用以治疗精神错乱、发烧和蛇咬伤。圣雄甘地曾用它作为镇静剂使用。1950年,威尔金斯把蛇麻草引入美国,并首次在美国使用。1952年,蛇麻草的主要成分——利血平被分离。1953年,利血平的分子结构被阐明,它的自然构型研究成果于1955年出版发表。1958年,美国化学家伍德沃德完成了利血平的全化学合成。

目前利血平与氯噻嗪的衍生药物氢氯噻嗪,仍是高血压治疗的首选药物,在多项临床试验中表现出了良好的治疗效果。

随着生命科学的发展,更多用于治疗高血压的药物被陆续发明。英国医生詹姆士·怀特·布拉克(James Whyte Black)在20世纪60年代早期开发了β受体阻滞剂,并于1988年因此获得诺贝尔生理学或医学奖。同时代的德国药理学家阿尔布雷特·弗雷克斯坦(Albrecht Fleckenstein)阐述了第一个钙通道阻滞剂维拉帕米对于心血管系统的保护作用。1977年,第一个血管紧张素酶抑制剂卡托普利被成功合成。近年,血管紧张素受体阻滞剂(厄贝沙坦等)和肾素抑制剂(阿利吉仑等),也陆续作为抗高血压药物得以临床应用。

这些药物的使用,大大降低了高血压患者罹患并发症的风险,提高了患者的生存质量。然而高血压目前仍无有效的手段彻底治愈,与高血压的对抗,仍路阻且长。

(刘 昱)

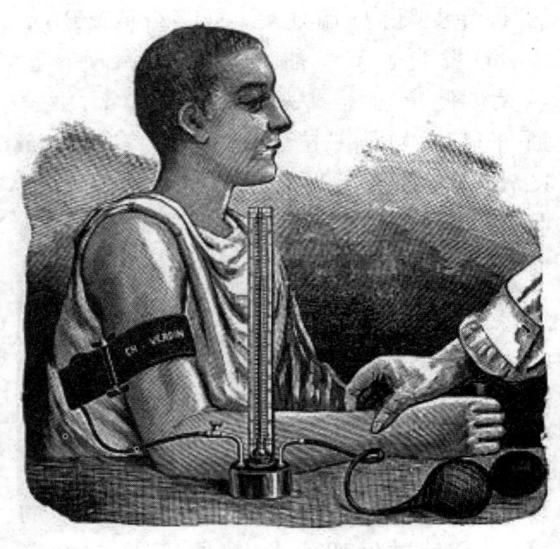

图6-40 罗西血压仪

九、氯丙嗪

除糖尿病、高血压外,精神病是另一种对患者个人及其家庭,造成不可弥补的创伤的基础疾病。精神病是一种严重的心理性疾病,通常大脑机能活动发生紊乱,患者的认识、情感、意志、动作行为等精神活动均可出现持久的明显的异常。患者往往不能正常的学习、工作、生活,动作行为难以被一般人所理解。在病态心理的支配下,患者甚至可能有自杀或攻击、伤害他人的动作行为。

精神病的致病因素包括生物学遗传因素、体质和器质因素、社会环境因素等,常见的精神病包括精神分裂症、躁狂抑郁性精神病、更年期精神病、偏执性精神病及各种器质性病变伴发的精神病等。全球范围内精神病患病率是25%,而在我国,精神疾病在中国疾病总负担的排名中居首位,重性精神病患病率由20世纪50年代的2.7‰,70年代的5.4‰,上升到80年代的11.4‰。到了90年代,发病率达13.47‰,全国约有1 800万精神疾病患者。21世纪后,发病率上升至17.5‰。

精神病的治疗方法经历了以下几个阶段:中世纪的驱魔治疗、1918年发热疗法、1920年精神外科治疗、1933年的电休克治疗、1937年胰岛素治疗等,均未取得理想疗效。直到1952年氯丙嗪用于精神病的治疗,无数的精神病患者才得以解放。氯丙嗪的发现和使用,是精神病治疗史上的里程碑,实现了精神病医学史上的革命。

第二次世界大战期间,制药公司合成了一批吩噻嗪类化合物,并希望从中找出抗疟疾药物,却偶然发现这些化合物中有一些具有抗组胺作用,公司将其中一种化合物以“异丙嗪”的药名出售。随后,海军外科医生亨利·拉伯里特(Henri Laborit)得到了异丙嗪。当时,他正在探索抗组胺药物能否减轻休克,结果意外发现病人应用异丙嗪之后情绪发生了很大变化,变得平静、轻松,即使做大手术也不那么痛苦。由于异丙嗪使患者中枢处于抑制状态,使得手术过程中麻醉药的用量也减少了。

拉伯里特发表了自己的论文,虽然论文都是临床观察记录,没有一个数据,而这样一篇没有数据的论文,竟然很快就被制药公司看到了,并立即着手将抗组胺药物开发作用于中枢神经系统的药物。

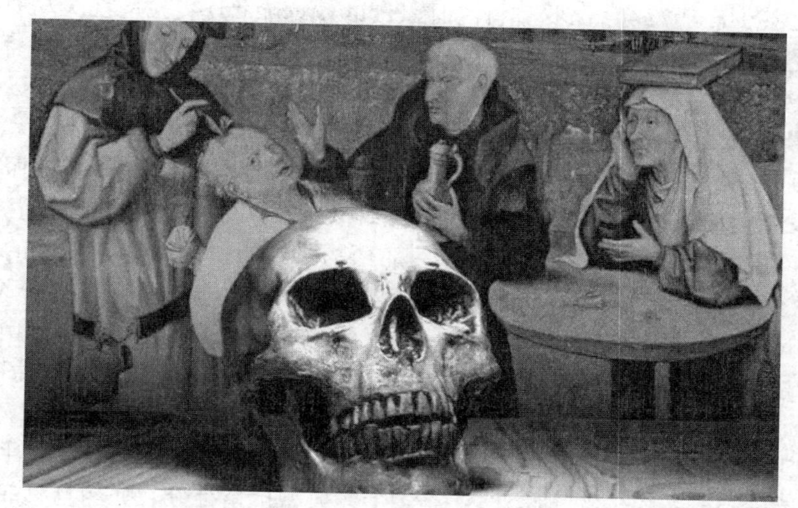

图 6-41　环钻术治疗精神疾病学说认为，移走头盖骨后留下的孔径有利于“恶魔出逃”

1950 年 12 月，在异丙嗪的基础上，化学家保罗·卡本提（Paul Charpentier）领导小组合成了化合物 RP-3277，这就是日后的氯丙嗪。它的分子结构与异丙嗪只有微小的差别，多了一个氯原子，侧链上也有小小的变动。在对氯丙嗪进行药理测试时，发现它具有明显的镇静作用，动物变得“冷漠”起来。

在氯丙嗪被合成后，拉伯里特开始研究其对手术病人的作用。1952 年，他发表了一篇报告，内容是关于他在 60 位病人身上应用氯丙嗪的结果。在该报告中，他建议这种药物可以用于精神病的治疗。同年，精神病学家让·雷德（Jean Delay）和皮埃尔·德尼尔克（Pierre Deniker）对氯丙嗪做进一步的临床试验，试验结果证明氯丙嗪可以明显减轻精神病患者的幻想和错觉，这一结果报告于第 15 届法国精神病学和神经病学大会，在医学界引起轰动。1952 年 12 月，氯丙嗪在法国上市，取名氯普马嗪（largaotil），意为“有多种作用”。1954 年，氯丙嗪获得美国食品药品监督管理局批准，商品名为索拉嗪，氯丙嗪已经正式进入临床治疗精神病阶段。

从氯丙嗪问世至 1964 年，全世界约 5 000 万人使用了这个药物。氯丙嗪可以使急性精神分裂症及躁狂病人得到缓解，大部分病人甚至可以融入社会，而慢性精神病人的病情则可以得到明显改善。精神病院中那些有侵犯性、暴力性及破坏性的病人开始平静下来，能配合与人交往了，大多数病人在得到院外看护的情况下可以回家了。在一位历史学家的笔下，这样描述了当时的场景：“到了 1953 年，巴黎精神病医院的病房里让人难受的景象改变了，紧身衣，精神病水疗冰袋，噪音都已成为过去！氯丙嗪实现了精神病医药学上的革命。”1954 年，氯丙嗪打入美国市场，最初八个月，有多达 200 万的病人服用了氯丙嗪，最终导致许多州的精神病医院由于缺少病人而关门了。整个西方国家掀起了精神病人的非住院化运动，精神病人再也不用被终身强迫关锁在医院里了。

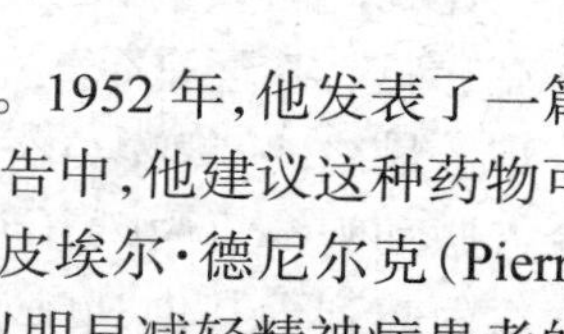

图 6-42　氯丙嗪的分子结构

氯丙嗪的问世为全世界精神病患者带来了福音，可是氯丙嗪为什么能改善精神病患者的症状却知之甚少。1972年，保罗·格林加德（Paul Greengard）实验室首次发现氯丙嗪的作用与多巴胺受体有关，由此掀起了多巴胺研究的热潮。作为治疗精神病的第一种药物，氯丙嗪历史功绩斐然，它的发现成功改善了精神病患者的症状。但随着时间的推移，氯丙嗪的问题也逐渐暴露出来，除了常见的中枢抑制、M受体阻断症状（视力模糊、口干、无汗、便秘等）、α受体阻断症状（鼻塞、血压下降等）之外，最严重的即为锥体外系反应，长期服用氯丙嗪甚至会引发迟发型运动障碍。因此，研究者们开始继续寻找其他有效的抗精神病药。

自1952年氯丙嗪发现以后，抗精神分裂症药物又经历了两个非常重要的里程碑式进步：1989年获美国食品药品监督管理局批准上市的氯氮平（非典型抗精神分裂症药物）及1993年问世的利培酮（新型非典型抗精神分裂症药物）。与氯丙嗪相比，非典型抗精神分裂症药物对阳性症状和阴性症状均有效，整体安全性更佳，患者耐受性和依从性较好，目前已广泛应用于临床。

新型非典型抗精神分裂症药物发展迅速，迄今为止美国食品药品监督管理局共批准14个非典型抗精神分裂症药物。此外，还有多个非典型抗精神分裂症药物，如哌罗匹隆、氨磺必利和布南色林等尽管尚未在美国上市，但现已在全球范围内其他地区或国家上市并已广泛应用。据悉，在美国上市的这14个非典型抗精神分裂症药物中，有8个已在中国上市，而其他6个大多数已向国家食品药品监督管理局（CFDA）提出进口注册。目前全球有许多处于临床研究阶段的抗精神分裂药，相信未来抗精神分裂药的品种将更加丰富。

让我们回顾一下，从远古时在精神病人的头颅上钻孔来放出魔鬼，到使用电击、低血糖休克、高热，甚至是令人毛骨悚然的脑额叶切除治疗精神病，精神病人们遭受了难以想象的苦难。最终，吩噻嗪类药物帮助他们解除了痛苦，甚至可以重新回归到正常生活，这怎能不令人激动呢？氯丙嗪开创了精神分裂症药物治疗的新纪元，这也是为什么《英国医学杂志》把氯丙嗪列入其创刊以来最伟大的医学发现，它标志着真正的生物学和社会心理精神病学时代的到来。

（武玉清）

十、化疗药物

在人类发展的历史长河中，与自然的抗争从未停止过。随着各种药物的推出，人类的寿命得到显著的延长，一种致命的疾病——癌症，其危害日益显露出来。千百年来，人们谈癌色变，正是癌症，这个在四千年前就有记载的死神剥夺了无数的生命。直至工业革命的19世纪，当其他疾病的治疗都在逐渐有起色，甚至被攻破时，癌症的治疗却未见丝毫进展。人类在癌症面前投降了四千年，没有人明白癌症的真正发病机制。

在19世纪90年代中期，无菌手术有了长足的发展，医生比尔罗特为41例胃癌患者做了新型人体结构解剖整形手术，其中有19例患者存活，人类与癌症的战役首次获得了惨胜。但医生们发现手术无法治愈癌症，癌症的研究止步不前。

20世纪前半叶，两件大事为癌症的治疗带来了希望：1943年，耶鲁大学的研究人员用氮芥对淋巴瘤进行了治疗；1948年，达纳法伯癌症研究所（Dana-Farber Cancer Institute）的报告认为叶酸暂时缓解了儿童白血病。上述两个发现点燃了研究机构开发和测试抗肿瘤药物的热情。化疗药物治疗肿瘤在争议声中启动，随后越来越多的化疗药物被发现，并在肿瘤治疗中发挥了越来越重要的作用。

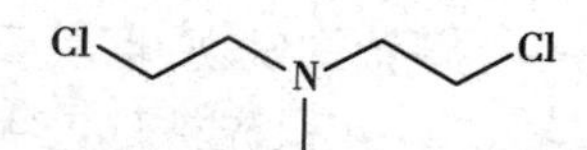

图 6-43　氮芥的分子结构

在第一次世界大战期间，同盟国和协约国两方陆军互相发射一种装填了油状物质的炮弹，这种油状物质就是臭名昭著的芥子气（mustard gas）。芥子气学名二氯二乙硫醚，当时是最著名的战场化学武器，据说希特勒也曾受到过它的伤害。在战争中抢救伤员的医生发现，接触过芥子气的受伤士兵，其体内的白细胞数突然下降。于是一些科学家开始猜想：既然芥子气可以降低白细胞数量，那么它是否能抑制住白血病或淋巴癌患者体内疯狂生长的白细胞呢？结果令人遗憾，芥子气本身对白血病或淋巴癌患者体内的白细胞过度增长没有疗效。

但科学家们并没有气馁，战争中使用的芥子气其实是多种硫芥化合物中的一种，还有一些与硫芥结构很类似的化合物。1935 年，化学家合成了氮芥系列物质，它们与芥子气结构相似，具有鱼腥味，毒性也很强。二战中，纳粹德国大量合成储备了 HN1、HN2、HN3 三种氮芥（mustine），不过并没有真正使用过。

1942 年，耶鲁大学的药理学家艾尔弗雷德·扎克·吉尔曼（Alfred Zack Gilman）和路易斯·桑福德·古德曼（Louis Sanford Goodman）开始研究氮芥作为临床癌症化疗药物的可能性。他们通过对芥子气的硫变换为氮而得到氮芥，并给患有淋巴瘤的小鼠使用。其中 HN2 表现出了喜人的特性：它可以杀死快速增长的非正常细胞，而不会杀死正常细胞。在研究中进一步发现，HN2 对于霍奇金淋巴瘤，以及其他淋巴瘤和白血病都有治疗作用。HN2，化学名为二氯甲基二乙胺的神奇药物，在癌症医生那里它被直接叫做“氮芥”。

1943 年，吉尔曼和古德曼通过静脉注射将氮芥化合物送入淋巴癌患者体内。几天后，这些原本濒临死亡的病人的头部和颈部的肿瘤显著缩小了。1946 年，吉尔曼和古德曼整理了更多的临床数据，并发表了一篇划时代的论文。

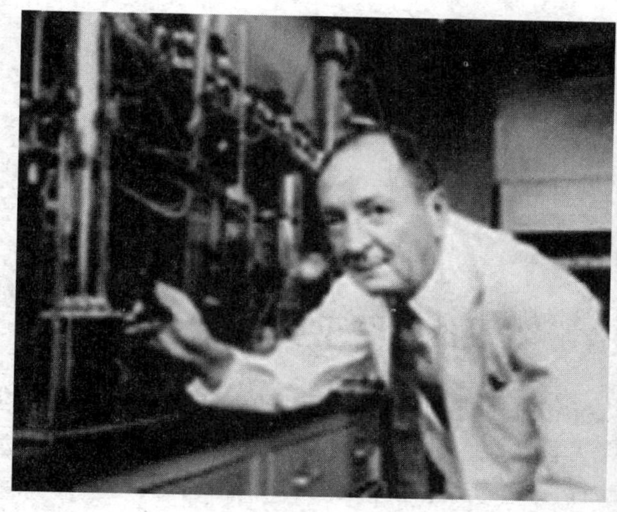
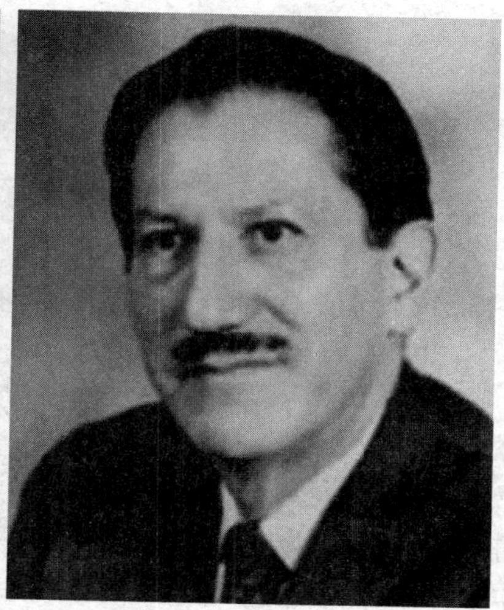
图 6-44　耶鲁大学药理学家吉尔曼和古德曼

氮芥类药物、叶酸拮抗剂等被用来化疗之后，彻底改变了癌症的医学手段，但化疗的疗效并不尽人意，癌症不是很快复发，就是对药物很快产生耐药性。而且化疗更多的是针对急性白血病之类的非实体肿瘤。甚至有医学家断言，实体肿瘤是化疗的禁区。

顺铂的发现，彻底改变了这一切。顺铂，是一个铂和两个氯基、两个氨基的结合物，它是在1844年最先被都灵年轻的化学家米歇尔·派伦（Michele Peyrone）合成出来。在1892年，顺铂由苏黎世科学家阿尔弗雷德·维尔纳（Alfred Werner）确定结构。限于科学的不发达，当时化学家们并不清楚顺铂的作用。

在派伦合成顺铂120年之后，密歇根州立大学的生物物理教授巴尼特·罗森伯格(Barnett Rosenberg）进行了电场对于细菌分裂的影响的相关研究。该实验主要是在大肠埃希菌生长的电解质溶液里，加上正负电极通电，并观察细菌的分裂情况。实验刚一开始，结果就让罗森伯格大喜过望，细菌都停止分裂了，看来他的假设：电场能抑制细菌分裂是成立的。但是接下来几个月的研究，却让罗森伯格越来越失望，进一步的研究表明，电场抑制细菌生长仅仅是实验的假象，真正抑制细菌生长的，是铂电极在通电后产生的电解产物——顺铂。

同样都是细胞，既然顺铂能抑制细菌的生长，那么能不能抑制肿瘤细胞的生长呢？很快顺铂便被应用于癌症治疗的研究。科学家先用顺铂做动物实验，发现其对罹患肉瘤的S-180小鼠有效果。1971年4月，顺铂在美国达拉斯的沃德雷分子医学研究所被用来治疗第一个癌症患者，并取得了初步疗效。在同年6月，开始了顺铂的临床试验。经过四年的谨慎研究，1974年，第一份顺铂抗癌临床证据才问世：顺铂对7名睾丸癌患者中的3名患者产生了疗效，对19名卵巢癌患者中的7名患者有效。在此之前，化疗对这些实体恶性肿瘤的疗效是空白的，这是从零开始的腾飞！

顺铂于1978年在加拿大上市，随后是美国，后来迅速推广到全世界。顺铂的发现，开创了实体肿瘤治疗的先河，具有划时代的意义。结合后续发现的紫杉醇，两种药物联合使用，抗癌的有效性提高到了73%。直到今天，铂类药物加紫杉醇仍是很多癌症的标准化疗方案，铂类药物是科学给人类的丰厚馈赠。

（武玉清）

习　题

1. 现代医学药物的类型有哪些？
2. 从药物发现、结构解析、人工合成三个方面探讨一个经典药物的科学探索过程。
3. 简述未来药物研究的发展方向。

第三节　推动医学发展的部分重要人物

几千年的岁月里，医学的发展为人类带来了更加稳定和健康的生活。在历史的滚滚洪流中，每个时代都有为医学献身的伟大人物，这些人的名字伴随着医学的发展，铭刻在历史的长河中。他们，或执着、或激昂、或幸福、或悲伤，这些伟大的名字需要我们每一位医学生铭记在心。医学的前行是千百万医学工作者的共同努力，在这里我们遴选了一些在不同历史时期，创造一个学科、或改变医学实践的人们，仅为读者参考之用。

一、希波克拉底

希波克拉底出生于大约公元前460年的小亚细亚科斯岛。科斯岛位于爱琴海的东南一隅，靠近土耳其而远离雅典。希波克拉底出生在一个医学世家，传说他是阿斯克雷皮亚医族的后代。他从小就跟父亲学习医学并拜师于著名的哲学家德谟克利特学习哲学。父母去世以后他就在希腊、小亚细亚等地区一边行医一边游历，广泛地接触了民间医学。希波克拉底生活的年代是古希腊最兴盛的时代，古希腊发达的科学技术及哲学思想为他发展医学创造了条件。

古希腊医学尚处于宗教、巫术的统治之下，人们普遍认为生病是由于得罪了神灵，因而生病之后往往由巫师念咒、祈祷，以进行治疗。这当然不会有什么治疗效果，病人不仅被骗去大量的钱财，还延误疾病的治疗。为了抵制“神赐疾病”的谬论，希波克拉底研究了不同人的肌体特征和不同疾病的成因，提出了著名的体液学说。

希波克拉底认为，复杂的人体是由血液、黏液、黄胆汁和黑胆汁四种体液组成的。四种体液在人体中的混合的比例不同，导致了人的不同的气质。血液成分多的人属于多血质，这种人敏捷而好动；黏液成分多的人属于黏液质，这类人行动缓慢而执着；黄胆汁成分多的人属于胆汁质，这类人性情急躁、动作迅猛；黑胆汁多的人属于抑郁质，这类人沉静羞涩而敏感。希波克拉底认为人之所以会生病，是由于这四种体液的比例失衡所导致的，而比例会失衡是由于外界环境影响的结果。在当时，尸体解剖是被宗教和世俗所不容的，因而人们只能对人体内部的结构做各种各样的推测，这严重限制了医学的发展。但希波克拉底打破了禁令，秘密地进行尸体的解剖，获得了很多人体结构的知识。他最大的贡献就是将医学从宗教、迷信中解脱出来，开始用唯物主义的眼光来看待医学。

希波克拉底不仅技艺精湛，在行医过程中也很注重医德。《希波克拉底誓言》集中反映了他所倡导的医生道德准则，这段誓言最初是希波克拉底个人的道德自律准则。在希波克拉底领导科斯岛上一所医学学校之后，它成了该校的校训。随着希波克拉底影响的扩大，那段誓词成为数千年一直被医生们遵守的道德自律原则，而且它远远不限于科斯岛上，而是超出了希腊，扩散到罗马，一直到今天的全世界。

不论至于何处，遇男遇女，贵人及奴婢，我
之唯一目的，在为病家谋幸福
——希波克拉底
——Hippocrates

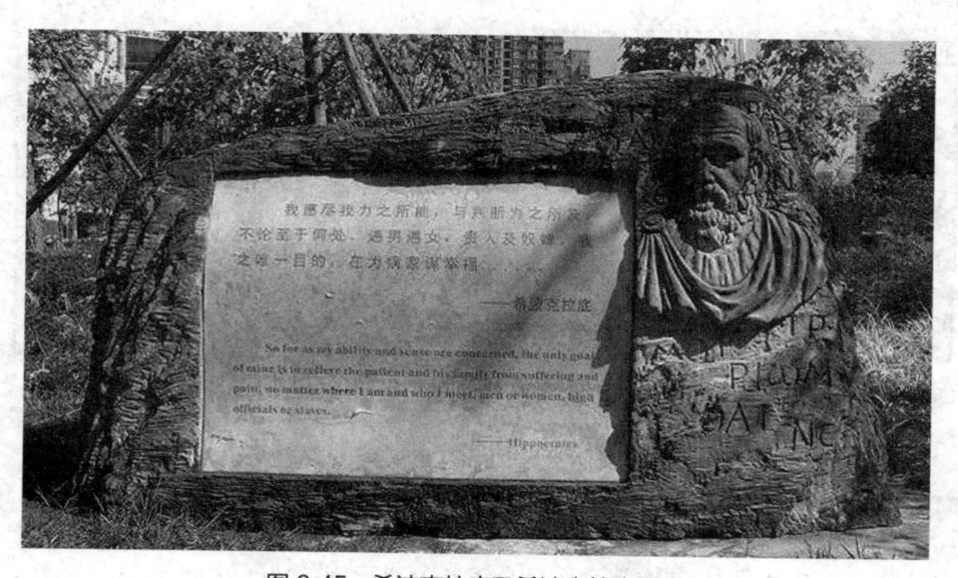

图6-45　希波克拉底及希波克拉底誓言

（郭庆臣）

二、盖伦

在21世纪初，作为医学的重要分支——外科学，已经风风雨雨走过了上千年的漫长的探索道路，从最初的高死亡率到现在的安全有效，外科学已走进了人们的日常诊疗中。此刻已站在巨人的肩膀上、日臻完善的外科学，最初起源于公元前人们在黑暗中披荆斩棘的探索。

盖伦，出生于公元129年，是罗马帝国时期最为著名的外科医生、哲学家和动物解剖家，一生致力于医疗解剖。盖伦编纂了大量的著作，据估计应超过500本，累计超过一千万字。公元191年和平神庙的一场大火烧毁了他的部分著作，而目前所保留的著作仍有150多本，累计超过三百万字，成为西方古典医学的圣经。

盖伦早年受到希波克拉底著名的“体液学说”影响，认为人类的情绪来源于四种体液的不平衡。在盖伦看来，任何一种体液的不平衡，都将对应某种特定的人类气质。但盖伦的主要兴趣是人体解剖。由于罗马的法律严禁进行人体解剖，盖伦对动物，尤其是猪和猴子，进行了大量的解剖研究。这些第一手的研究资料帮助他做出了大量的研究突破，对随后的医疗研究及实践的影响长达上千年。如盖伦首先发现，正是喉头产生了声音，并公开用猪进行了发声实验。此外，他还对心脏、肺、脊髓、骨骼等重要结构进行了大量系统性研究。

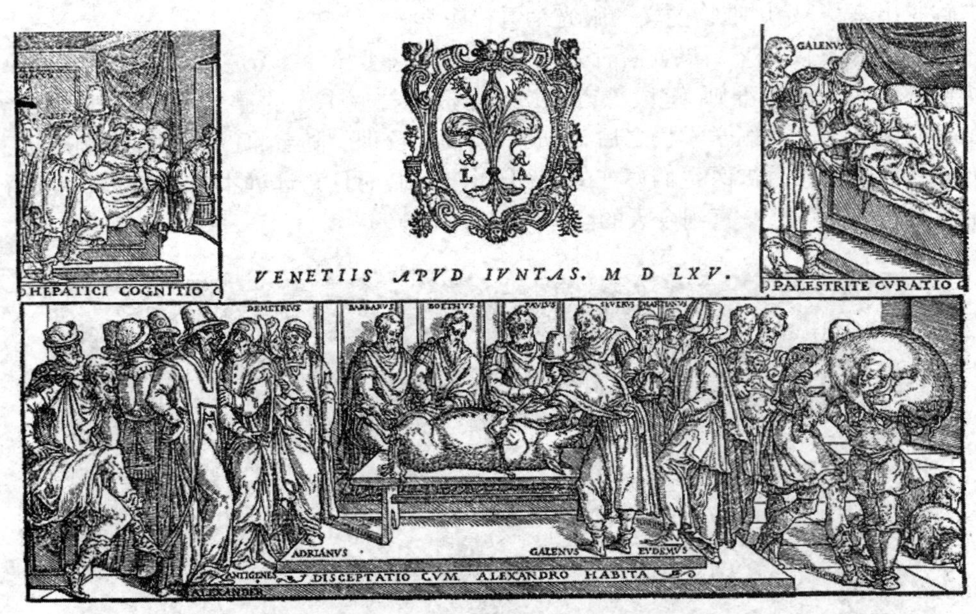

图6-46　盖伦在当众解剖一只猪（此处盖伦演示了当切断动物的喉返神经后，即使在解剖过程中，动物也无法发声）

盖伦对医学的贡献之一，是对人体循环系统的研究。他首次区分了动脉血和静脉血，但他认为，人体的血液循环系统包括两个独立的结构：静脉血由肝脏产生，被运送至全身以供消耗，而动脉血由心脏产生，同样被运送至身体各个器官，随后肝脏和心脏再分别制造血液。盖伦的这种错误观点被接受了上千年，直到1628年，近代生理学之父哈维在其出版的《心血运动论》中，首次对动脉和静脉的循环系统做出了系统的阐述，从而推翻了盖伦的静脉动脉独立循环理论。

由于历史和技术的限制，盖伦的研究成果中，存在着很多的错误，如他曾猜测心间隔上有小孔，血液能通过小孔往返于心脏左右两边。西班牙医生、文艺复兴时代的自然科学家塞尔维特指出，血液由右心室经肺动脉分支血管，在肺内经过与它相连的肺静脉分支血管，流入左心房，而并不是通过盖伦所说的由心室的小孔所通。1553 年，塞尔维特秘密出版了《基督教的复兴》，并于同年被宗教裁判烧死在火刑柱上。由于盖伦的研究成果符合宗教神学的需要，而受到基督教的推崇。为了纠正盖伦在解剖学、生理学上的错误，科学家和医疗工作者们进行了艰苦的斗争，这应该是盖伦始料未及，且不期望看到的。

（刘 昱）

三、华佗

在与盖伦几乎同一个时代，东方同样有一个伟大的名字镌刻在了医学的历史上，这就是华佗。华佗（约公元 145 年—公元 158 年），字元化，是东汉末年著名的医学家。东汉末年兵阀混战，自然灾害频发，疾病流行，人民处于水深火热之中。华佗生于沛国谯（今安徽亳州），他自幼聪明好学，富有钻研精神，对医学很有兴趣。华佗很小的时候父亲就去世了，哥哥被抓去充军也一去不返，他从小和母亲相依为命，生活困苦。后来母亲也得了一种怪病，华佗请来了当地很有名的大夫来医治，但是也不见成效。他在目睹了当时人民的疾苦，尤其是看到母亲死于疾病而自己却无能为力之后，立志成为一名医者，能够救死扶伤。华佗行医的足迹遍布河南、安徽、山东和江苏等地。

华佗是我国历史上第一位进行外科手术的专家，也是世界上第一位发明麻醉剂的人。在麻醉术发明之前，医生为了减轻患者手术时的痛苦，想了很多方法，如通过放血的方法使患者失血而进入休克状态，从而减轻手术的痛苦，还有通过压迫颈动脉的方法使病人脑部缺血而进入昏迷状态等。这些方法都非常不稳定，且危险性高，麻醉效果也不是很理想。为了减轻手术中患者的痛苦，华佗拜访了很多名医，收集了很多具有麻醉作用的药方，在经过反复的实验、探索后，他终于发明了一种全身麻醉的药物——麻沸散。这比美国的莫顿将乙醚成功用于麻醉早了 1600 年。在手术之前，华佗利用麻沸散使病人处于麻醉状态，随后完成了许多大大小小的手术。华佗是我国历史上第一位能够实施开腹手术的外科医生，《后汉书》《三国志》等史书对这一发明都有记载。但麻沸散这一麻醉药物在漫长的历史中已经失传了。

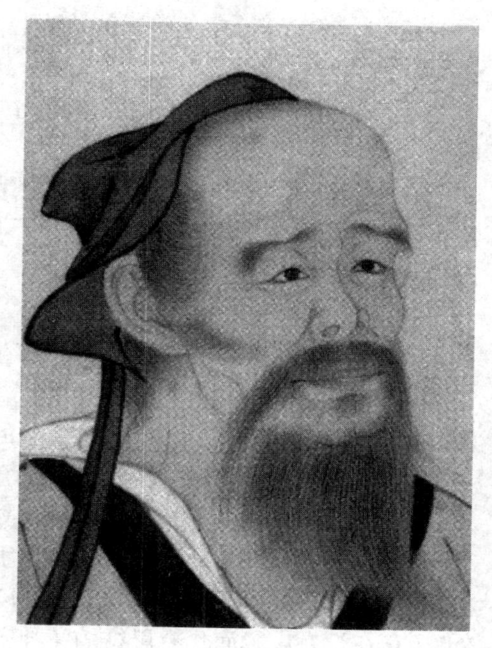
图 6-47　华佗画像

1970 年，徐州医科大学（原徐州医学院）附属医院的王延涛在研究了大量典籍的基础上，通过以身试药，证明中药传奇古方“麻沸散”有一定的麻醉作用，并率先开展了中药麻醉的临床应用，这在我国麻醉界产生了较大的影响。

华佗还是我国医疗体育的创始人。他不仅精于医道，治病救人，还特别提倡养生之道。华佗继承和发展了前人的“圣人不治已病，治未病”的理念，通过模仿各种野兽的姿态，创造了能强身健体的“五禽戏”。据史料记载，华佗的弟子吴普常年坚持练习五禽戏，活到九十多岁还耳聪目明。五禽戏一直流传至今，现在在老年人中还十分流行。

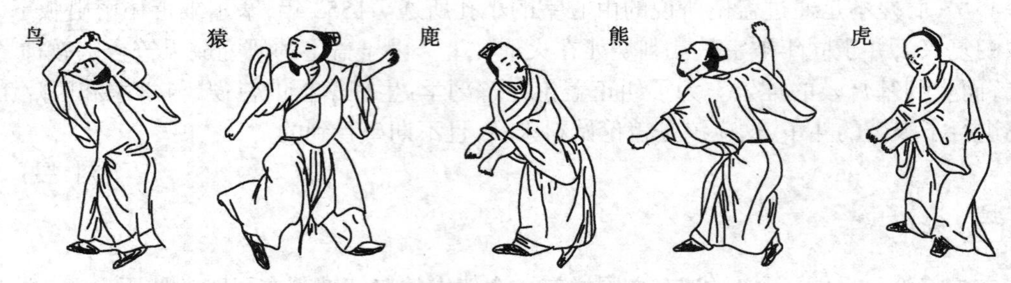

图 6-48　华佗创造的五禽戏

华佗经过数十年的医疗实践，熟练地掌握了养生、方药、针灸和手术等治疗手段，精通内、外、妇、儿各科，他的医术和品行，受到了后世的赞扬和推崇，后世尊华佗为“外科鼻祖”。《三国志》评价华佗道“华佗之医诊，杜夔之声乐，朱建平之相术，周宣之相梦，管辂之术筮，诚皆玄妙之殊巧，非常之绝技矣。”华佗去世后，他的医书虽然全部被焚毁，但他的医学思想，尤其是在中药研究方面的知识，却广为流传，对古代中国的医学产生了深远的影响。

（郭庆臣）

四、笛卡尔

勒内·笛卡尔（Rene Descartes），1596 年出生于法国都兰城的一个贵族之家，跟哈维、培根是同一时代的人。在他出生三天后他的母亲便去世了，失去母亲照顾的笛卡尔从小便体弱多病。他的父亲希望他将来能成为一名神学家，所以笛卡尔在八岁的时候，便被父亲送到一个耶稣会学校学习，接受古典教育。1615 年，笛卡尔进入普瓦捷大学攻读法学，在结束学业之后，他并没有按照父亲的意愿成为一名神职人员，而是弃笔从戎，并借机游历欧洲开阔眼界。

在游历期间，笛卡尔结识了著名的数学家伊萨克·皮克曼（Isaac Beeckman）。皮克曼跟笛卡尔讲了数学的最新进展，及数学中有待研究的问题。与皮克曼的相识使得笛卡尔对自己的数学及科学能力有了比较充分的认识，从此笛卡尔开始探寻是否存在一种类似数学的、具有普遍适用性的方法。

1621 年，笛卡尔结束了自己的军旅生活，回到了法国。但是当时的法国正处于内乱之中，笛卡尔又去了荷兰、瑞士等地游历。1628 年，笛卡尔移居荷兰之后，正式开始了他的研究生活。他在荷兰生活了二十多年，大部分的重要著作都是在荷兰定居期间完成的。

笛卡尔在数学、物理学、生理学和哲学等众多领域都做出了卓越的贡献。笛卡尔是医学机械学派的创始人之一，他把人及动物看成一部机器，人的各项生理功能都可以用单纯的机械原理来解释，人的生理活动可以归结为物质微粒的运动及心脏所产生的热的运动。由于单纯的机械原理无法解释人的意识的产生，所以笛卡尔认为人除了具有广延而没有思维的物质实体外，还存在没有广延而具有思维的精神实体。笛卡尔所提出的精神实体与古代人们所认为的灵魂没有实质的区别，这两者都没法用科学来证伪或证实。为了说明身体和精神相互作用，笛卡尔提出了松果腺的理论。笛卡尔认为虽然灵魂与整个身体相结合，然而在身体的某个部分，灵魂比在其他部分更加显著地发挥它的功能，这个部位笛卡尔认为是松果腺。

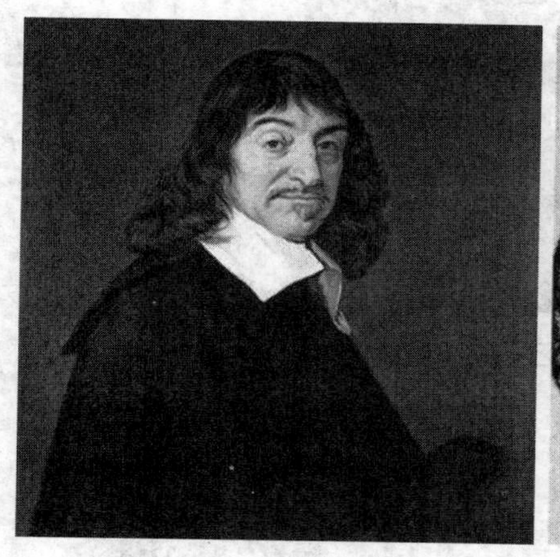

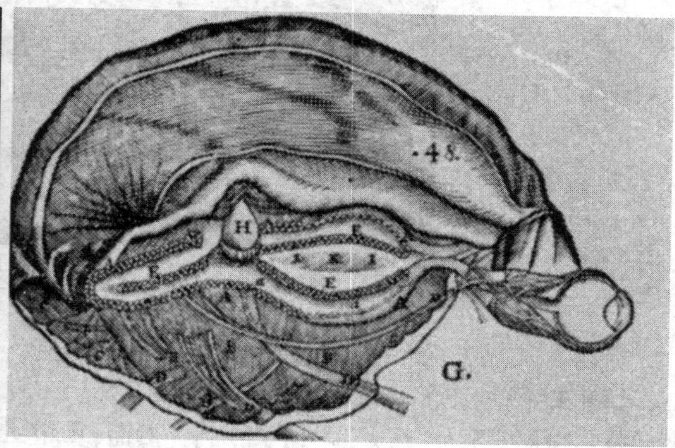

图 6-49　笛卡尔及其绘制的大脑及松果腺结构

1649 年，笛卡尔由于受到荷兰教会的攻击，来到了斯德哥尔摩。由于笛卡尔身体孱弱，不能适应那里的气候，不久之后他便染上了肺炎抱病不起。1650 年 2 月，年仅 54 岁的近代最伟大的哲学家笛卡尔在家中病逝。笛卡尔死后，人们在他的墓碑上写下了这么一句话："笛卡尔，欧洲文艺复兴以来，第一个为人类争取并保证理性权利的人。"

（郭庆臣）

五、莫顿

古往今来，手术的发展一直受到人体自身防御系统的顽强抵抗，这就是疼痛。疼痛帮助机体免遭伤害，但也使得手术中的剧痛让人无法忍受。如何使患者暂时的失去意识，保证手术的顺利进行，成为现代外科学发展的瓶颈。威廉姆·托马斯·格林·莫顿（William Thomas Green Morton）的发现起到了关键的作用。

莫顿于 1819 年出生于美国马萨诸塞州查尔顿的一个矿工家庭，早期从事过公司职员、推销员等工作。1840 年，莫顿进入巴尔的摩牙科学院学习。1841 年，他便开发出一种将假牙焊接到金板上的新工艺。1842 年，莫顿毕业后开始牙医的职业生涯。1844 年秋，在父母的要求下，莫顿进入哈佛医学院，跟随查尔斯·洛·杰克逊（Charles Loring Jackson）博士进行短暂学习，离开后继续从事牙医的工作。

1846 年 9 月 30 日，莫顿首次给患者使用乙醚后，进行了无痛拔牙。并紧接着，于 10 月 16 日，在马萨诸塞州综合医院的手术室进行了著名的"以太"麻醉表演。在这次演示中，约翰·柯林斯·沃伦（John Collins Warren）医生，在莫顿对病人进行麻醉之后，无痛地从患者脖子组织上摘除了一个肿瘤。

这个医学史上的伟大进步迅速在世界各地传播，英国、法国、德国的医生们先后进行了乙醚麻醉下的无痛手术，都取得了成功。马萨诸塞州综合医院进行演示的手术室也被称为"以太圆顶"，并一直保存着这一历史事件的纪念碑。

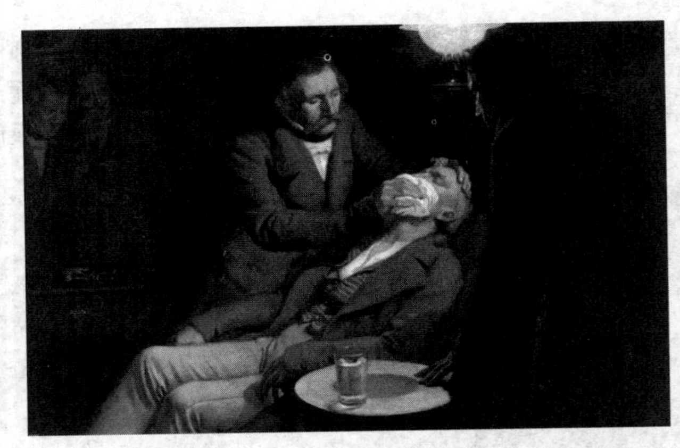

图 6-50　莫顿于 1846 年首次使用乙醚作为麻醉剂

在这次成功的公开演示之后，莫顿一直试图掩饰“乙醚麻醉”的真实情况，因而在报告中用“以太”来代替“乙醚”，并为“以太”申请了专利。然而，真相很快被发现，乙醚麻醉得到了广泛的应用。1852 年，莫顿获得了巴尔的摩华盛顿医科大学的荣誉学位。

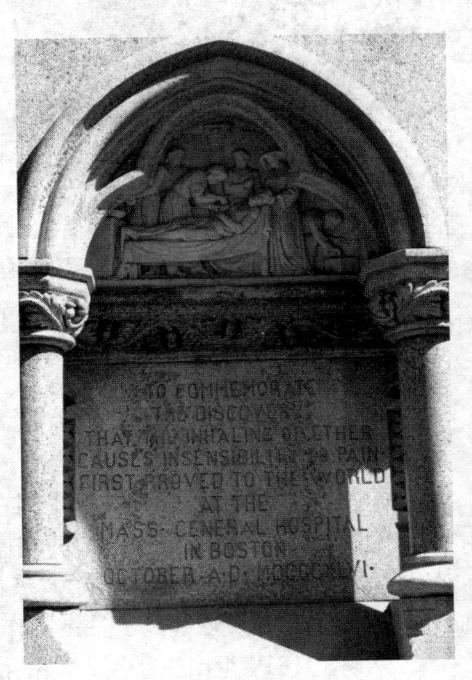

图 6-51　波士顿乙醚麻醉纪念碑

1862 年，莫顿加入波托马克军队担任志愿外科医生，并在战斗中为两千多名受伤的士兵施加麻醉手术。

乙醚麻醉效果的发现，具有跨越时代的意义，然而对于乙醚是由谁初次合成的，历史上曾有过无休止的争论。“乙醚麻醉”公开演示之后，莫顿曾经的导师，哈佛大学医学院的查尔斯·杰克逊博士就宣称莫顿是在自己的实验室学习到了“乙醚麻醉”的技术。而康涅狄格州哈特福德市的牙科医生霍勒·威尔士也宣称，莫顿偷盗了他的技术，是他把吸入麻醉方法详细告知莫顿和杰克逊的。1849 年，乔治亚的乡村医生克劳福德·威廉姆森·朗（Crawford Williamson Long）在美国《南方医学和外科杂志》上发表论文，详细叙述自己从 1842 年开始，多次使用乙醚麻醉进行外科手术的记录。同时，欧洲也有数位医生宣称自己在几十年的时间里使用过乙醚麻醉进行手术治疗。利益的争夺为乙醚麻醉的发现蒙上了灰尘，但在手术史的丰碑上，乙醚麻醉作为已经拯救了数以亿计的生命的技术，将永远铭记在后人的心中。

（曹君利）

六、巴斯德

在微生物研究方面，19 世纪人类首次明确了微生物与腐败、感染、疾病的相互关联，相关疾病的预防与治疗进入了一个全新的阶段，而这一切与巴斯德的开拓性研究密不可分。巴斯德，1822 年出生于法国，微生物领域的巨人，如同牛顿在经典力学中不可撼动的地位一样，巴斯德在微生物领域有着无可匹敌的贡献。巴士德是生物学家、化学家，却在医疗领域拯救了数以万计的生命，在工业领域挽救了法国处于困境中的酿酒业、养蚕业和畜牧业。

作为一个化学家，巴斯德最初研究化合物的光学及结晶特性。1848 年，巴斯德研究发现，酒石酸盐的结晶较长的一面，有的在左面，有的在右面，不是完全对称的。当把这两类结晶分离、溶解后，一种溶液对极化光产生左旋折射，另一种溶液对极化光产生右旋折射。这是人类历史上第一次通过实验展示分子手性，然而这只是巴斯德科学研究的起始。

数百年来，法国都是葡萄酒的制酒大国。但葡萄酒在储存和运输过程中，常常莫名其妙地变酸，芬芳可口的葡萄酒变得难以下咽。这一问题一直困扰着厂商，并带来巨大的经济损失。1856 年，巴斯德在法国里尔工作期间，当地的一名制酒商找到他，希望能够解决用甜菜根制酒过程中酒变酸的问题。巴斯德通过显微镜观察可口的葡萄酒和变质的葡萄酒之间的差异，发现在变质的葡萄酒中，有丝状的微生物，即乳酸杆菌，而乳酸正是酒变酸的直接原因。巴斯德随后通过反复实验，发现将酒加热至 60℃左右，既可以使酒不变质，又可以保持酒的风味。巴斯德这一研究成果受到了法国政府的极大重视，出资支持该研究，法国皇帝拿破仑三世曾召见巴斯德听取相关研究，海军部甚至组织两次试验，以验证其有效性。巴斯德的灭菌法随后被广泛应用于啤酒、牛奶等液体的灭菌，即我们熟知的“巴斯德灭菌法”。

在巴斯德所处的时期，“自然发生论”是主流思想。该理论认为，低等生物是由非生命物质自然产生的，如肮脏的垃圾中就可以生出蝇虫，脏水中就会生出蚊子。在 1860 年左右，巴斯德进行了大量的研究，推翻了自然发生论。其中一个著名的实验是用鹅颈瓶进行的，巴斯德将煮沸过的肉汁放入其中，由于空气进入瓶内需要通过长长的弯曲的瓶颈，灰尘等颗粒会附着在瓶壁内侧，因而瓶内的肉汁一直没有腐败。但当把鹅颈瓶倾斜，使肉汁与已经污染的瓶颈接触后，肉汁随即开始变质。巴斯德的研究成果，也为后期外科手术中的消毒法奠定了基础。

狂犬病，即狂犬病毒所致的急性传染病，在医学如此发达的今天仍旧是难以治愈的，一旦发病，病死率接近 100%。2015 年，全世界死于狂犬病的患者仍有 17 400 例。世界上第一支狂犬疫苗，正是由巴斯德研制的。他在研究中发现，具有传染性的物质，如果经过反复传代和干燥，其毒性能够显著降低。于是他将已感染狂犬病动物的脊髓提取液多次注射兔子后，再用减毒的液体制成狂犬病疫苗。1885 年，冒着被起诉的风险，在咨询过医师后，巴斯德对一名被疯狗严重咬伤的男孩注射了其发明的狂犬病疫苗。三个月后，男孩健康状况良好。巴斯德的研究成果开始声名远播，在 1886 年，他又治疗了 350 名病人，仅有一名病人发病。巴斯德的狂犬病疫苗制作方法，为制造各种疫苗奠定了基础，其对免疫学的贡献至今仍影响深远。

巴斯德在战胜狂犬病、鸡霍乱、炭疽病、蚕病等方面功勋卓著。在巴斯德之后，医学开启了细菌学时代，人类的寿命得到了空前的延长。巴斯德有一句名言：“循序渐进，循序渐进，再循序渐进。”正是这种追求事物本源、无私地为全人类奉献的精神，贯穿了巴斯德的一生中，让他当之无愧地成为“微生物学之父”。

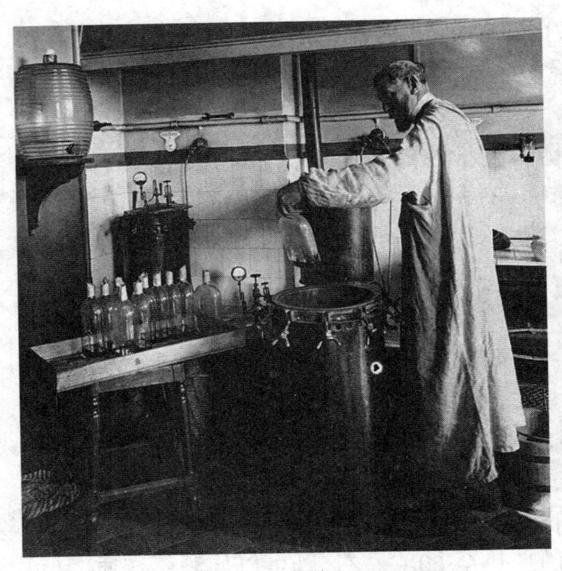

图 6-52　正在做实验的巴斯德

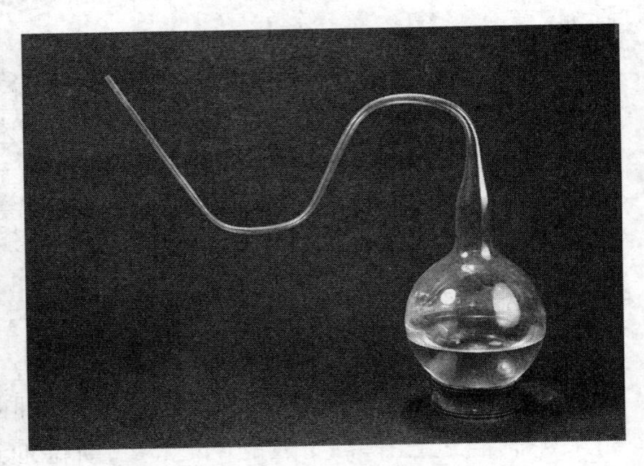

图 6-53　巴斯德在实验中用到的鹅颈瓶
长长的瓶颈阻挡了空气中的灰尘等进入瓶内，因而瓶内的肉汁可以避免变质

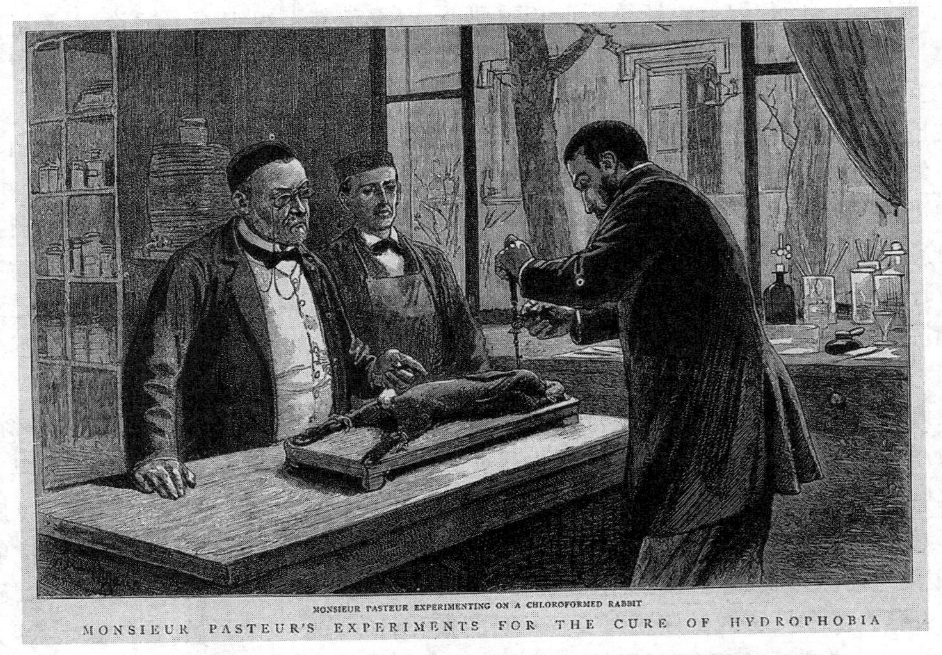

图 6-54　巴斯德将狂犬病毒注射到兔子的大脑中，以制备狂犬疫苗

（陈　默）

七、科赫

科赫，德国医生和细菌生物学家，世界病原细菌学的奠基人和开拓者。科赫对世界医学事业所作出伟大贡献，使他成为医学领域中的泰斗、巨匠。

科赫于 1843 年出生于德国的克劳斯塔尔。5 岁时科赫就表现出过人的智慧及毅力，借助报纸自己学会读书。在高中时期，科赫表现出对生物学的浓厚兴趣。1862 年，他考入哥廷根大学学医。

1866 年，从哥廷根大学医学院毕业的科赫，赴柏林进行了为期 6 个月的化学研究，在那里他受到了鲁道夫·路德维希·卡尔·菲尔绍（Rudolf Ludwig Karl Virchow）的影响。毕业后科赫先是在军队当随军医生，1870 年婚后科赫来到东普鲁士一个小镇当了医生。当时该地区牛发生了炭疽病。为了研究炭疽病，科赫搭建了一个简陋的实验室，实验室里除了妻子送给他的显微镜外没有其他科研设备，同时也无法与图书馆联系，更无法与其他科研人员接触。科赫正是在这种情况下，开始了炭疽病的研究。

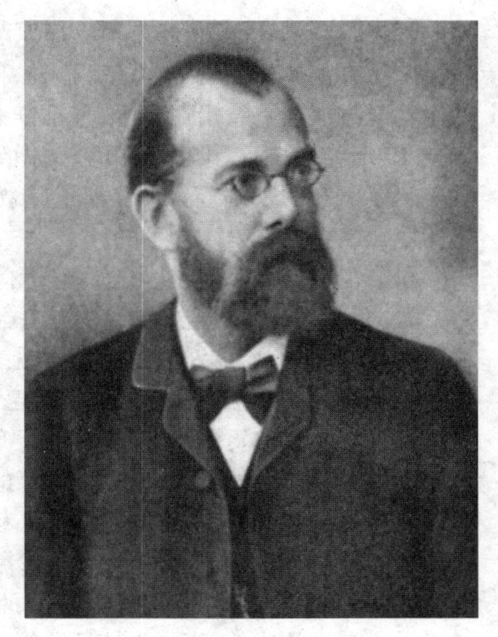

图 6-55　科赫

科赫首先在牛的脾脏中找到了能引起炭疽病的细菌，随后他将这种细菌移种到老鼠体内，使老鼠感染了炭疽病，最后他从老鼠体内重新得到了和从牛身上相同的细菌。1876 年，科赫到布雷斯劳，用三天时间公开表演实验的方式，以证明炭疽杆菌是炭疽病的病因，并报告了炭疽病菌的繁殖是杆菌 - 芽孢 - 杆菌的循环，且芽孢可以存活较长时间。这是人类首次以科学的方法证明特定的微生物是某种特定疾病的病原。不仅如此，科赫还用血清在与牛体温相同的条件下，在体外成功地培养了该细菌。

科赫认为每种病都由某种病原菌引起，纠正了当时所有细菌都是一个种的观点，从而兴起了关于疾病病源的研究。由于此杰出贡献，科赫于 1880 年被聘到德国柏林皇家卫生局工作。1882 年，科赫发现了引起肺结核的病原菌。他用血清固体培养基成功分离出结核分枝杆菌，随后接种到豚鼠体内并引起了肺结核，随后他出版了有关结核分枝杆菌的经典著作。

1883 年，科赫被任命为德国霍乱委员会主席，并被派往埃及和印度调查那里的霍乱爆发流行情况。在印度科赫发现了霍乱弧菌。1885 年，科赫成为柏林大学卫生学教授并任卫生研究所所长。之后科赫又研究了鼠疫和昏睡病，并发现了这两种病的传播媒介分别是虱子和一种采采蝇。

科赫总结自己研究致病菌的经验，提出了著名的“科赫原则”：

1. 为了证明某一种细菌是某一特定疾病的病因，必须在所有这种疾病的病例中均能发现这种细菌；

2. 必须将致病细菌从病体中分离出来，在体外培养成纯菌种；

3. 经过接种后，这种培养的纯菌种必须能将疾病传给健康的动物；

4. 按上面的方法接种过的动物身上，必须能分离到同样的细菌，并能在动物体外再次培养出这种纯菌种。

在科赫原则的指导下，19 世纪 70 年代到 20 世纪初，成为了发现病原菌的黄金时期，科学家们先后发现了近百种病原微生物：1883 年和 1884 年两位科学家各自独立发现了白喉杆菌，1884 年发现了伤寒杆菌，1894 年发现了鼠疫杆菌，1897 年发现了痢疾杆菌等。当然，发现的不仅是动物病原菌，还有植物病原菌。

除了在病原体发现方面的工作外，科赫创立的微生物学方法也一直沿用至今，包括细菌分离和培养技术、培养基技术、染色技术等，为微生物学的发展奠定了坚实的基础。科赫首创了显微摄影，其留下的照片在今天也是高水平的。

科赫的名字传遍世界大地，世人称其为“杆菌之父”。世界各地的医学人士来到德国，希望得到科赫教导。面对这种荣誉和崇拜，科赫表现出伟大人物应有的胸怀，他认为贡献不是自己一个人的，没有其他科学家的贡献，自己不可能发现结核分枝杆菌。同时他在论文中对其他科学家的研究给予了高度赞扬。巨大的荣誉并未阻挡科赫探索真理的步伐，他又开始了结核病的预防、诊断和治疗的研究。1905 年，德国伟大的医学家、大名鼎鼎的科赫以举世瞩目的成就，当之无愧地获得了诺贝尔生理学及医学奖。

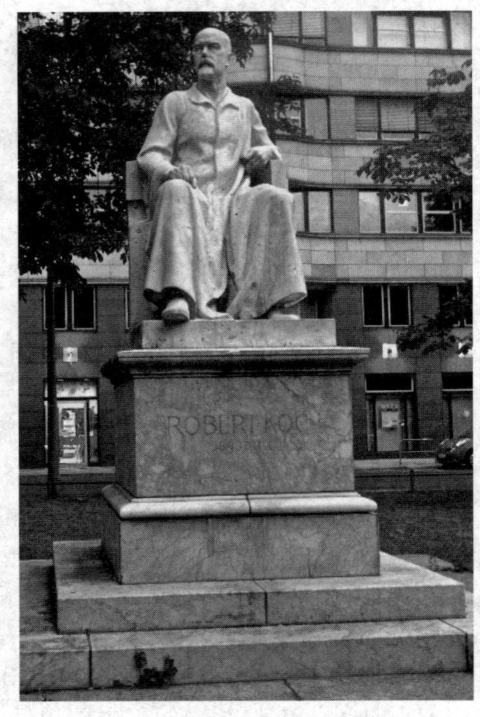

图 6-56　科赫纪念碑

1910 年 5 月 27 日傍晚，不知疲倦地奔波于医学之路的科赫累了，他被迫永远停止了自己的脚步。普鲁士政府为科赫建立的柏林传染病研究院，后来改名为科赫研究院。科赫去世后，政府在研究院立起一尊大理石的科赫纪念碑，科赫的骨灰被存放在石碑下的一个龛室内。

科赫在有限的人生中，留给了人类无限的财富，他发现了炭疽菌、结核菌、霍乱菌、沙眼病毒，在战胜疟疾，昏睡病、淋巴腺鼠疫、牛瘟、麻风、黑水热、红水热等疾病中都作出了巨大的贡献。据统计，科赫为全世界增添了近 50 种医治人和动物疾病的方法。直到今天，科赫工作的意义仍然是巨大的。

德国人民永远不会忘记罗伯特·科赫！

全世界人民也永远不会忘记罗伯特·科赫！

（王中山）

八、巴甫洛夫

时光的长河进入到 19 世纪晚期，机体最为神秘的结构，神经系统的功能逐渐引起了生理学家与生物学家的重视。伊凡·彼特诺维奇·巴甫洛夫（Ivan Petrovich Pavlov）是 19 世纪末俄国伟大的医学家、生理学家。巴甫洛夫一生著作丰厚，如《心脏的传出神经》(1883)、《消化腺机能讲义》(1897)、《消化腺作用》(1902)、《动物高级神经活动(行为)客观研究 20 年经验：条件反射》(1923)、《大脑两半球机能讲义》(1927) 等。他创立的“条件反射学说”和“高级神经活动生理学”是医学界的一个里程碑，对后世产生了深远的影响。巴甫洛夫因此获得了诺贝尔生理学奖和医学奖，为人类的医学事业做出了不可磨灭的贡献。

1849 年 9 月 26 日，巴甫洛夫出生于俄罗斯中部的梁赞，父亲是一名乡村牧师。巴甫洛夫幼年时，因为家境贫寒，只能在教会学校和当地的神学院读书。但巴甫洛夫受到家庭的熏陶,自幼喜爱读书和劳动,生活的艰辛也磨砺出了他坚韧的品质和强壮的身体。巴甫洛夫自幼用左手玩游戏,后经训练开始使用右手,所以他做手术的时候可以左右开弓,这使得他后来能够完成复杂精细的操作。

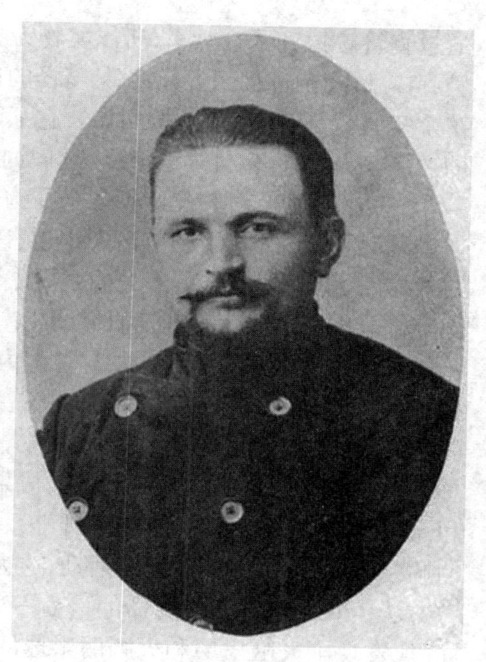
图 6-57　巴甫洛夫

19 世纪中叶,科学和民主思潮在俄国广泛传播,巴甫洛夫受到路易士《日常生活中的生理学》和谢切诺夫《大脑反射》这两本书的影响,对科学研究产生了浓厚的兴趣。1870 年,巴甫洛夫考入彼得堡大学物理数学系生物学部。大学四年级时,巴甫洛夫和同学阿法纳希耶夫(Afanasyev)在才华横溢的伊法·齐昂(IlyaCyon)教授指导下,共同完成了一篇科学论文《论支配胰腺的神经》,并获得了学校颁发的金质奖章,从此开始了他的科学研究生涯。

巴甫洛夫从事生理学研究六十余年,大致分为三个时期,涉及三大领域:最初 15 年间(1874 年至 1888 年)主要从事血液循环生理研究,其后从 1879 年至 1903 年的 20 年左右则主要进行消化系统生理的研究,最后的 30 年(1904 年至 1936 年)则重点进行高级神经活动生理的研究,为现代生理学的许多理论奠定了基础。

1875 年,巴甫洛夫以优异成绩毕业并获生理学学士学位后,进入齐昂教授主持的医学院(后改名为军事医学院)工作,在生理学研究室任助教;后由于齐昂教授离职去了巴黎,巴甫洛夫也辞去了这份教职,来到医学院兽医学部生理实验室任实验员,开始进行血液循环生理学的研究。

1878 年至 1890 年,巴甫洛夫重点研究神经对血液循环的调控作用。当时神经系统对于许多器官的支配作用和调节作用,还无人知晓。1878 年,俄国著名临床医学家安德烈·博特金(Andre Botkin)邀请还在求学的巴甫洛夫到他的生理实验室工作,鲍特金的研究主要集中在血液循环、消化生理、药理学方面。翌年,巴甫洛夫修完了内外科课程,并做了第一个著名的手术——在胰腺里装一个固定的瘘管,再次荣获学院颁发的金质奖章。经考试合格,巴甫洛夫得以留院深造两年,这让他能继续在鲍特金实验室工作。1883 年,巴甫洛夫以《论心脏的离心神经》论文获医学博士学位,次年被聘为彼得堡大学生理学讲师。1884 年至 1886 年,巴甫洛夫被选派到德国路德维希和海登海因实验室进行心血管和胃肠生理学的研究。巴甫洛夫对血液循环生理学的研究,极大地促进了有关各种药物对心血管系统影响的研究,为临床治疗各种心脏疾病打下了基础。

1887 年,巴甫洛夫逐渐将研究的方向转向人体的消化系统。他采用了正常的动物进行慢性实验的方法,以代替麻醉状态下的急性实验,以便长期观察动物的生理变化,并创造了多种外科手术。1888 年,他发现了调节胰腺分泌活动的神经,但由于实验不易重复,直到 20 年后才被广泛接受。接着又完成了著名的假饲实验和食道手术:他首先通过手术把狗的食道切断后,将食道两端引出体外并缝在狗颈部皮肤上,狗禁食一天,给狗喂食鲜肉,由于咽下去的肉都通过食管瘘掉到了食盘里，所以实物无法入胃。同时给狗的胃也进行造瘘，并引出一根橡皮管到体外，在狗进食四五分钟后，奇怪的现象出现了，狗胃连接的橡皮管里流出了大量的胃液。这个实验就是有名的“假饲实验”，它证明了当食物还没有进入胃的时候，胃就具有分泌胃液的功能。当时，许多科学家都称赞“假饲实验”是19世纪最有贡献的生理学实验。

1894年，巴甫洛夫设计了一个在狗的胃部隔离出一部分，以制备带有神经支配的小胃的模型，即后来被命名的巴甫洛夫小胃，以此来研究胃液分泌，直到今天在讲述消化生理的调节机制时，也仍然以巴甫洛夫的小胃来讲解。1897年，他出版了一生中的重要著作之一《消化腺机能讲义》，成为生理学研究的指南，这些研究奠定了现代消化生理学的基础。

由于这些成就，巴甫洛夫享誉国内外。1890年，巴甫洛夫被任命为军事医学院药理学教授，1891年，巴甫洛夫又兼任新成立的实验医学研究所生理学部主任，组织与领导生理学的研究工作，4年后被改选为军医学院生理学教授。

这一时期巴甫洛夫研究的最大成果是，他证实了不论是循环系统还是消化系统，在正常和完整的动物体内，都时刻受到神经系统的调节，也只有通过神经系统对整个机体进行有机的调控，才能维持正常的生命活动，这为巴甫洛夫后来研究高级神经活动奠定了基础。

从1903年起，直到生命的最后一刻，巴甫洛夫致力于高级神经活动和大脑生理学的研究，他发现了大脑皮层和大脑两半球活动的规律，建立了高级神经活动学说，即大脑皮层的条件反射学说。条件反射学说的建立，将神经系统的研究推进到了高级神经活动研究的新阶段。在此之前，人们对神经系统的研究已经历了几千年，早在盖伦时期就提出过“灵气”，认为神经是可以流动的一种物质，之后生理学家逐渐发现了运动神经、感觉神经、交感神经和副交感神经等神经的功能。为研究大脑的功能，巴甫洛夫设计了著名的条件反射实验：在给狗喂食前，先摇铃，经过几十次的反复训练后，狗只要听到铃声，即使不喂食也会分泌大量的唾液，即建立了条件反射。条件反射是个体生活过程中为了适应环境变化而后天建立的，这赋予了生物体极大的灵活性和适应能力。巴甫洛夫的研究开辟了高级神经活动生理学的研究领域。

巴甫洛夫在建立条件反射学说的基础上，又进一步提出了第一信号系统和第二信号系统学说。第一信号是指现实的具体信号，如食物的外形和气味、声音、灯光等刺激；第二信号是指语言、文字等抽象的信号。对于第一信号系统，人和动物都具有，而第二信号系统则为人类所特有的，比如“望梅止渴”，只要听到或是看到“梅子”这个抽象信号，即使没有看到具体的“梅子”这个实物，人们的唾液就能开始分泌。对人类而言，第一信号系统是感性认识的生理基础，而第二信号系统则是理性认识的生理基础，它们是人类高级神经活动发展过程中的两个阶段，也是人类认识中两个不可分割的阶段。正是由于第二信号系统的产生，人类才能在生活中获取经验，积累和传授经验，进而产生知识体系。

在巴甫洛夫的时代，条件反射学说揭示了心理精神活动的唯物主义本质，批判了自然科学及哲学领域里的唯心主义。巴甫洛夫把对高级神经活动的研究成果进一步应用到心理学领域，他在自然科学方面的研究，对社会科学中的心理学和哲学也产生了巨大影响。

巴甫洛夫一生辛勤坚韧、且卓有成效的创造性工作，使他成为生理学届的泰斗。1904年，为表彰巴甫洛夫在消化生理学方面取得的开拓性研究成果，他被授予诺贝尔生理学和医学奖。此后，他又陆续获得英国皇家学会外籍会员及英国皇家医师学院荣誉院士等科学界的荣誉称号，被英、美、法、德等22个国家的科学院选为院士。他还是28个国家生理学会的名誉会员和11个国家的名誉教授，并于1934年成为中国生理学会的荣誉会员。1921年，列宁（弗拉基米尔·伊里奇·乌里扬诺夫，Vladimir Ilyich Ulyanov）亲自为巴甫洛夫签署指令，高度评价其研究工作对全世界劳动人民的巨大贡献，并为巴甫洛夫的研究工作创造最优越的条件。1924年，苏联科学院为巴甫洛夫新建了一个以他的名字命名的生理学研究所。5年后，又在列宁格勒附近的科尔托村为他建立了世界上独一无二的生理学研究中心——巴甫洛夫村，为其晚年的研究工作提供了极其优越的条件。1936年2月27日，这位伟大的生理学家因患流感性肺炎逝世于列宁格勒，享年87岁。他的研究成果是生理学史上的一个里程碑，也为人类医学事业做出了不可磨灭的贡献。

纵观巴甫洛夫一生的科学研究，其伟大意义在于建立了机体功能的整体调控的概念，即当今强调的"整合生理学"的理念：他指出生理学的研究必须首先从完整的机体，及机体与周围环境的相互联系出发，把中枢神经活动与其他系统的功能统一起来，而不能仅局限于某一组织或器官的功能；医学的各分支学科不能仅仅局限于各自的领域，而应该相互联系。生理学和心理学密不可分，意识是客观存在在人脑中的反映，为辩证唯物主义提供了的自然科学基础。

巴甫洛夫的一生和全部精力都奉献给了科学研究，在科学研究中，他找到了拨开云雾见真理的乐趣，终生以无比的热情执着于科研事业，为人类的健康做出了巨大的贡献。

（张咏梅）

九、孟德尔

从19世纪末到20世纪初，遗传的秘密逐渐在科学的面前展开，遗传学有两段划时代的传奇：第一段是1854年至1866年，孟德尔的研究独领风骚；第二段是1951年至1965年，克里克和沃森及其合作者们的杰出发现震惊世界。

1822年，孟德尔出生在奥地利海因策道夫村的一个贫寒的农民家庭，父亲和母亲都是园艺家。受到父母的影响，孟德尔童年时就对植物非常感兴趣。1840年，孟德尔考入奥尔米茨大学哲学院，学习古典哲学，这段时间他还学习了数学。

1843年，年仅21岁的孟德尔因家贫而辍学，同年10月进入布隆城奥古斯汀修道院，并在教会办的一所中学学习自然科学。1850年，孟德尔被教会派到维也纳大学深造，并在此接受了系统而严格的科学教育和训练，这些为他后来的科学实践打下了坚实的基础。

1856年，孟德尔从维也纳大学回到布鲁恩，随后开启了长达8年的豌豆实验研究。孟德尔从各种途径获得了34个品种的豌豆，并从中挑选出22个品种用于实验。这些豌豆均具有某种可以相互区分的稳定性状，他选了7对性状：种子形状（平滑或皱褶）、种子颜色（黄或绿）、豆荚形状（鼓或狭）、豆荚颜色（黄或绿）、花的位置（顶或侧）、花色（紫或白）、茎的高度（长或短）。他研究成对性状在代间的传

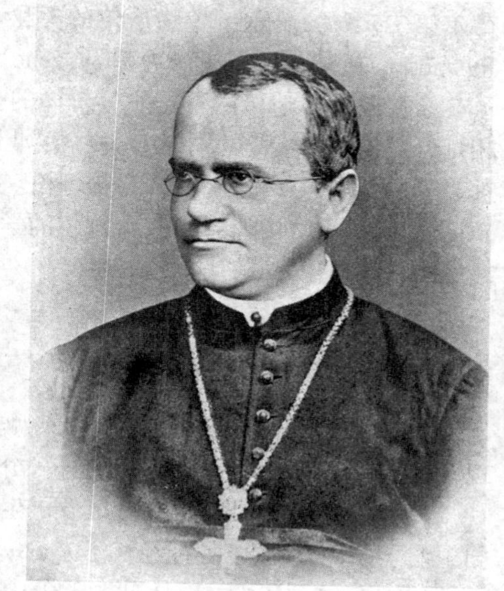

图6-58　遗传学之父孟德尔

递规律，并且所有实验都进行了双向杂交：如种子颜色的黄和绿，既做过父本绿、母本黄，也做过父本黄、母本绿。孟德尔发现，亲本来源不影响这些性状的传代。

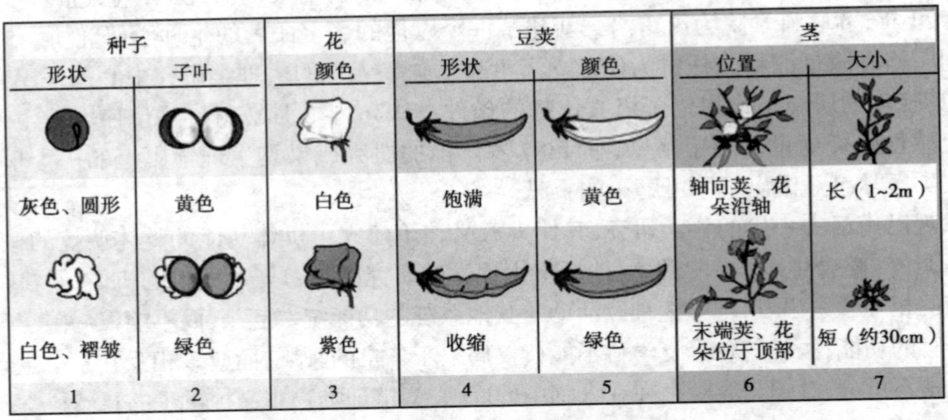

种子		花	豆荚		茎	
形状	子叶	颜色	形状	颜色	位置	大小
灰色、圆形	黄色	白色	饱满	黄色	轴向荚、花朵沿轴	长（1~2m）
白色、褶皱	绿色	紫色	收缩	绿色	末端荚、花朵位于顶部	短（约30cm）
1	2	3	4	5	6	7

图 6-59　孟德尔豌豆杂交记录的 7 种性状

孟德尔经过 8 年辛勤培育，对不同代的豌豆性状和数目进行了细致入微的观察、计数和分析。在统计过程中，孟德尔又创造性地引入了数学模型。他以数量分析定量豌豆的不同表型，发现 3∶1 的规律，继而推出和验证 1∶2∶1 的规律。孟德尔发现了生物遗传的基本规律，并得到了相应的数学关系式。数学模型的引入，使他成为运用数学进行科学研究的先驱。

孟德尔于 1865 年公布了所发现的遗传学规律，并于次年以德文在《布鲁恩自然史学会杂志》上发表了题为“植物杂交的实验（Versuche über die Pflanzen-Hybriden）”的科学论文。他提出生物的性状是由“遗传因子”决定的，并总结出遗传因子传递的“分离律”（law of segregation，即孟德尔第一定律）和“自由组合律”（law of independent assortment，即孟德尔第二定律），揭示了生物遗传的奥秘。20 世纪初，丹麦遗传学家威廉·约翰森（Wilhelm Johannsen）将遗传因子更名为基因（gene），并一直沿用至今。

孟德尔提出遗传的不是一个个体的全貌，而是一个个性状；他把生物学和统计学、数学相结合提出的“分离律”和“自由组合律”，无论思维和实验方案都相对超前，导致其研究不被当时的科学界所理解，其成果被埋没。直到 1900 年，德国、荷兰和奥地利的三位科学家重新证实了孟德尔的遗传定律，孟德尔的学说才被学术界重视起来，最终成就了孟德尔遗传性之父的科学地位。

（王中山）

十、沃森和克里克

DNA 双螺旋结构的发现，和量子力学、相对论一起被誉为 20 世纪最重要的三大科学发现，这一发现标志着生命科学研究进入分子层次。

沃森，美国生物学家，20 世纪分子生物学领头人之一，被誉为“DNA 之父”。克里克，英国生物学家，物理学家和神经科学家，20 世纪分子生物学领头人之一。

1928 年 4 月 6 日，沃森出生于美国芝加哥，幼时即聪敏好学，面对新事物喜欢问为什

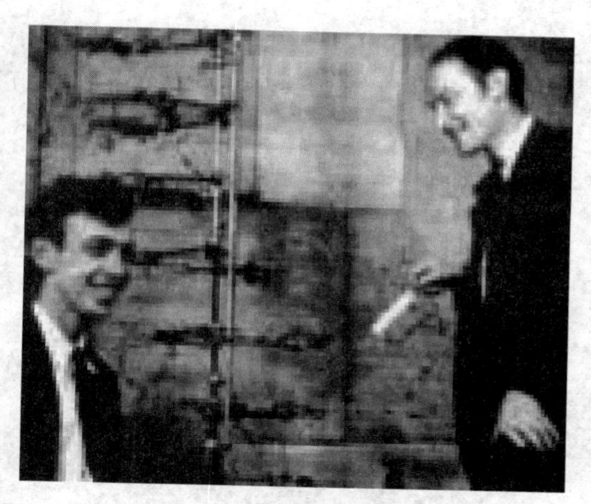
图 6-60　沃森（左）和克里克（右）

么，热衷于刨根问底。由于天赋聪颖，沃森于 15 岁时就进入芝加哥大学求学。他特别喜欢生物科学，《生物学》《动物学》等课程成绩优异。沃森曾计划研究鸟类学，但由于申请研究生的印第安那大学动物系没有鸟类学专业，机缘巧合之下，沃森才转而从事遗传学研究。

1916 年 6 月 8 日，克里克出生于英格兰北汉普顿市，自小克里克对科学问题便充满好奇。1937 年，克里克在伦敦大学学院学习，并获得了物理学士学位。第二次世界大战期间，他被迫到英国海军部队研究水雷，但并无建树。二战结束后，克里克对“生物与非生物的区别”产生了浓厚兴趣，并转而学习生物学、有机化学以及晶体学方面的知识，完成了从物理学家到生物学家的转变。1947 年，克里克进入剑桥大学的斯坦格威斯实验室，随后进入剑桥大学卡文迪许实验室学习。克里克在 1949 年加入了马克斯·费迪南·佩鲁茨（Max Ferdinand Perutz）的课题组，开始利用 X 线来研究蛋白质结晶。X 线衍射技术在理论上提供了科学家彻底解析生物大分子结构的机会。

1951 年，23 岁的遗传学博士沃森来到卡文迪许实验室时，35 岁的克里克还是一名研究生。沃森博士后的课题项目是研究烟草花叶病毒，然而他真实的目的是研究 DNA 的分子结构。年长 12 岁的克里克此时正在做自己的博士论文《多肽和蛋白质：X 射线研究》，沃森说服他一起研究 DNA 分子模型。克里克在 X 线晶体衍射学方面的知识和沃森的遗传学知识，在 DNA 模型的研究中刚好互补。这次相遇成为两人学术生涯的一个重要转折，他们都深信解读 DNA 的结构对阐明遗传的真谛将很有帮助。

1951 年 11 月，莫里斯·休·弗雷德里克·威尔金斯（Maurice Hugh Frederick Wilkins）和他的学生雷蒙德·乔治·葛斯林（Raymond George Gosling）来到剑桥大学，他们带来一项非常重要的实验结果：威尔金斯和同事亚历山大·罗森·斯托克斯（Alexander Rawson Stokes）所做 DNA 的 X 线衍射结果显示，DNA 结构必定是螺旋形的。威尔金斯的实验结果坚定了沃森和克里克继续研究螺旋形结构的信心，而美国著名化学家莱纳斯·卡尔·鲍林（Linus Carl Pauling）也对 DNA 结构进行了深入的研究，沃森认为鲍林有可能先于他们发表研究结果，所以匆忙中他们发布了一个 DNA 模型。罗莎琳德·富兰克林发现并指出了他们模型的错误——亲水的磷酸盐应该位于 DNA 螺旋表面，而疏水的碱性位于螺旋里面；而他们的模型中，磷酸盐位于 DNA 螺旋内部，显然这是错误的。克里克请威尔金斯与富兰克林帮助他们继续研究 DNA 的分子结构。

1950 年，美国生物化学家埃尔文·查戈夫（Erwin Chargaff）发表文章认为，DNA 中的 4 种碱基并不是等量的，虽然在不同物种中 4 种碱基的所占比例不同，但 A 和 T 的含量总是相等，而 G 和 C 的含量也总是相等，这即是查戈夫法则，也称碱基当量规则。但遗憾的是，当时研究 DNA 分子结构的科学家们没有注意到这一结果的重要意义。

最终还是沃森和克里克意识到查戈夫比值的重要性，并请剑桥的青年数学家约翰·格里菲斯（John Griffith）试着利用化学原理和量子力学方法，计算不同的核苷酸之间的吸引力。格里菲斯计算出腺嘌呤（A）吸引胸腺嘧啶（T），鸟嘌呤（G）吸引胞嘧啶（C），A+T 的宽度与 G+C 的宽度相等，这与查戈夫的结论相符。

随后，基于富兰克林所拍摄的 DNA 的 X 线衍射“51 号照片”，沃森从照片推测 DNA 的内部可能是一种螺旋结构，并猜想 DNA 不是三链而应该是双链结构。沃森和克里克循着这个思路深入探讨，在实验室中联手开始搭建 DNA 双螺旋模型，并终于在 1953 年 3 月 7 日成功。

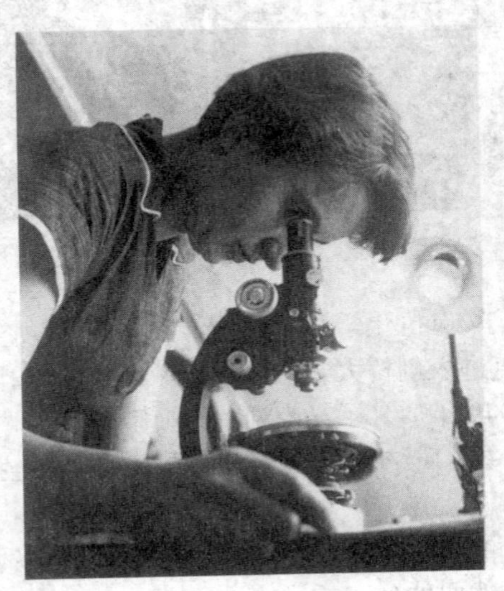
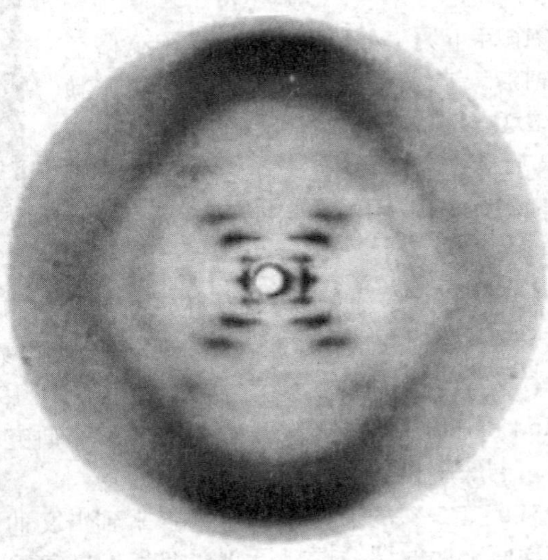

图 6-61　富兰克林和他所拍摄的 51 号照片

1953 年 4 月 25 日，克里克和沃森联名在《自然》杂志上发表了题为“核酸的分子结构—DNA 的一种可能结构”的论文，文章提出了 DNA 的双螺旋结构学说，不但阐明了 DNA 的双螺旋基本结构，并且合理解释了一个 DNA 分子是如何复制成两个结构相同的 DNA 分子，以及 DNA 是如何传递生命的遗传信息的。DNA 双螺旋的发现，被认为是生命科学领域革命性的成果，是 20 世纪最重要的科学成就之一。这篇论文被誉为“生物学的一个标志，开创了新的时代”。

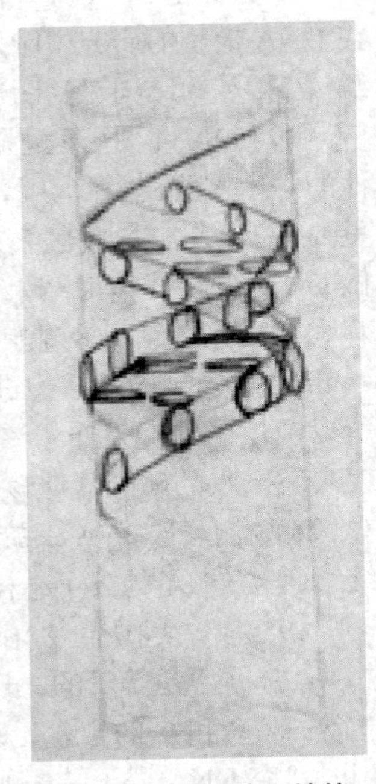

图 6-62　克里克所绘的 DNA 结构草图

1954 年，37 岁的克里克完成博士论文，然后到纽约科技大学继续蛋白质 X 线晶体学的研究，主要研究核糖核酸酶与蛋白质生物合成机制。在发布 DNA 双螺旋结构文章之后，克里克将焦点转向研究生物学结构所具有的意义，他进一步分析了 DNA 的功能和定位，并于 1958 年提出了“序列假说”和著名的“中心法则”。“序列假说”认为碱基序列决定了一段核酸的性质，编码了蛋白质的氨基酸序列，而氨基酸序列决定了蛋白质的三维结构。“中心法则”指出遗传信息只能从核酸传递给核酸，或核酸传递给蛋白质，而不能从蛋白质传递给蛋白质，或从蛋白质传回核酸。这奠定了分子遗传学的基础,克里克因此被誉为“分子生物学之父”。

克里克在破译遗传密码方面也做出了重大的贡献。1961年,克里克等人在噬菌体T4中证明蛋白质中一个氨基酸是由三个碱基编码的(称为一个密码子)。同一年,两位美国科学家马歇尔·沃伦·尼伦伯格(Marshall Warren Nirenberg)和约翰·马特哈伊(John Matthaei)破译了第一个密码子。到1966年,全部64个密码子(包括3个终止密码)被全部破译。从此,人类有了第一张破解遗传奥秘的密码表。

1966年,生物医学的基本轮廓已较清楚,克里克决定将研究兴趣转向神经科学,期望解决“意识”问题。1976年,60岁的克里克来到加州圣迭戈索尔克生物研究所,开始从事脑和意识的研究。克里克思考意识的本质,并在科学史上首次提出以自然科学的办法解决意识问题。20世纪90年代中期,克里克在其著作《惊人的假说:灵魂的科学探索》中提出,我们的思想、意识是大脑中一些神经元交互作用的结果。2003年初,克里克在《自然-神经科学》杂志上发表论文,提出意识是由大脑中位于“扣带前回”的一小组神经元产生和控制的。他的论文奠定了意识问题的制高点,受到学界的广泛关注。

2004年,克里克病逝。除了对科学做出的卓越贡献,克里克的科学精神和人格魅力都让我们深深怀念。沃森曾这样评价克里克:“我将永远缅怀弗朗西斯,怀念他高人一筹、专注于一点的智慧,记住他的友善和对我树立信心的帮助”。克里克的一名同事感叹说:“他临死前还在修改一篇论文,他至死都是一名科学家。”

与克里克一样,在发现双螺旋之后,沃森的研究也没有停止。1956年,沃森来到哈佛大学担任生物学助理教授,1961年晋升教授。在哈佛大学期间,他主要从事蛋白质生物合成的研究。1968年,沃森的著作《双螺旋——发现DNA结构的故事》发表,书籍采用谈话的形式描述了DNA双螺旋发现的详细过程。1968年至2007年间,沃森担任纽约长岛冷泉港实验室主任,在沃森的带领下冷泉港实验室成为世界上最好的实验室之一,该实验室主要从事肿瘤、神经生物学和分子遗传学方面的研究。

作为现代生命科学和基因组科学的权威,沃森在生物科学的发展中发挥了巨大的作用。在1988年至1993年间,沃森担任了人类基因组计划的主持人。在沃森等人的推动下,生命科学的“登月”工程——人类基因组计划得以成功实施,人类开始解码自己的基因图谱。

1962年,鉴于沃森、克里克和威尔金斯在DNA分子研究方面的卓越贡献,他们三人共享了诺贝尔生理学或医学奖,获奖理由是“发现核酸的分子结构及其对生物中信息传递的重要性”。

(王中山)

习　题

1. 请举例说明,医学发展中的关键人物还有哪些?
2. 医学临床与研究的相互关系是怎样的,如何把握二者的平衡?
3. 你心目中优秀的医生应该具备哪些品质?

第七章

未来医学

第一节　全球化诊断中心

正如对未来天气的预期随着预测时间的增加，预测准确度迅速递减一样，对于未来医学，本书也无法给出对十年、二十年，甚至是更遥远未来的医学的准确预期。医疗体系的未来，受到科学、技术、社会形态的影响，而科学、技术、社会形态本身，又有着极大的不确定性。但在本章，我们仍旧可以以现有的科技发展水平作为起点，来探讨一下未来的医学。

在未来的诸多变化因素之中，有两个要素，将必定对医学产生重大影响：

其一，交通体系。飞机、高铁、地铁、高性能汽车，已经日益走进日常生活。医疗水平、医疗费用和出行时间，是影响人们就医选择的三个重要因素。当人类在空间中的移动速度越来越快，就医途中所花费的时间成本将逐步降低。这将导致医疗机构的中心化、节点化。交通体系的完善，将促使医疗中心越来越大，越来越集中。

其二，人工智能。人工智能无疑会对医院的方方面面产生影响，如更先进的手术机器人、更准确无创的检测技术，但在本节我们从更宏观的角度，仅探讨人工智能对医疗信息的冲击。伴随着人工智能技术的发展，在全球范围内，首先受到冲击的便是信息分析行业，例如金融、保险、股票等行业，这种冲击已经在全球大范围发生着。在传统的信息分析行业，由于人力资源的限制，企业规模不能太大，且具有一定的地域性。人工智能的发展，导致信息分析行业表现出明显的集中优势与“胜者全拿”效应——掌握数据越多的公司，其分析准确度越高，越能吸引客户，这变成一个循环，又进一步让这些公司掌握更多的数据。

目前的医院诊治，主要分为检查、诊断、治疗三个环节。其中，诊断属于较为纯粹的信息分析领域，应该也是最先会被信息化与全球化的领域。依据目前人工智能算法的发展趋势，诊断工作在未来会逐步从现有的医疗体系中剥离。在未来，检测结果将在加密的前提下，直接上传至网络，由专业的、集中化的诊断中心完成诊断分析，并回传结果。医院将在“检测中心”与“治疗中心”两个方面更加专业，“诊断中心”将被分离出去。目前，这种趋势在现代医院中已经展露端倪。

2017 年，在国际顶级的《自然》《科学》等科学刊物上，已刊登了多篇人工智能在医疗方面应用的相关文章，如在儿童自闭症的检查中，人工智能算法能比传统方法大约提前一年确诊；在皮肤癌诊断方面，机器算法能与最顶级的皮肤科医生媲美。人工智能算法在医疗领域的应用已大幅度开展，在未来势必带来医疗体系与医疗组织结构的变化。

（刘 昱）

第二节　自动化手术

人工智能第一个突破的方向是在信息分析与数据处理领域。在技术方面，科学家何时能把人工智能带入到自动化手术的层面，目前很难划定具体的时间线，但相关的探索和应用实际上已经展开了。

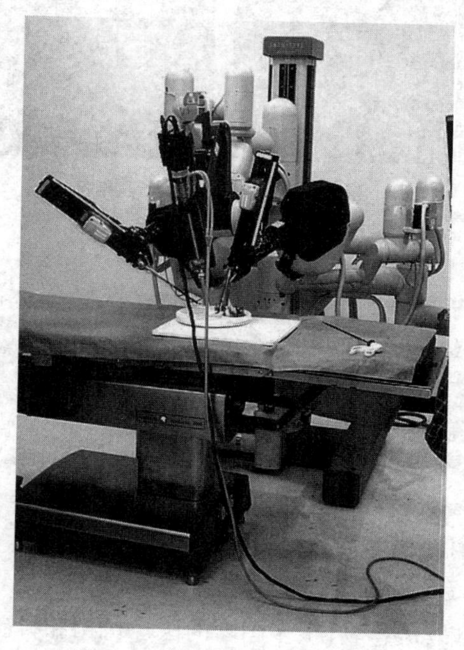

图 7-1　机器人辅助手术系统
该系统可用于前列腺切除术、心脏瓣膜修复和妇科外科手术

可追溯的最早协助外科手术的机器人名为 Arthrobot，制作于 1983 年，并于 1984 年 12 月第一次参与了整形外科手术。从本质上讲，目前手术机器人可以分为两类：第一类是模拟遥控型，外科医生通常在手术室的外间，利用双手（甚至包括双脚）操控运动传感器，传感器将采集到的外科医生的运动信号，传递给手术室内的机械手臂，使其执行与医生相同的手术操作；第二类是目标控制型，医生不再进行具体的手术动作，而是依据手术情况，给予电脑相应的目标指令，例如某位置需要切开、某位置需要缝合等，电脑负责将具体的手术指令分解成机械臂可执行的运动指令，并传递给手术室内的机械手臂。目标控制型手术机器人有着无可比拟的优势，如并不要求医生实际在场，手术医生实际上可以在世界的任何地方。此外，

目标控制型手术机器人的操作手臂,设计可以更加灵活,并不必局限于人类可适应的双臂操作。但是该型手术机器人的软件设计难度更高,同时由于没有控制器的触觉反传,对操作能力的要求也更高。因此,与模拟遥控型相比,目标控制型机器人虽然有着巨大的应用前景,但其实现难度更高。在这里,我们并没有将全自动型手术机器人列入分类之中,因为其难度极高,在近未来很难实现。

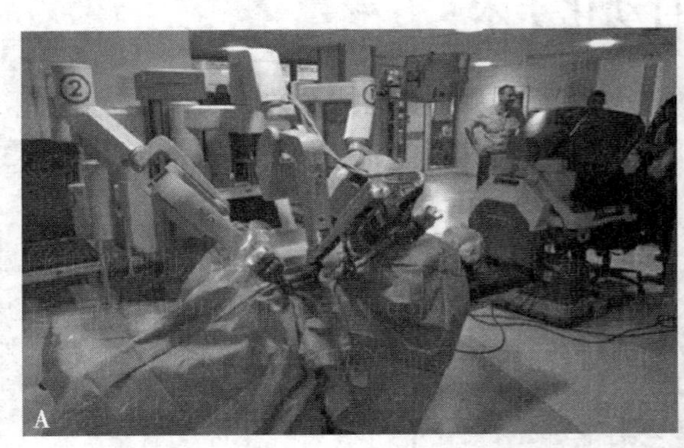

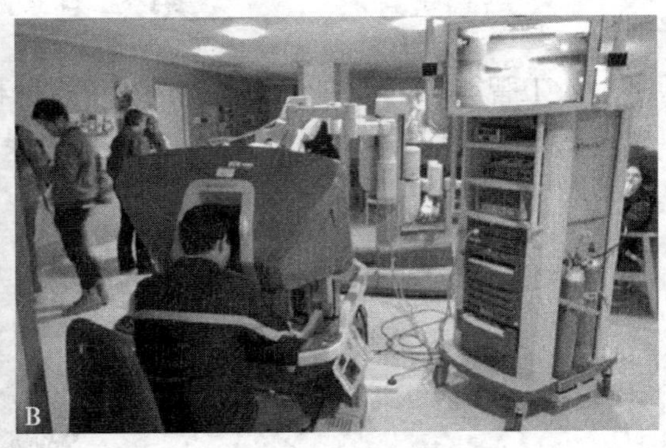

图 7-2　达·芬奇手术系统

A. 病人操作间;B. 外科医生控制台

达·芬奇手术系统,属于典型的模拟遥控型手术机器人,主要由五部分组成:外科医生控制台、病人卧床、床旁机械臂系统、3D 视觉系统和荧光成像系统。2000 年,美国药监局已正式批准投入使用,成为全球首套可以在腹腔手术中使用的机器人手术系统。此外还有 ZEUS 系统和 AESOP 自动化内镜定位机器人系统等。2012 年,加拿大卡尔加里大学医学院开发的 Neuro Arm,可配合 3.0T MRI 移动核磁使用。

在未来,技术的发展将把人工智能从集中的用以数据处理与决策的大型机房,带入可以现场实施操作的手术室,但这需要计算机算法、电力、马达、传感、机械设计等多方面技术的整合与突破。

目前,手术机器人领域发展蓬勃,很多国家的医疗机构和科研院所都在积极推进手术机器人的研发和应用,几乎每年都有新的机型面世。但手术机器人的发展尚处于初期,目前造价较高,相比传统手术,应用手术机器人所进行的手术费用将大约增加 1 万 ~3 万元人民币,且手术事故的责任分配、医学伦理等方面也尚未完善。自动化手术的道路,遥远且漫长,但充满希望。

(刘　昱)

第三节　“无限”的生命

科技的发展,给人类带来了空前延长的寿命。人类的平均寿命在最近的数百年里达到了前所未有的提升。目前中国人的平均寿命为 76 岁,约为建国前的 2 倍。在世界范围内,人类寿命一直在增长,且在可预期的范围内,人类寿命仍将继续延长。

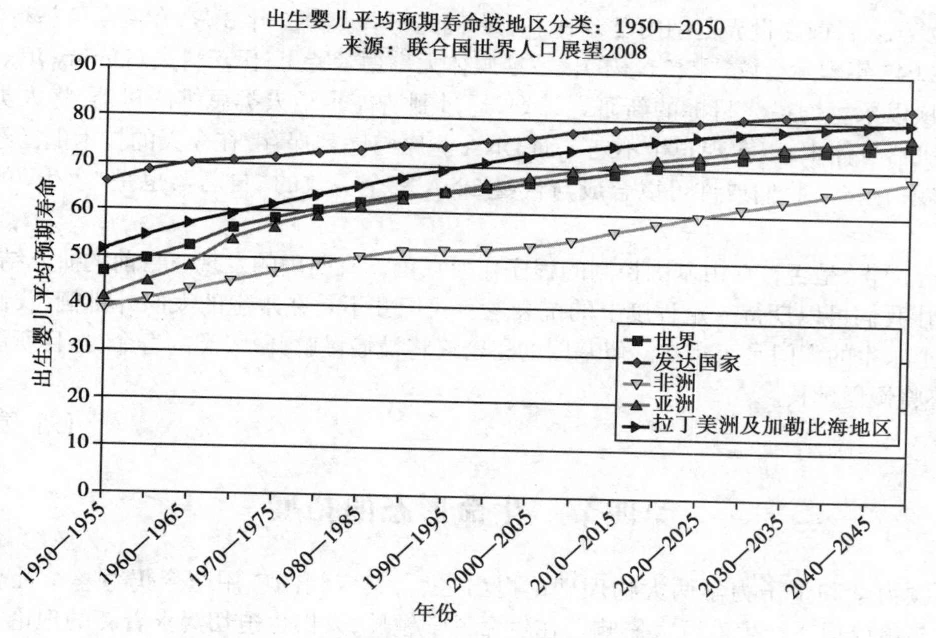

图 7-3　人类的寿命分布，时间为 1950—2050 年

科学家们一直在试图探索，是什么控制了人类的寿命？是否存在着某些因素，决定了人类的寿命？这些因素是否能被关闭或调控，以延长人类寿命，甚至是获得永生？

2005 年，斯坦福大学医学院神经系的托马斯·兰多（Thomas Rando）教授所带领的实验小组，在著名的科学杂志《自然》上发表了他们的实验结果，惊动了整个再生和老年医学界。兰多等人将年幼和年迈的鼠类的血管连接在一起，通过建立经典模型——“联体共生组”，同组的鼠类共用循环系统。随后研究者们发现，年老鼠类的 Notch 信号通路的活性增强，其星形细胞的增殖和再生能力也有所增强。在一定程度上，可以认为鼠类衰老的细胞被重新调控，部分恢复到年轻的状态。

随后在 2008 年，伊莉娜·康博伊（Irina Conboy）和迈克·康博伊（Michael Conboy）研究发现，血液循环中存在的催产素（oxytocin）具有抗衰老的作用。当向老年鼠类的血液中系统性注射催产素之后，在接下来的几周内，老年鼠类的肌肉活性增加。

在科学研究的同时，一些公司也在进行相关尝试。甚至有公司正在进行人体“换血”试验，试图将年轻健康的血液注射给老年人，希望能够带来抗衰老的神奇效果。该公司计划征得 600 名志愿者参加临床试验，每名志愿者收取 8 000 美元的费用。

仅仅计算志愿者的费用，该公司的资金流入就有近 500 万美元。虽然相关公司尚未公布“换血”试验的效果，但从科学研究的角度，无论是兰多等人的联体共生实验，还是康博伊等人的催产素实验，血液的交互或注射时间都是相当长的。依照该公司目前的规划和注射量，我们很难期待该公司会取得任何抗衰老的效果。

在生命科学探索寿命奥秘的同时，另外一些关于“永生”的尝试也正悄然展开。早在 1967 年，美国人詹姆斯·海勒姆·贝德福德（James Hiram Bedford）就成为了第一例“人体冷冻”的试验者，距今已有 50 年的时间。冷冻我们的身体，直至科学的发展可以突破生命的界限，再次复活，目前在世界范围内已经有了数百例先行者。2012年3月，在莫斯科举行的“全球未来2045年国际会议”上，31岁的俄罗斯媒体大亨德米特里·伊茨科夫（Dmitry Itskov）提出了一项以永生为最终目标的新研究计划，通过制造能容纳人类思维的机器，将人类思维移植进机器身体中，以实现长生不老。而DNA测序与序列保存，在今天的技术上已经远远不是难题，在将来我们或许可以合成与自身DNA完全一致的“自己”，也是“永生”的另外选择。

迄今为止，是否存在由基因控制的程序化死亡仍没有明确的发现。目前的研究结果，也仅仅是让我们可以期待一定程度上的抗衰老。我们并不是在永生的大门外徘徊，我们尚且还不知道永生的大门是否存在。但基因的秘密终将被慢慢解开，人类的寿命，在目所能及的未来，终将慢慢延长。

（刘 昱）

第四节 生命形态的拓展

牛顿力学和量子力学两大物理理论提出之后，其广阔的应用至今仍对整个社会的生产方式与组成形态产生着巨大影响。在生命科学领域，人们也迫切渴求着新的理论及新的应用。

在一部分科幻影视作品中，人类通过基因技术，能够控制自身的形体、智力，基因技术成了除天赋与努力之外，第三种可以改进人自身的方法。科幻小说中的愿望，正在逐步变成现实，其中最主要的技术包括三个：

第一，基因检测。作为目前最广为接受的基因相关技术，通过对被检测者细胞中的DNA信息做检测，进行基因类型和基因缺陷检测的技术。基因检测技术可以帮助明确病因，或预知身体患某种疾病的风险。对引发遗传性疾病的突变基因，基因检测技术有着良好的针对性，可以用于疾病风险的预测。著名影星安吉丽娜·朱莉（Angelina Jolie）的母亲因乳腺癌去世，通过基因检测，朱莉遗传了母亲的突变的癌症易感基因*BRCA1*，因此患乳腺癌和卵巢癌的几率分别为87%和50%，因此她接受了预防性的双侧乳房切除术，以降低癌症风险。

基因检测的另一个广泛应用，是新生儿的遗传性疾病的检测和某些常见病的辅助诊断。对于有重大基因缺陷的父母，可以将基因检测技术和试管婴儿技术相结合，对在体外受精的胚胎进行基因测试，然后将没有受到基因变异影响的胚胎植入母亲的子宫。这一项技术，使很多原本不能拥有孩子的家庭获得了健康的宝宝，人类实际上已经对尚未出生的孩子进行了筛选和优化。

在最近10年间，基因测试的成本随着技术的进步而快速下降。目前，测定一个人的全基因组大约需要一万元人民币。基因筛查对于人类社会的改变已经发生，人类的寿命由于早期诊断而得以延长，携带特定遗传疾病的后代，将从整个人类社会中被大范围地排除。伴随着基因检测和基因大数据的发展，基因的秘密将在人类的面前无可隐藏，人类即将知道后代的身高、力量、智商、情商，甚至勇气、毅力与责任。基因检测与筛选，虽然受到广泛的道德争论，但应用却已经越来越广泛，其对社会形态的影响，也将十分深远。

第二，基因编辑。在21世纪，基因编辑技术终于走向了历史的舞台。2017年，《自然》杂志在线发表了美国俄勒冈国家灵长类动物研究中心舒克瑞特·米塔利波夫（Shoukhrat Mitalipov）教授领导的研究团队的重要研究论文，该研究利用*CRISPR-Cas9*基因组编辑技术，对尚未植入子宫的人类胚胎进行基因编辑，修正了一种和遗传性心脏疾病有关的变异。该研究认为，编辑人类的卵子、精子或早期胚胎的DNA是安全有效的。

回顾生殖发育领域的历史，伴随着道德争议和舆论谴责，对人类生殖疾病治疗的前沿研究却一直在不断进行，包括试管婴儿技术、人克隆胚胎技术、人兽混合胚胎研究等。与基因检测技术一样，目前基因编辑技术的研究重点，仍是对抗严重的疾病。然而随着技术不可逆转地走向成熟，基因编辑技术是否会止步于对疾病的抗争，不再进一步改变人类自身，我们尚且难以预见。

第三，合成生物。在电脑上，我们可以随意对文字进行编辑和排版，那么基因中的A、T、G、C碱基序列是否也能够编辑、排版，甚至是打印成为具体的生物呢？2016年，美国科学家克雷格·文特（Craig Venter）带领的研究小组通过生物合成技术，人工合成了最小的细菌——Synthia，基因组大小是531.49kb。这是目前我们已知的合成生物学的极限，目前的人造生命尚不能完全脱离其天然范本和细胞环境。合成细菌的问世，不仅仅是技术上的突破，更挑战了人们对生命含义的理解。随着基因测序和DNA合成技术的日臻成熟，未来的合成生物学会创造更多的新物种。

第四，人与机械的结合。从广义上讲，从使用工具、制作工具开始，人类就不断与各种工具与机械进行着融合——我们通过工具来扩展自身的能力。伴随着计算机、网络与人工智能的出现，这些外部设备与人类进行了更好的融合，电脑、手机已成为人们工作和生活必不可少的工具，并表现出越来越强大的力量。

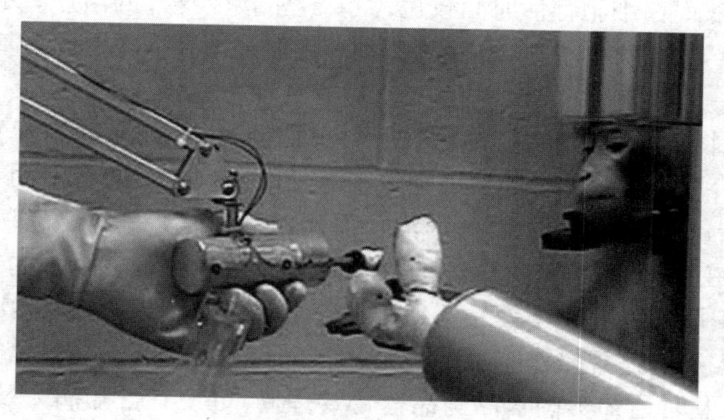

图7-4　猴子用脑电波控制机械手臂的运动

2008年6月4日，匹兹堡大学科学家在《自然》期刊上发表研究，通过采集猴子的脑电波并经过计算，可以让猴子用意念控制机械手臂的运动，并使用机械臂进食、饮水。机械臂完全由猴子大脑信号独立控制。

在脑机接口方面，加州大学伯克利分校的工程师已经开发出了沙粒大小的传感器——“神经尘埃”。该技术在2011年提出，利用超声波为植入装置提供动力以及传输数据。研究者可以把沙粒大小的神经尘埃植入到神经、胃肠道或肌肉中，并读取相应的数据。

基于神经尘埃技术，在2016年，埃隆·马斯克（Elon Musk）成立了致力于脑机接口应用的公司。同年，世界第一届Cybathlon半机械人运动会在瑞士苏黎世正式拉开帷幕，残疾人运动员在辅助设备的帮助下参加比赛，共包括六个比赛项目：动力假肢竞赛（上肢和下肢）、外骨骼驱动竞赛、功能性电刺激自行车赛、轮椅竞赛、脑机交互竞赛。人类与机器的融合正在加速展开，植入设备、外骨骼、脑机接口等一系列技术都在医疗、生活等各个领域加速应用。

生命改建及构建相关领域的争论不仅涉及技术的发展，同样涉及人类传承数千年的道德准则与社会规范。面对相关科技的浪潮，技术的发展我们尚可以略微窥视，但社会形态的演化却无法预期。

（刘 昱）

第五节 基因治疗

基因治疗是利用重组DNA技术，将正常基因及其表达所需序列通过特殊手段导入到病变细胞或体细胞中，以替代或补偿基因缺陷，或者抑制基因的过度表达，进而达到治疗遗传性或获得性疾病的目的。

1990年美国批准世界上首例基因治疗（gene therapy）的临床试验，科学家威廉·弗伦奇·安德森（William French Anderson）利用反转录病毒编码腺苷酸脱氨酶（ADA）来治疗重症联合免疫缺陷病（SCID），并开展了人体临床试验。该试验首先从四岁女孩阿莎提·德席尔瓦（Ashanti DeSilva）身上提取白细胞，利用反转录病毒将编码正确的腺苷酸脱氨酶基因插入到白细胞基因组中，随后将细胞回输到患者体内。后续临床检测发现，患者体内能够正确合成腺苷酸脱氨酶，然而白细胞存活时间较短，需要经常接受这样的治疗。尽管这一次临床人体试验是否真正意义上获得了成功，还存在着争议，但该试验毫无疑问是基因治疗史上的里程碑。

随着首例基因治疗的开展，众多公司和研究机构纷纷加入基因治疗领域，绝大部分是针对肿瘤的基因治疗。然而过快的发展导致了意外的出现。1999年9月13日，杰西·基辛格（Jesse Gelsinger）成为了第一例因基因治疗而死亡的患者。基辛格患鸟氨酸氨甲酰基转移酶缺陷（OTC），在注射高剂量的编码OTC基因的腺病毒后诱发强烈的免疫排斥反应，最终导致多器官衰竭而死亡。美国食品药品监督管理局调查结果表明，此次基因治疗死亡案例的发生与研究人员的违规操作有一定关系，临床前在猴子活体试验中曾导致两只猴子死亡，实验人员没有及时通知美国食品药品监督管理局，更没有告知病人及家属临床试验的风险性。死亡病例给基因治疗前景蒙上了一层阴影，在很长一段时间内人们对基因治疗都是恐惧和排斥的。美国国立卫生研究院（NIH）咨询小组提出，临床结果不佳主要是由于对病毒载体、靶细胞和组织以及疾病的认识不足造成的。科学家开始呼吁基因治疗“重回实验室”。

临床试验证明，靶组织持续的基因修饰可以获得临床效果。然而，由于转基因技术的严重毒性，使基因治疗进度缓慢。2000年，法国内克尔医院利用反转录病毒感染骨髓细胞成功治愈20余例X-连锁重症联合免疫缺陷症（X-SCID）。然而三年后，接受治疗的患者中，有5例发生白血病，还有1例死亡，随后发现治疗用的反转录病毒在基因组中随机插入激活了癌基因最终导致白血病。

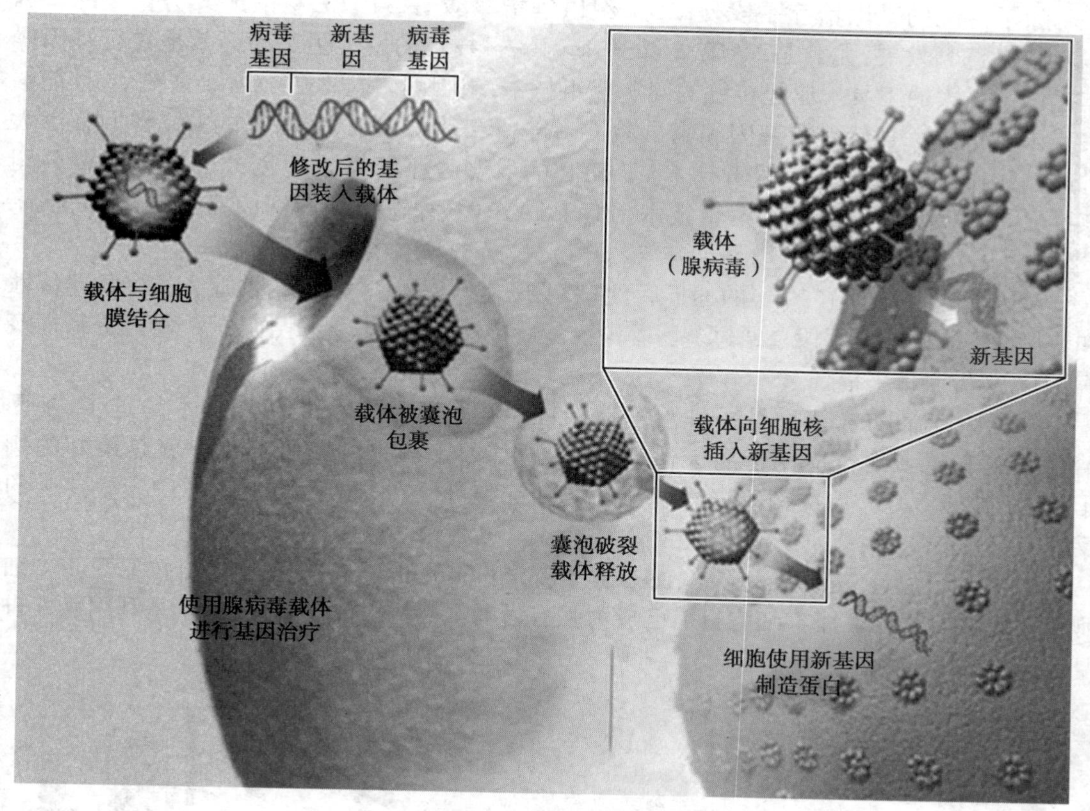

图 7-5　病毒法介导 DNA 治疗过程

基因治疗到底是否安全？连续的试验失败迫使人们重回理性，科学家意识到需要更深入地研究疾病机制，并寻找更高效安全的基因投递载体。

2003 年 4 月 14 日，人类基因组计划的测序完成，测序技术的进步，不仅加深了人们对生命的理解，也为更合理、安全地设计基因治疗策略，并评估其安全性和有效性提供了良好的平台。

随着科学家回归理性的研究，在过去的 10 年中，基因治疗在安全性方面有了较大改善，推动开展了大量的临床研究。世界各地的监管机构已经批准一批基因和基因修饰的细胞疗法进行临床转化，甚至还有十多项“突破疗法”。

2003 年中国公司自主研发的抗肿瘤基因药物（今又生）取得国家食品药品监督管理局颁发的新药证书、生产批文和药品 GMP 证书，成为世界上第一个获准上市的基因治疗药物。该药物由修饰的腺病毒载体编码 *p53* 基因（抑癌基因）组成，该项目的获批引发了国内外广泛争议。

2012 年第一例基因治疗药物 Glybera 在欧盟获批上市，该药物采用腺相关病毒过表达法治疗脂蛋白脂肪酶缺陷（LPLD），不过该药物售价近百万美元，极少有人使用。

2016 年基因疗法 Strimvelis 被欧盟批准上市，用于治疗重症联合免疫缺陷病，这是世界上第一个被批准上市用于儿童缺陷基因修复的疗法，是基因治疗走向市场的里程碑。

除了传统的基因治疗手段外，21 世纪以锌指核酸酶、TALE 核酸酶等为代表的基因编辑技术蓬勃发展，尤其是 *CRISPR-Cas9* 基因编辑技术的发现更是为高效地进行基因操作提供了强大的工具。比起传统的同源重组技术，基因编辑技术更加高效且安全，且能够实现永久治愈。当然目前基因编辑试验大多停留在动物水平，其临床试验同样面临巨大挑战。2018 年 12 月，基因编辑技术 CRISPR 的发明者张锋博士所创办的基因编辑公司获准开展使用 CRISPR 基因编辑技术治疗 LCA10（一种遗传性视网膜衰退疾病）的临床试验。

基因治疗在经历了 30 年的挫折后，迎来了迅速发展的阶段，成为治疗人类多种遗传性和获得性疾病的重要手段。通过基因手段治疗遗传性免疫系统疾病、血友病、神经退行性疾病，为人类健康带来福音。

基因治疗最初被认为是一种治疗遗传性疾病的方法，然而，随着技术的进步，基因治疗正越来越多地被应用于后天性疾病，应用基因工程 T 细胞治疗癌症就是最好的例子。临床研究发现，单次输注嵌合抗原受体 T 细胞可以在一个亚群的患者中产生持久的反应。

CAR-T 疗法（chimeric antigen receptor T-Cell immunotherapy）指的是嵌合抗原受体 T 细胞免疫疗法。这种工程 T 细胞目前已成为强有力的抗癌手段，其基本原理就是利用病人自身的免疫细胞来清除癌细胞。

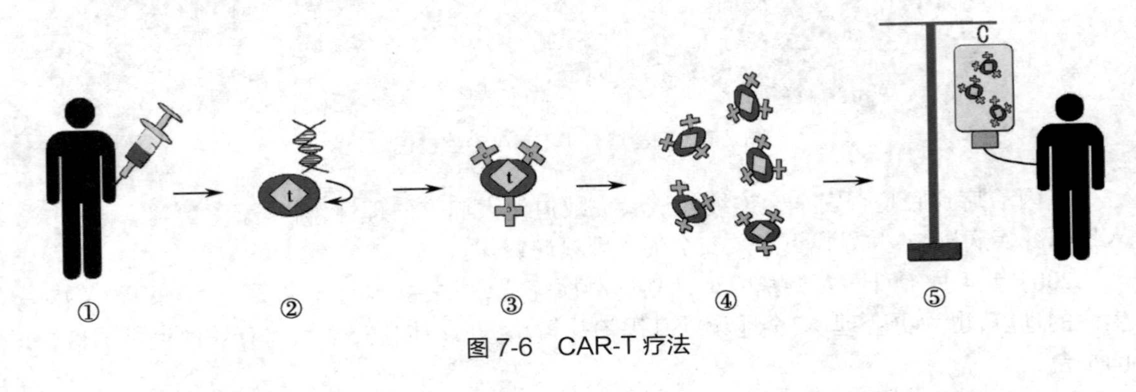

图 7-6　CAR-T 疗法

嵌合抗原受体 CAR 是人工合成的抗原受体，也是细胞治疗的关键，CAR 赋予了 T 细胞识别肿瘤抗原的能力，此部件包含一个抗原结合结构域（来源于单克隆抗体抗原结合区域或 T 细胞受体），一个胞外铰链区，一个跨膜区和一个胞内信号区。另外，CAR-T 细胞的生成需要稳定的基因转染，确保 CAR 在分裂和稳定的 T 细胞中持续表达。

基因治疗目前正在加速进行临床转化和商业发展，越来越多的生物技术和制药组织、公司投入到这一领域，然而，其普遍应用仍需要面对很多挑战，包括解决基因载体的遗传毒性或脱靶基因组编辑，提高基因转入效率或基因组编辑效率，降低多次摄入载体的免疫反应，还需要对基因组编辑的伦理争议和昂贵的治疗费用等社会问题达成广泛共识。科学家和临床医生正在从基础研究、转化和临床研究等方面进行深入研究和实践，科学的进步和临床试验的成功为基因治疗铺设了美好的前景。人类有理由保持乐观，相信经过不懈的努力基因治疗必然能够成为人类疾病的一项重要治疗手段。

（王中山）

习　题

结合自身，你能否畅想一下某个具体领域的未来十年，如整形外科的未来十年、医疗影像的未来十年。